암 진단 후 10년,
병원 밖에서 암을 이겨낸 **자기 치유** 일지

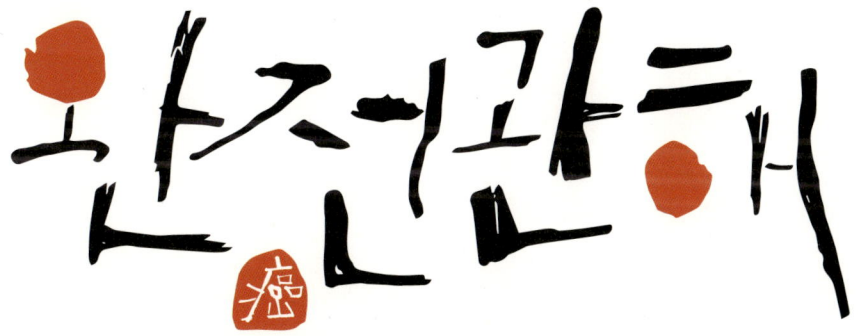

상처받은 치유자
토마스 지음

대경북스

완전관해

초판 인쇄 2025년 7월 11일
초판 발행 2025년 7월 16일

지은이 상처받은 치유자 토마스

발행인 김영대
펴낸 곳 대경북스
등록번호 제 1-1003호
주소 서울시 강동구 천중로42길 45(길동 379-15) 2F
전화 (02)485-1988, 485-2586~87
팩스 (02)485 1488
쇼핑몰 https://smartstore.naver.com/dkbooksmall
e-mail dkbookss@naver.com

ISBN 979-11-7168-103-7 03510

※ 이 책은 저작권법에 따라 보호받는 저작물이므로 무단전재와 무단복제를 금지하며, 이 책 내용의 전부 또는 일부를 이용하려면 반드시 저작권자와 대경북스의 서면 동의를 받아야 합니다.

※ 잘못된 책은 구입하신 서점에서 바꾸어 드립니다.

※ 책값은 뒤표지에 있습니다.

추 | 천 | 의 | 글

경이롭고 존경스러운 투병일기를 접하며

　우선 이동훈 선생의 신저 《완전관해》의 출간을 진심으로 축하합니다. 축하함과 동시에 모든 사람들에게 일독을 권하고 추천하고 싶습니다.
　추천하고 싶은 이유는 너무나 좋은 책이기 때문입니다. 좋은 책이란 모르던 정보를 새롭게 가르쳐 주고, 산만하게 알고 있던 것을 산뜻하게 정리해 주고, 잘못 알고 있던 것들을 올바르게 고쳐주는 책입니다. 이 책이 바로 그런 책입니다.

　지난 세기부터 지금까지 온 인류의 최고의 공포의 대상은 바로 암이라고 하는 질환입니다. '암과의 전쟁'을 선포하고 전 지구촌이 달려들어 싸웠지만 100여 년이 지난 지금까지도 이기지 못하고 있습니다. 가끔 작은 국지전에서는 승전보가 들려 오기도 하지만 전체 전쟁에서는 아직 고전을 면치 못하고 있는 실정입니다.
　그 이유는 적의 정체에 대해 많이 알아냈지만 아직도 많이 모르기 때문입니다. 암은 수백 가지의 산발적인 원인으로 발생하고, 산발적인 증상을 나타내며, 산발적인 치료 방법을 만들어 냈고, 산발적인 부작용과 효과를 내기도 하지만, 상당히 불만족스런 회복을 보일 뿐이라는 부정적 기억을 심어주었습니다. 게다가 도움을 주겠다는 충언이나 자문이나 지침이나 정보 역시 너무도 산발적입니다. 서로 다른 의견도 받아드리기 어려운데 아주 반대되는 의견도 많습니다.

암의 종류가 몇 개냐고 묻는다면, "지구촌 인구가 80억이니 암의 종류도 80억이다."라는 대답이 정답일 수 있습니다. 엄격히 말하면 암이라는 병은 사람마다 다 다르게 나타나고 다 다르게 치유되는 법입니다. 따라서 자신에 대해서 알아야 하고, 병에 대해서 알아야 하고, 치료에 대해서 잘 알아야 합니다. 아는 것이 치료의 힘입니다. 잘 배워야 잘 알 수 있고, 잘 알아야 잘 판단할 수 있고, 잘 판단해야 잘 행동할 수 있습니다.

우리 몸을 해치고 병들게 하는 3가지 요소는 첫째 해야 될 일을 안 하는 것이고, 둘째 해서는 안 될 일을 하는 것이고, 셋째 하긴 하는데 제대로 안 하는 것입니다. 결국 비결은 자기와 병과 치료에 대해서 잘 알고, 자기 자신에게 알맞은 맞춤형 가료를 제대로 하는 일입니다.

저자 이동훈 선생의 투병 일지는 놀랍습니다. 정말 경이롭습니다. 존경스럽습니다. 스스로 많이 괴로워 했고, 고민했고, 느꼈고, 생각했고, 찾아 헤맸고, 만났고, 의심했고, 배웠고, 알아냈고, 깨달았고, 실천했고, 가다듬었고,

성취감을 느꼈고, 그리고 마침내 긍정적 신념을 바탕으로 자신감이 생겼습니다.

치료(治療 Treatment)는 해 줄 수 있고 받을 수 있다는 '타동사(他動詞)'이고, 관리(自家管理 Management)는 자기가 스스로 할 수 있다는 '자동사(自動詞)'이며, 치유(治癒 Healing)는 '되어진다'는 '피동사(被動詞)'입니다.

저자 이동훈 선생은 체험과 공부와 연구를 치료의 지혜로 승화시킨 통합의학의 전문가가 되었으며 이를 신저 《완전관해》에 정리하였습니다.

이책은 일반인들에게는 감동을 주는 자서전이며, 환자에겐 자가관리 팁을 주는 지침서이며, 여러 분야 의료인에겐 좋은 참고서이며, 의과학 연구자들에겐 발상(Research idea)의 자극제가 될 것입니다.

완전관해의 출간을 동료로서 축하드리며 독자로서 감사드립니다.

전세일 교수

전일의료재단 한가족요양병원 원장
한국 통합의학진흥연구원 이사장
전) 펜실베이니아 의대 교수
전) 연세의대 재활병원 원장
전) 차의대 통합의학대학원 원장

추|천|의|글

나에게 한 번만 더 삶의 기회가 주어진다면

《완전관해》는 암이라는 두려운 현실 앞에서 끝까지 삶의 주도권을 놓지 않으려는 저자의 용기 있는 기록입니다. 저자는 단식, 식이요법, 명상, 심리 치유 등을 통해 병과의 싸움을 단지 생존이 아닌 삶의 본질을 되찾는 여정 으로 풀어냈습니다.

저 역시 2018년 직장암 3.5기 진단을 받고 병원 치료를 통해 완치된 경 험이 있습니다. 저자와는 오랫동안 친구로 지내며 한 달에 한 번씩 만나 이 야기를 나누는 사이였지만, 서로 암에 대한 이야기는 전혀 하지 않았습니다. 2020년 봄이 되어 서로 회복의 과정을 지나게 된 후에야 서로 각자의 치유 에 대한 이야기를 나누게 되었고, 이번 책을 통해 처음으로 저자의 자세한 치유 여정에 대해 이해하게 되었습니다.

처음에는 (저와는 다른 선택이었기에) 낯선 선택처럼 느껴졌지만, 그의 삶의 철학을 이해하고 깊이 존경하고 있었기에, 그의 방식에 담긴 깊은 고민과 그 방식들에 깊이 공감할 수 있었습니다. 특히 심리적인 회복, 삶을 대하는 태도, 음식과 운동을 바라보는 시선 등에서 큰 울림이 있었습니다.

저는 35회의 방사선 치료, 장시간 암수술, 8번의 항암치료, 그리고 복잡한 복원 수술 과정 등 표준 치료과정을 거쳤는데, 첫번째 수술을 앞두고 일기장에 아래와 같이 적었습니다:

"지금 암투병의 결과가 불확실하고 후유증 등 모든 것이 두렵지만; 오히려 기회로 생각해 보자. 이번 외과적 수술과 내과적 치료를 통해, 암세포 뿐만 아니라, 내 몸과 마음, 영혼 안과 밖의 불필요한 모든 것들*(질투심, 경쟁심, 허영심, 근심, 걱정, 두려움, 공포 등)*까지 완전히 깨끗하게 제거하는 기회로 삼자. 이를 통해, 나에게 한 번만 더 삶의 기회*(One More Chance)*가 주어진다면, 완전히 새로운 삶을 시작하는 기회로 삼고 다른 암치료를 시작하는 다른 이들에게도 암을 싸워 이길 수 있고 더 행복해 질 수 있는 기회로 활용할 수 있다는 희망을 주는 기회로 삼자."

이처럼 저자와 저는 다른 물리적 치유의 길을 걸었지만, 암이 단지 몸의 병이 아니라 삶 전체를 돌아보게 만든 계기였다는 점에서 같은 마음을 나눌 수 있었습니다. 결국 우리는 누군가의 가족이고 구성원이기에, 나 자신을 위해서 뿐만 아니라, 나를 아끼고 사랑해주는 사람들을 위해 '조금 더 살아보고 싶다'는 간절한 마음으로 그 길을 걷는다는 점에서 우리는 연결되어 있었습니다.

이 책은 암을 겪은 사람은 물론, 암 환자를 곁에서 지켜본 모든 이들에게 따뜻한 위로와 깊은 통찰을 전해주는 귀한 기록입니다.

서원교, 치유 동지
- 대장암 3.5기
- 방사선치료 35회
- 항암 8회
- 자기 치유 병행 생존

어느 쪽에도 치우치지 않는 통합적 자기 치유 해설서. 보이는 것 뿐만 아니라 보이지 않는 것까지 아우르는 경험담이 치유 과정 속에서 만난 안개를 걷어주는 명쾌함이 있는 책입니다. 암을 더 나은 삶을 누릴 기회로 만들기 위해 읽어봐야 할 필독서로 추천합니다.

보말할망 (항암, 자기 치유 생존)

우와! 책 빠르게 훑어보았어요. 표지 그림은 어디서 가져오신 걸까 의아했는데 사이먼튼 치료 중에 직접 그리신 그림이었군요.

만약 저였다면 작가님처럼 남의 말에 휘둘리지 않고 꿋꿋이 자신의 신념에 따라 실천할 수 있었을까 생각하게 됩니다. 치료과정을 매우 자세히 매뉴얼로 꼼꼼히 정리해 주신 거 아주 탁월해요. 무엇보다 중요한 낫고자 하는 환자의 신념이 워낙 확고했고 영성수련을 같이 했던 것이 중요한 점 같아요.

이진아 (아산병원 의사)

《완전관해》는 10년간 암을 이겨낸 저자의 감동적인 자기 치유 일지입니다. 이 책은 단순한 투병기를 넘어, 치료 계획부터 식이요법, 심리치료, 그리고 일상 속 실천까지 아우르는 저자만의 깊은 지혜를 따뜻하게 전하고 있습니다. 고난 속에서도 긍정적이고 강인한 의지로 삶의 주인공이 된 저자의 이야기는, 새로운 시작을 꿈꾸는 모든 이에게 깊은 울림과 함께 용기와 희망을 선사하는 귀한 기록이 될 것입니다.

권용욱 (의사, 제주권역재활병원장)

독립적인 자연인으로, 현대의학이 내린 사망선고를 이겨낸 치유자의 여정을 열정적으로 풀어냈습니다. 한 순간도 흘려보내지 않고 세포 단위에서 하루하루를 살아냈으리라 짐작하게 됩니다. 투병 중인 사람 뿐만 아니라, 삶의 주도권을 갖고자 하는 모든 이들에게 큰 울림으로 다가오리라 생각됩니다.

조선아 (간호사)

저자가 걸어온 치유의 여정이 담고 있는 깊이와 의미를 '기적'이라는 한 단어로 담아내기에 너무도 부족합니다. 매일 수많은 고뇌 속에서 내려놓음을 연습하며, 자연을 재료 삼아 음식, 명상, 운동 등으로 삶의 습관을 근본적으로 바꿔나간 시간들이 이 책에 고스란히 담겨 있습니다.

건강은 돈으로 살 수 없고, 의사만을 믿고 내 생명을 맡길 수도 없습니다. 삶을 극적으로 변화시킨 생활습관, 초인적인 인내, 그리고 자신을 치열하게 회복의 길로 이끈 노력이야말로 저자를 완전관해로 이끈 진정한 힘이었습니다. 이 책은 치유를 꿈꾸는 모든 이들에게 깊은 용기와 희망을 전해줄 것입니다.

한수연 (상지대학교 교수)

토마스 님을 알게 된 건 내 인생의 큰 축복입니다. 같은 암 치유자로서, 암이 왔기에 신정 나답게 사는 것을 배우게 되었고, 덕분에 사신의 길을 아름답고 유연하게 살아가는 토마스 님의 여정을 지켜보고 동참할 수 있는 계기가 되었으니 말입니다. 이 한 권의 책 덕분에 마음의 길을 헤매고 괴로워하는 암 환우뿐만 아니라 환우가 아닌 보통 사람들도 인생의 멋진 지침서를 얻을 수 있게 되었습니다. 류시화 님의 말을 빌리자면, 큰 고통이 과연 좋은지 나쁜지 누가 알겠는가? 인생에 단 한 권의 책을 가져야 한다면 단연 이 책입니다.

라니 (난소암 수술 장기 6곳 적출후 항암 도중, 자기 치유로 생존)

나는 위암 말기, 시한부 6개월이라는 죽음을 마주했기에 삶을 더 깊이 압니다. 죽음 앞에서조차 삶을 포기하지 않았던 작가의 이야기는, 위암이라는 깊은 어둠 속에서 피어난 한 줄기 빛처럼 내 마음을 울립니다. 오늘, 이 순간 살아낼 용기가 필요한 사람들에게 강력히 추천합니다.

정우성 (위암 말기, 여명 6개월에서 수술, 항암 없이 온전히 자기 치유로 생존)

위암 말기, 간, 폐, 복막, 림프 등 5곳 전이, 항암 36회 치료 도중…, 호스피스 병동으로 이관되어 27일 동안 입원해 있다가 죽음 앞에서 자기 치유를 시작하여 생존하였습니다. 이 책은 저의 치유과정과 너무나 흡사하여 놀랐습니다. '병원 치료, 자연치유'라는 치료 방법을 떠나 암 환우와 그 보호자들이 암 치료 과정에서 반드시 읽어야 할 책입니다

변은순 (위암 말기, 간, 폐, 복막, 림프 등 5곳 전이, 항암 36회 후, 자기 치유로 생존)

감|사|의|글

글 쓰는 재주가 부족하고 게으른 탓에 완성하고 출판할 때까지 필요 이상으로 시간이 오래 걸렸다. 혼자만으로는 힘들었을 것이다. 쓰기와 멈추기를 반복했지만 귀한 지지자들 덕분에 지난 9년간 살아온 이야기를 추억할 수 있는 기회를 얻게 되었다.

치유를 위한 내 생각을 행동으로 옮기는 과정에서 경험하고 실천한 것들은 기적이 아니라 스릴 넘치는 모험이었다. 내 이야기가 다른 이들의 치유의 길에 이로운 영향을 주고 그들의 마음에 가닿았으면 좋겠다.

삶과 죽음의 갈림길에서도 처음 만난 나를 위해 생명의 소중함을 알게 해 준 암 생존자 위암 말기 정우성 님, 위암 말기 변은순 님, 방광암 4기 양은영 님, 혈액암 말기 나상채 님, 간암 3기 박종철 님, 난소암 말기 라니 님, 난소암 말기 숙이 님, 난소암 말기 청자 님, 유방암 4기 오상하 님, 유방암과 위암, 1년 만에 두 번의 원발 암이 생겨 힘들어했던 글라라, 이미 우리 곁을 떠난 위암 말기 혜윤 치유의 꽃님, 이외에도 여건상 여기에 이름을 올리지 못한 많은 치유 동지들에게 감사함을 전한다.

죽음이라는 불안과 두려움 속에서 헤매고 있을 때 알아차림을 통해 본성에 다가가는 길을 알려 주신 용수 스님. 전인적 차원의 건강을 일깨워 준 전세일 교수님, 수백 편의 암 관련 논문과 자료를 무상으로 제공해 주신 일본 긴자 도쿄 클리닉 후쿠다 카즈노리 원장님, 사이먼튼 심리치료 인턴과정을 잘 마칠 수 있도록 힘써준 일본 사이먼튼 협회 인증 트레이너 카와바타 노부코 님, 인정 트레이너 아즈미 님, 슈퍼바이저 우치야마 토모코 님 그리고 동기들에게 감사함을 전한다.

자기 치유의 개념을 처음으로 알려준 성모 꽃마을 가밀로 신부님, 해독의 지혜를 알려준 양현당 이선재 이사장님, 백운산 아래 동곡마을에서 산나물과 약초를 알려주시며 저를 위해 애써주신 분들 모두가 치유의 여정에서 바른길을 찾을 수 있게 많은 것을 깨닫게 해 주었고, 매일 내게 영감을 주는 존재들이었다.

암환자의 심리치료 선구자인 칼 사이먼튼, 오토파지로 세포 내 청소부 역할을 알려 준 오스미 요시노리, 단식과 생채식의 선구자인 니시 가츠조, 제독과 커피 관장으로 나를 매료시킨 막스 거슨, 기생충 박멸의 중요성을 알려준 홀다 레게 클락, 플라시보 효과를 알려준 에밀 쿠에, 바람 목욕으로 피부 호흡의 중요성을 일깨워 준 로브리, 증상이 질병의 일부가 아니라 치유과정의 일부임을 알게 해준 동종요법의 창시자 사무엘 하네만, 몸이 스스로 치유하는 법을 알게 해준 앤드류 와일, 간 청소를 알려준 안드레아 모리츠, 명상의 길로 안내해 준 존 카밧진, 이완반응을 통해 명상의 생리학적 근거를 알려준 허벗 벤슨, 식물의 잃어버린 언어를 통해 인간은 반드시 자연과 공존해야 한다는 사실을 일깨워 준 로버트 해로드 비흐너, 이들의 책과 영상은 치유의 모험을 시작할 때 유일하게 어깨를 기댈 수 있는 친구이자 연인들이었다. 이들의 헌신적인 기록은 어둠 속 벼랑 끝에 서 있을 때 내가 가진 전부였다.

그리고 미개척지 찾아 떠날 때 만난 바딤 젤란드의 리얼리티 트랜서핑은 훌륭한 항해 지도가 되어 주었다.

강력한 과학적 근거에 기반한 마이클 그레거의 영양학적 조언들은 치유 전 과정에서 식단 구성의 기초가 되었으며, 생체 행동학 전문가 안나 슈워츠를 포함한 헬스, 웰니스 분야에서 활동하는 전문가들의 운동 및 웰니스 프로그램을 통해 나에게 맞는 건강자립을 위한 운동의 기초를 다질 수 있었다. 그들을 직접 만날 수는 없었지만 그들이 남긴 기록과 영상들은 치유의 영감 그 자체였다.

치유의 길 위에서, 나는 수많은 기적을 만났다. 내가 경험한 치유의 여정을 의과학적으로 풀어내고 실제의 삶에 적용할 수 있도록 삶을 변화시킨 중요한 이야기들을 나누는 공간과 철학을 구현해 내고 싶었다. 그 결과, 데카르트하우스 브랜딩과 앵거프리 프로젝트를 통해 단순한 이름을 넘어 치유와 회복 그리고 '완전관해'라는 가능성을 연구하고, 증명하는 살아있는 실천의 장을 만들어 낼 수 있었다.

나는 이 여정을 혼자 걸어오지 않았다. 몸과 마음이 함께 무너졌던 그 시간 속에서도, 혼란스러운 순간마다, 나보다 먼저 빛을 비춰준 이들이 있었기에 이 이야기가 세상에 나올 수 있었다. 특히 국토 종주라는 무모해 보였던 여정을 함께하며 홍보를 도와준 엘리먼트 조안나 대표님과 앱 개발에 무지했던 나를 누구보다도 헌신적으로 곁에서 도와준 허리랩 허민권 대표님. 그들은 밤낮을 가리지 않고 브랜딩과 디자인, 플랫폼 기획에 이르기까지 모든 재능을 나누어 주었다. 이들의 따뜻한 손길이 없었다면 '데카르트하우스'도, '앵거프리 프로젝트'도 지금의 모습으로 태어나지 못했을 것이다.

"당신의 이야기를 세상에 들려주세요."라는 조안나 대표님의 이 한마디는 제 마음 깊은 곳에서 잠들어 있던 '작가가 되고 싶다'는 꿈을 다시 깨웠다. 그때부터 모든 게 조금씩 달라졌다. 글을 쓰는 것이 익숙하지 않았고, 하찮은 필력 탓에 글쓰기 진행이 더디고 그에 따라 두려움도 컸지만 내 안의 이야기들을 조심스레 꺼내어 써 내려갔다. 그리고 그 여정 끝에서 출판이라는 또 하나의 기적을 만났.

이 책은 내가 경험한 자기 치유의 기록이자, 누군가의 회복을 향한 작은 등불이 되기를 바라는 마음으로 썼다. 함께 손잡아 주신 모든 분들의 진심 어린 마음이 있었기에, 나는 다시 살아갈 수 있었다. 이 이야기가 세상에 나오기까지 애써주신 모든 분들의 노고에 감사함을 전한다.

해마다 여름이면 산에서 꽃송이버섯을 따다 차를 만들어 준 형과 형

수, 매년 손수 대추와 생강으로 차를 만들어 준 누나, 그리고 내가 암에 걸린 걸 알자마자 녹즙기를 선물해 준 하나밖에 없는 처제에게도 감사를 전한다. 나와 우리 가족에게는 말로 표현할 수 없는 축복으로 다가와 준 미카엘라 대모님께도 감사함을 전한다.

가족들은 내 인생에서 가장 큰 선물이다. 팔백만 분의 일의 확률이라는 로또처럼 안 맞는 아내 안젤라는 사실은 내 편이었다. 국토 종주를 통해 나에게 아빠로서 그 책무를 다하도록 배려하고 양보하면서 훌쩍 커버린 사춘기 연년생 두 아들도 내 편이었다. 가족들은 치유의 여정을 소풍 전날처럼 들뜨고, 기대되고 흥분되는 추억을 만들어 주었다.

천신만고 끝에 시작된 아이들과 함께한 자전거 국토 종주는 2021년 '김포에서 낙동강 하구까지 633km 자전거 국토 종주', 2022년 '강원도 고성에서 낙동강 하구까지 720km 자전거 국토 종주'는 너무나 완벽했다. 두 아들과 한 번도 만들기 힘든 추억을 두 번이나 만들었다. 힘든 종주 여행을 인내하고 완주해 준 멋진 베네딕토, 귀여운 알베르토와 묵묵히 아무 말 없이 지지해 준 아내 안젤라에게 감사함을 전한다.

더불어 국토 종주 응원으로 기부에 참여해 주신 분들께 진심으로 감사드린다. 무려 150여 명으로 자그마치 807만 원을 기부해 주셔서 아이들도 놀랐고 나도 놀랐다. 그 금액은 전액 후원해 주신 분들의 이름으로 강화도에 있는 마뗄 무료 암 쉼터에 기부되었다. 그 후 점점 체력을 키워 2023년 5월에는 단독으로 강원도 인제에서 기부를 위해 개최하는 38시간 무박 100km 산악 트레일 워커 대회에 참가했고, 35시간 만에 완주하였다. 무박 2일 동안 밤새워 우박을 맞으며 끝까지 같이 완주해 준 도경 님과 반희 님, 하하 님 그리고 먼저 먼 길을 떠나신 동주 님에게도 감사를 전한다. 내 힘이 아니라 이 날 함께해 준 동지들의 응원으로 완주할 수 있었다. 지금은 철인 3종경기 트라이애슬론 완주를 위해 체력을 다지고 있다. 완주하지 않아도 된다. 그 과정이 즐겁고 행복하면 그만이다. 나처럼 여러분도 혼자가 아니다.

치유의 여정에서 소중한 가족들과 쌓였던 그동안의 큰 상처들은 치유와 더불어 자연스럽게 봉합했고, 미묘하게 마음을 건들던 감정들까지도 해소되었다. 앞으로 가족들에게 더 이상 상처나 슬픔이 쌓이지 않도록 서로 도와 주고 의지하며 사랑과 행복으로 가족이라는 본질에 더 충실할 수 있게 노력할 것이다. 권위를 벗어던지니 아이들과 친구가 되었고 아내와 연인이 되었다.

독자 여러분들은 이 순간 가장 소중한 것을 절대 미루지 말기 바란다.
내일 해야지!
다음에 해야지!
하던 일 마치고 해야지!
퇴직 후에 해야지!
내일도 오고 다음 날도 분명 온다.

하지만 일 년 후에도 십 년 후에도 지금과 같이 미루고 있다면 암에 걸려도 미루게 될 것이다. 살아 있는 이 순간에 가장 소중한 사람들과 사랑이 가득한 시간을 보내기를 바란다.

그리고 나의 사랑 안젤라! 21년 동안 나를 아껴 주고, 9년간의 유별난 건강 강박증을 참아주고, 그런 나의 존재마저도 수용해 주며, 아프고 힘들 때 배려와 사랑으로 '옆을 지켜 주어서 감사합니다.' 당신과 함께 자연스럽게 늙어가며, 행복한 날을 만들며, 아름다운 날로 마무리할 수 있기를 기도합니다.

들|어|가|는|글

암 앞에서 멈추어 서기
– 생존 본능과 치유 의지 사이에서

    표준 암 치료는 아주 빠르게 진행된다. 그러므로 암에 걸렸다면 우선 모든 생각과 행위를 멈추고 잠시 생각할 시간을 가져보라고 꼭 당부하고 싶다. 급하게 진행되는 암 치료는 암 그 자체에 대해 깊이 생각해 볼 여유조차 허락하지 않는다. 쫓기는 시간 속에서 이성적 판단은 흐려지고 암에 대한 두려움과 불안함에 매몰되는 경우가 허다하다. 그러다가 자칫 생명을 좌우하는 중요한 결정의 순간을 놓칠 수 있다. 다양한 암 치료 전문가와 경험자들에게 조언을 듣고 치료 방향과 계획을 세울 수 있는 절호의 기회를 놓치지 말기 바란다.
    나는 치유 경험을 통해 암은 밖에서 몸 내부로 들어온 침입자가 아니고 안에서 쿠데타를 일으킨 반란 분자라고 확신했다.
    암에 걸리면 대부분은 앞으로 얼마나 더 살 수 있을지 궁금해 하고 남아 있는 시간이 충분하지 않다고 생각하기 마련이다. 그러나 암은 생각보다 그렇게 빨리 사람을 죽이지는 못한다.

    암을 발견한 직후부터 치료 결과에 영향을 미치는 중요한 순간들에 직면하게 된다. 자칫 돌이킬 수 없는 잘못된 선택을 하게 되는 시기이다. 내가 경험한 암 발견 순간은 바다 한가운데서 항해 지도를 잃어버린 상태에서 태풍을 만난 난파 직전의 상태와 다름없었다.

    이 책은 9년간의 암 치유과정에서 실천적 경험을 통해 터득한 내용을 위주로 기록하였으며, 7개의 카테고리로 나누고 카테고리마다 실천한 내용을 순서대로 서술하였다. 암 자기 치유를 시작하기 전 암 전문의, 통합의학 의사, 기능 의학 전문의, 대체의학자, 심리상담사, 명상가, 단식 전문가, 영양사, 다양한 분야의 전문가들을 만나 표준치료를 하지 않은 상태에서 접근 가능한 방법을 논의하였다.

    논의 결과를 토대로 암 치유계획 수립, 몸 대청소를 위한 단식, 염증을 제거하고 생명을 되찾아 오는 식이요법, 면역력을 높이는 영양 공급, 항암에 집중한 운동과 수면, 마음에 생명을 얻을 수 있게 한 사이먼튼 심리치료, 마지막으로 근거에 기반해 실천했던 일상 치유법 등으로 계획을 세워 실행했다.

    이 책은 암환자로서 살아가면서 경험한 자기 치유과정의 기록이다. 이 책은 끝이 아니라 새로운 시작이다. 지금 이 글을 읽고 있는 독자들과 이 기회를 통해 치유 경험을 공유하며 나누고 싶은 것들이 아주 많다.

통합의학 전문가와의 대화

암 자기 치유과정 전반에 대해 암 전문의, 통합의학 의사, 기능의학 전문가, 대체의학자, 심리상담가, 명상가, 단식 전문가, 그리고 영양사 등과의 상담을 통해 총체적 조언을 수집하고 계획 실천하기

2018년, 나는 49세의 나이에 위암을 진단받았다. 정확히는 위의 전 범위에 걸친 반진고리형 위암이었고, 림프 전이도 동반된 상태였다. 의사들은 즉시 위 전절제술과 식도-소장 연결 수술, 그리고 세포독성 항암치료를 제안했다. 하지만 나는 수술과 항암을 거부했다. 대신 나는 암을 '제거'할 대상이 아니라 '이해하고 변화시켜야 할 신호'로 바라보았다. 그렇게 나는 통합의학에 기반한 자기 치유의 여정을 시작했다. 그리고 3년간의 자기 치유를 통해 표준치료 없이 통합의학적 치료를 통해 자연 관해를 이루었다. 이 글은 그 여정을 여섯 가지 치유 단계로 나누어 기록한 것이다.

암 치유계획을 세우고 무작정 자기 치유를 시작할 수는 없었다. 먼저 암을 받아들이고, 나에게 맞는 치유 방향을 설정하기 위해 여러 분야의 전문가를 만나기 시작했다. 암 전문의, 통합의학 의사, 기능의학 전문가, 대체의학자, 심리상담가, 명상가, 단식 전문가, 그리고 영양사까지 다양한 분야의 전문가들로부터 조언을 들었다. 이들과의 논의는 단순히 정보 수집을 넘어서 인식의

전환을 가져다 주었다. 나는 의료진의 안내에 무조건 따르기보다 내 삶의 주도권을 되찾고, 생명을 위한 전략을 스스로 세우기로 결심했다. 전문가와 대화, 서적, 논문, 영상을 통해 치유계획은 다음과 같은 항목으로 구성했다.

1. 통합의학적 진단을 통한 신체기능 재조정 계획
2. 몸과 마음의 해독을 위한 단식과 명상
3. 항염증 식이요법과 맞춤형 영양 전략
4. 생체 리듬 회복을 위한 운동과 수면 관리
5. 정서적 불안을 다루는 심리치료
6. 일상에서의 치유법 실천하기

이러한 계획을 세우는 데만 해도 수개월간 조정과 개선이 진행되었다. 그러나 이 시간은 내 인생에서 가장 값진 투자였다. 그 여정을 각 장에서 자세히 설명하겠지만 요약하면 다음과 같다.

몸의 대청소 – 단식

맨 처음 실천한 치유법은 단식이었다. 단식은 단순히 음식을 끊는 것이 아니라, 몸속 염증과 독소, 과잉 영양 상태를 정리하는 데 목적이 있었다. 첫 단식은 전문가의 지도 아래 단기 단식부터 시작해 점차 3일, 5일, 일주일, 최장 21일간의 단식으로 확장해 나갔다.

단식기간 동안 나는 따뜻한 물, 미네랄, 감잎차만을 섭취했고, 명상과 가벼운 산책으로 몸의 순환을 도왔다. 단식은 몸을 가볍게 해주었을 뿐 아니라, 정신을 맑게 하고 생명에 대한 직관을 회복하게 해 주었다.

염증 제거 식이요법

단식 이후에는 식단을 철저히 조절하였다. 항암 식이요법의 기본은 '항산화', '항염증', '저당', '저탄수화물'이다. 나는 가공식품과 정제된 탄수화물, 동물성 단백질, 유제품을 피하고, 대신 유기농 채소, 해조류, 통곡물, 생강, 강황, 마늘, 식물성 단백질, 발효 식품 등을 중심으로 식단을 구성했다.

특히 케톤 기반 식사법과 간헐적 단식도 병행하며 암세포가 에너지원으로 삼는 포도당 공급을 최소화하려 했다. 이 과정에서 단순히 영양 공급을 넘어서, 음식이 약이 될 수 있음을 실감했다.

면역력 회복을 위한 영양 전략

단순한 식이조절만으로는 부족했다. 기능 의학적 진단을 통해 비타민 D와 B군, 마그네슘, 셀레늄, 오메가3, 유산균 등 필수영양소의 결핍 상태를 확인하고 맞춤형 보충을 시작했다. 아울러 초반에는 집중적으로 면역기능을 돕는 아답토젠 허브와 효소 보충제도 활용했다. 이때 중요한 것은 전문가의 처방에 따라 정량, 정시 복용을 지키는 것이었다.

운동과 수면으로 리듬 되찾기

면역과 세포 재생은 운동과 수면의 질과 밀접하게 관련된다. 매일 규칙적인 가벼운 등산으로 유산소 운동을 실시하였고, 근육 유지를 위한 스트레칭과 저항 운동을 병행했다. 무엇보다 밤 10시 이전 취침, 8시간 수면을 엄격하게 지켰다. 수면 중 멜라토닌 분비와 면역계 회복은 치유 여정의 숨은 핵심이었다.

사이먼튼 심리치료 – 마음에 생명을 불어넣다

암을 마주한 순간, 가장 먼저 찾아온 것은 공포였다. "얼마나 살 수 있을까?", "이제 곧 죽는 걸까?"와 같은 암울한 의문이 나를 지배했다. 사이먼튼 심리치료는 이 불안한 질문들 속에서 생명의 중심을 다시 찾게 해주었다. 나는 사이먼튼의 건전 사고 전환, 시각화 치료, 감정 표현 훈련, 인생의 의미 탐색, 치유 이미지 명상 등을 매일 실천했다. 자기 비난과 후회를 내려놓고, 나 자신을 사랑하는 연습을 지속했다. 눈물이 나는 날도 많았고, 삶의 근본을 다시 세우는 날들도 많았다. 사이먼튼 심리치료를 통해 마음이 바뀌자 몸도 반응하기 시작했다.

일상 치유 실천법

나는 치유를 위한 '특별한 날'만 기다리지 않았다. 매일의 일상이 곧 치유의 시간이었다. 규칙적인 식사, 충분한 수면, 햇빛 쬐기, 웃음 짓기, 감사 일기 쓰기, 가족과의 대화, 손으로 무언가 만드는 행위(도시락 직접 준비하기 등)를 통해 일상 그 자체를 치유의 장으로 만들었다. 무엇보다 중요한 건 '반복'과 '지속'이었다. 작더라도 꾸준히 실천했다. 대체의학 치료도 충실히 실천했다. 족욕, 냉온욕, 25분 냉욕, 바람 목욕, 쑥뜸, 주기적인 구충 작업, 단식, 관장, 간 청소 등을 매일 또는 주기적으로 실천했다.

현재 나는 수술도 항암도 받지 않았지만 9년째 건강하게 살아 있다. 통합의학에 기반한 자기 주도 치유가 때로는 표준치료가 할 수 없는 부분을 대체할 수 있다는 것을 내 몸으로 증명했다. 이 글을 읽는 여러분도 혹시 암 진단 앞에서 막막함에 주저앉고 있다면 이 말을 전하고 싶다.

"잠시 멈추세요. 그리고 질문하세요. 지금 나에게 가장 필요한 것은 무엇인가요?"

이 질문이 곧 당신의 치유 여정을 시작하게 해 줄 것이다. 암은 우리의 생명을 생각보다 빨리 빼앗지 못한다. 지금 시작해야 한다.

차 | 례

추천의 글 _ 3
감사의 글 _ 12
들어가는 글 _ 암 앞에서 멈추어 서기 _ 19

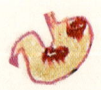

제1장 암, 우리가 몰랐던 이야기

생명의 주도권 _ 33
작은 습관이 병을 키운다 _ 39
질병에 걸리지도 건강하지도 않았던 49년 _ 42
수술 거부 _ 46
자연관해 _ 50
질문 많은 환자 _ 53
생존자에게 습관 배우기 _ 56
매 순간 마음과 몸에 귀 기울이기 _ 59
암의 자발적 소멸 가능성 _ 62
항암제에 대한 단상 _ 66

국소 재발, 전이의 함정 _ 72

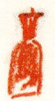
제2장 몸 안의 불, 염증과 싸우는 생활의 기술

면역계 교란 분자 _ 79
산화, 몸이 녹슬어 간다 _ 82
결국 음식과 염증의 싸움 _ 87
염증과 헤어질 결심 _ 96

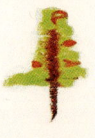
제3장 치유의 문을 여는 고요한 결단, 단식

단식의 실체는 치유 _ 113
신진대사 복구를 위한 강한 결의 _ 120
항암치료로 손상된 DNA 보호 _ 127
9년간 26차례 단식 _ 130

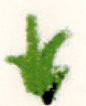
제4장 벌레가 먼저 알아본 진짜 채소

단 1g의 비료도 사용하지 않은 양배추 _ 139
배추는 왜 벌레들의 밥이 되었나? _ 144
채소를 익힐 것인가, 말 것인가? _ 148

채식의 보완, 단백질 대체 _ 150
과일보다 아보카도를 선택하는 이유 _ 153
최소한 600g의 십자화 채소 _ 155
자연 성분의 미네랄 보급원 버섯 _ 157
음식은 귀중품이 아니다 _ 159
음식 재료 본래의 영양 _ 161
음식으로 암세포를 사멸하자 _ 169
광고 속의 서플리먼트와 음식 _ 174

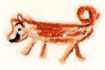

제5장 회복의 리듬 수면과 운동

면역력 재건을 위한 운동과 수면 _ 191
수면장애가 곧 치유 장애 _ 202
잠을 자지 않으면 몸에 빚이 생긴다 _ 205
단련 운동보다 무너진 체력 세우기 _ 212
근육운동 자체가 항암 _ 217
여러 차례 나누어 운동하기 _ 220

제6장 감정 치유와 사이먼튼 심리치료

암 치료의 필수과목 _ 225

가혹한 부정적 믿음 _ 229
긍정적 믿음이라는 치료 약 _ 232
회복을 위한 결정적 발걸음 _ 235
신비한 심리 중재 기술 _ 240
암세포가 사라지는 긍정적 심상 그리기 _ 245
백혈구를 춤추게 하는 영적 조화 _ 256
스트레스는 용서의 문제 _ 264

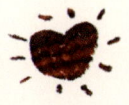
제7장 일상 속 치유의 기술

마음과 몸 대청소 _ 271
마음 수리공; 알아차림 명상 _ 281
특별한 3가지 목욕법 _ 286
간의 문맥을 자극하라 _ 294
제독 전 간 청소 _ 298
혈관 확장 왕 쑥뜸 _ 303
오후 2시 어싱 _ 307
중탄산나트륨 _ 310

나가는 글 _ 315

서술과정에서 도움을 받은 문헌 _ 319
서술과정에서 도움을 받은 서적 및 자료 _ 326

제1장

암, 우리가 몰랐던 이야기

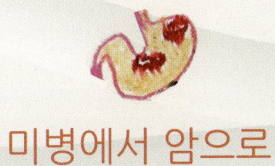

미병에서 암으로

생각과 감정이 마음의 중심에서부터 거부감이 없는 자연스러운 흐름이 되도록 해야 한다.

― 칼 사이먼튼, 《마음 의술》 중에서

질병의 초기에 약을 쓰면 증상이 가라앉으므로 환자의 병이 나아가는 줄 착각한다. 그러나 병은 근치(根治)가 잘 안 되고 일진일퇴의 시소게임을 시작한다.

― 니시가츠조, 《반드시 낫는 니시 요법》 중에서

생명의 주도권

　암을 대하는 내 모습을 보고 주변에서는 '저러다 죽는다', '미쳤다', '무책임하다', '비상식적이다' 등의 비난과 회유가 쏟아졌다. 그들에게는 내가 현대 의학의 과학적 암 치료법을 무시하고 허상만을 믿는것으로 보였을 것이다. 그러나 나는 가족들의 계속되는 암 수술 권유에도 불구하고 수술, 항암, 방사선 등의 표준치료 대신 자기치유를 통해 자연관해를 이루었다. 하지만 그로 인해 초등학생 두 아들과 아내가 떠안아야 했던 불안과 공포를 생각하면 너무 이기적인 행동이었음을 이제는 안다.

　위암 발병 9년이 지난 현재 나는 살아 있다. 생각을 행동으로 옮길 때 비로소 모든 일은 시작되며, 행동하지 않으면 아무 일도 일어나지 않는다는 것이 내 지론이 되었다.

　암에 걸리면, 근거 없지만 걱정어린 지인들의 충고와 주변의 여러 사례에 주눅들어 암에 굴복하는 경우가 많다. 하지만 그중에는 의사의 말을 잘 따르는 환자도 있고, 의사나 간호사의 지시에 의문을 품거나 심지어 다양한 질문을 준비해 와서 의사를 당혹스럽게 하는 매우 능동적인 환자도 있다. 이런 사람들일수록 자신의 건강과 치료에 관한 한 매우 적극적인 자세를 취한다. 나는 이런 사람들이야말로 생명의 주도권을 쥐고 있다고 믿는다.

나는 현대 의학을 부정하는 사람이 아니다. 다만 과거에는 진리라고 믿었던 사실이 시간이 지나고 과학기술이 더 발달한 결과 거짓으로 바뀐 사례가 많은 것처럼, 지금 유행하는 암 치료법도 불변의 진리가 아니고 연구를 통해 더 나은 치료법이 개발되고 보완될 수 있다고 믿는 사람일 뿐이다.

불과 200년 전에만 하더라도 인류가 비행을 할 수 있을 거라고는 상상할 수 없었다. 보이지 않는다고 없는 것이 아니듯 지금 알지 못한다고 틀린 것이 아니라는 의미이다. 암 치료 분야에서도 마찬가지이다. 아직 우리가 증명하지 못했다고 해서 과학적이지 않다면서 진실을 부정할 수는 없다.

암을 찾아내기 위해서는 수없이 많은 검사를 받게 된다. 발견 후에는 또 검사하고 CT를 찍거나 MRI를 찍는다. 수술 후에는 항암하고, 방사선 조사하고, 또 검사하고, 사진을 찍는다. 암세포가 눈으로 보이지 않을 때까지 계속된다. 그러다 보면 주관은 사라지고 누군가의 지시에 따라 이리저리 끌려다니게 된다.

1기였던 사람이 갑자기 4기로, 2기였던 사람이 불과 몇 개월 만에 말기 암으로 진행된 경우도 많이 있고, 심지어 조기위암으로 위 전절제 수술 후 항암 도중 돌아가신 분도 꽤 있다. 이런 상황들을 우리가 이해할 수 있게 친절히 설명해 주는 곳은 아직 없다. 환자가 주도적으로 찾아 나서지 않으면 치료의 전 과정에 걸쳐 일어나는 일들을 자세히 알기 어렵다.

세상에는 암환자가 넘쳐난다. 대형 병원들은 암 병동을 증축하고 첨단의학 체계를 갖추었다고 광고를 한다. 최근 암 치료에 도입된 인류 최고의 의학 기술이라고 광고하는 중입자치료는 회당 2~5분 정도밖에 안 걸린다. 이 정도면 암이 정복될 듯도 한데, 곧 정복될 거라는 뉴스만 계속 나올 뿐 현실에서의 치료 방법은 크게 바뀌지 않았다. 그뿐만이 아니다. 이에 발맞춰 한 달에 수천만 원을 써야 하는 암 요양 병원들은 계속 늘어만 가고 있다. 이런 미로 같은 치료과정에서 환자가 자신의 생명을 두고 이렇다 할 방법을 못 찾고 헤매는 것은 당연한 일이다.

여러 이유로 환자 중에는 표준치료의 과정과 결과 또는 부작용에 대해서도 정확히 인식하지 못하고 담당 의사의 의견이나 가족의 권유에 따라 치료를 시작하는 경우가 많다.

암환자는 대개 다음의 경로를 따라간다.

- 수술과 항암치료의 각종 부작용과 후유증을 당연한 결과로 받아들이는 사람
- 부작용을 극복하지 못하고 본인의 의사와 상관없이 표준치료를 포기하는 사람
- 항암 도중 자의에 의해서 도중에 치료를 중단하는 사람
- 수술 전에 선 항암을 진행하다가 치료를 중단하는 사람

표준치료를 중도 포기한 사람 중에는 표준치료의 부작용과 후유증을 극복할 자신이 없거나 부작용이 심각해 치료 결과에 대한 불신이 큰 경우가

많다. 그들 대부분은 항암을 마치더라도, '**항암 후에는 뭘 어떻게 하지?**'라는 불안과 함께 치유 방향을 잡지 못하여 방황하기도 한다.

그 이유는 단순하다. 표준 암 치료에서는 수술, 항암, 방사선 치료가 기본적으로 완료되면, 암 치료는 완료된 것으로 판단하기 때문이다. 의사들은 음식, 영양, 운동, 스트레스 해결 등의 몸과 마음의 치유환경을 어떻게 통합적으로 관리해야 하는지 대부분 언급하지 않는다. 부작용과 후유장애에 대해서도 효과적인 답을 제시해 주지 않는다. 스스로 찾아 나서거나 무작정 다음 검사를 기다릴 수밖에 없다.

암으로부터 건강을 회복하기 위해서는 진단 초기부터 환자 자신이 **생명의 주도권**을 가져야 한다고 생각한다. 특히 암 진단 결과가 나오면 가족들이 환자의 치료, 회복과정에 뛰어들어 환자를 과도하게 돌보는 경우가 많다. 이것은 환자 스스로가 자신을 돌볼 수 있는 기회를 빼앗는 행위이다. 예를 들어 "당신은 아프니까 누워있어.", "움직이면서 돌아다니면 안 돼.", "우리가 다 처리해 줄 테니 걱정하지 마!"라고 하면서 환자의 선택권을 박탈하는 경우다. 환자의 회복을 위해서라면 그다지 좋은 선택이 아니다. 오히려 보호자들이 환자 스스로 가능한 일을 처리할 수 있게 놔두는 것이 진심으로 환자를 존중하는 것이다. "치료 도중인데도 불구하고 이 일을 처리하는 모습이 정말 대단해.", "가족들을 위해서 직접 움직여 주어서 정말 뿌듯하고 고마워."라고 응원하는 것이 오히려 환자의 회복에 도움이 된다. 나는 그것이 진짜 환자의 생명 주도권을 보호하는 것이라고 생각한다.

암이 찾아오면 수술로 장기를 잃을 수도 있고, 항암치료나 방사선 조사로 장애가 생길 수도 있고, 생명을 기약할 수 없이 암 요양 병원을 전전할 수밖에 없을지도 모른다. 직업도 갖기 어렵고, 취미생활과 여행도 마음 편하게 할 수 없다. 삶의 자신감을 점점 잃어 갈 수밖에 없다. 환자 스스로 자신의 자존감을 잃지 않게 지원해 주는 것이 진짜 보호자의 임무다.

나는 자연 치유라는 말을 좋아하지 않는다. 환자가 아무것도 하지 않아도 자연적으로 낫는다는 의미로 들릴 때가 많고, 다른 어떤 치료과정들보다 쉽고 편하게 할 수 있다는 뉘앙스가 있어 더 그렇다. 그래서 여기에서는 자연 치유라는 단어 대신 자기 치유라는 말로 표현하겠다. 암 치료과정에서 선택하고 결정해야 하는 여러 사항을 **자기 스스로 선택하고 결정하여 치료에 참여하고 자신이 주도권을 가진 치유 방법**이라는 의미로 받아들여 주면 좋겠다.

생명의 주도권을 갖고 치료에 임하는 자기 치유는 단순하고 사소한 생활 습관을 바꾸는 시도에서 시작해야 한다. 일어나서 잘 때까지 행하는 모든 것을 스스로 바꾸어야 나아가야 한다.

표준치료를 마치면 간호사는 의사를 대신하여 다음 정기검진 날짜를 알려주는 것 이외에 대부분 아무것도 해주는 것이 없다. 암 관리는 오롯이 환자 자신과 가족이 해야 할 몫으로 남는다. 그렇기에 수동적 태도에서 벗어나 스스로 해내야 한다. 생각을 행동으로 옮길 때 비로소 모든 일은 시작되고 움직이기 시작한다. 행동하지 않으면 성공도 실패도 없다. 자신의 건강 문제이니 스스로 적극적인 자세를 취해 생명의 주도권을 잡아야 한다.

치료 방법을 선택하면서 반대 의견이 많으면 스트레스로 힘든 시간을 보내야 할 때가 의외로 많다. 비관적인 이견이나 비판적인 조언에 대해서도 성숙함을 보일 수 있어야 한다. 생명 주도권을 행사하는 과정에는 나와 반대되는 의견에도 잘 대처해야 한다는 뜻이다. 다음 장에서 자세히 다루겠지만, 내 생각과 반대되는 의견에 대처할 때에는 그 자체로 심각한 스트레스로 연결되는 경우가 많아 생각보다 강력한 정신력이 요구되므로, 이에 대응하는 훈련이 필요하다.

치료 전 과정에서 의사나 간호사 그리고 가족들이 치료뿐만 아니라 환자의 생활 전반에 걸쳐 통제하려 한다. 분명 따라야 하는 부분이 있다. 그러나 환자들이 그 통제에 반대하거나 따르지 않을 때는 지시를 잘 따르지 않는 힘든 환자, 예민한 환자, 성가신 환자로 매도되어 의사와 간호사 심지어 가족에게까지도 좋은 대우를 받지 못할 수도 있다. 이처럼 반대 의견에 제대로 대응하지 못하면 애써 계획한 자기 주도적 치유 여정은 시작부터 언쟁과 온갖 스트레스로 난관에 봉착하게 된다.

현대 표준 암 치료는 환자 개인의 성향과 지금까지 행해 왔던 생활 방식 따위는 거의 관심이 없다. 몸이 다시 살아나기 위해서는 암 치료의 진단에서 생환까지 전 치료과정에서 환자가 의지를 갖고 능동적으로 대처해야 한다.

작은 습관이 병을 키운다

건강을 잃었을 때 누군가는 죽음을 맞이하고 누군가는 회생한다. 항상 건강과 죽음은 서로 연결되어 있다. 그러나 사람들은 지극히 일상적인 것, 즉 바른 생활습관, 균형 잡힌 식습관, 적절한 영양 공급, 적당한 운동, 스트레스 해소 등을 포함하는 실질적인 삶의 요소들이 죽음과 회생에 깊이 연결된다는 사실을 망각하고 산다. 이 단순한 행위들 자체가 건강한 삶을 찾아가는 가장 빠른 길인데도 말이다.

치유의 시작은 여러분 깊숙이 잠들어 있는 본능적인 치유의 역동성을 깨우는 것부터 시작해야 한다. 직관에 따라 무엇이 나에게 이로운지 아니면 해로운지 알고, 자기 주도적으로 몸과 마음을 순조롭게 작동시키고 균형을 잡는 습관을 만들어야 한다.

누군가 건강은 생명을 지탱하는 근본적인 힘을 가진 상태이며, 육체적, 정신적, 사회적, 영적 영역이 자연과 잘 융합되어 완벽히 행복한 상태라고 정의해 주었다. 건강에 대해 정말로 잘 표현한 문장이라고 생각한다.

나는 언제부터인지 기억할 수는 없지만 늘 작은 염증에 시달리면서 살았다. 그중에 하나가 어릴 때부터 나를 괴롭히던 구내염이었다. 제일 먼저 생기는 위치는 어금니쪽 잇몸인데, 처음에는 점막 안쪽의 작은 범위에서 약한 통증이 느껴지다가 표면이 점점 붉어지고 탱탱해졌다가 점막이 해지면서 작은 원 형태로 끈적이는 크레이터가 생긴다. 늘 그랬듯이 그때쯤 동네 의원을 찾아 약을 처방받아 먹었다. 대부분 항생제와 진통제 처방이었다. 잠시 증상이 완화되다가도 피곤하거나 잠을 충분히 자지 못하면 똑같은 통증과 증상이 반복되었다. 나중에는 너무 익숙해져 그 전에 처방받고 다 먹지 못해 남아있던 약을 먹고 병원에도 갈 생각도 하지 않았다.

점점 이런 작은 증상을 무시하는 태도가 습관화되었다. 나중에는 통증이나 조금 큰 염증도 무시하는 경향이 생겼다. 정기검진에서 내시경을 통해 위궤양이나 위염을 확인했을 때도 처방받은 궤양약과 항염증약에 의존하며 그때그때 증상만 없애고 원인을 찾으려 하지 않았다. 늘 그렇게 살아왔다.

일상생활에서 느끼고 경험하는 신체의 크고 작은 증상들이 병으로 진행하기 위한 준비과정이라는 사실을 알아차리지 못했다. 대부분의 사람들도 마찬가지일 것이다. 미세통증이나, 좀처럼 회복되지 않는 피로감, 이유를 알 수 없는 지속적인 소화 불량, 불면증, 작은 스트레스에도 쉽게 화를 내는 등의 증상으로 병원을 찾지는 않는다. 이런 증상들로 의사를 만나 상담해도 정확히 원인을 찾기도 어렵고, 병명을 듣기도 어려운 건 사실이다. 정확히 아프다고 말하기도 애매하고, 건강하다고 말하기도 애매하다. 하지만 이런 증상들을 교정하지 않고 오래 방치하면 큰 질병에 걸릴 확률이 높아진다. 그중에 가장 위협적인 질병이 암이다.

 한 통합의학자는 암환자들은 삶에서 해결하지 못한 갈등이 있고, 그 갈등을 해결함으로써 암으로 손상된 조직의 재생과 복원을 이룰 수 있다고 했다. 그는 또 자신이 겪는 육체적, 정신적, 감정적 경험을 포함하는 생활 습관과 밀접한 관련이 있다고 한다. 생활 습관은 엉망인데 암을 고치겠다는 것은 한쪽 발로만 자전거 페달을 돌리면서 달리겠다는 것과 같다.

 틀어지고 왜곡된 습관을 바꾸고, 심오한 내면의 문제들을 해결하기 위해 지혜를 발휘해야만 한다. 우리 몸이 스스로 치유하는 과정은 자연의 어떤 현상과도 비교할 수 없을 만큼 매우 신비롭고 복잡하다. 미세한 증상을 알아차리는 것이 나아가 몸과 마음의 건강 균형을 유지할 수 있는 시작점이다. 생활 습관의 변화를 통해 우리 몸의 모든 세포에서 마술과 같은 치유의 반응이 일어나게 할 수 있다. 그 치유의 힘은 내 몸 안에 이미 존재하고 있다.

질병에 걸리지도 건강하지도 않았던 49년

나는 어렸을 때부터 잔병치레를 많이 했다. 질병에 걸리지도 건강하지도 않은 상태로 49년을 보냈다. 유아 시절에는 원인을 알 수 없는 고열과 경기에 시달려 숨이 넘어갈 정도의 급박한 상황이 여러 번 있었다고 들었다. 중, 고등학교 때를 거쳐 20대에는 조금만 피곤해도 구내염과 입술이 부르트는 증상 때문에 힘들어 했다. 일에 치여 살던 30대 들어서면서는 허리 통증에 시달리고, 턱 밑 편도는 매일같이 붓다시피 했고, 40대에 들어서면서부터는 항상 속쓰림, 피곤함을 달고 살았다.

일에 집중하는 성격 때문인지 쉬지 않고 일만 했던 기억뿐이다. 과로와 스트레스가 일상이 되면서 슬슬 신경성 위장병이 생기고, 위궤양과 위염이 발생하는 빈도가 잦아졌다. 신경성 위염이 찾아오면 매번 통증이 도졌다가 가라앉기를 반복하고, 염증이 심해질 때는 식은땀이 날 정도로 통증이 심해졌다. 그렇게 수십 년을 지내 왔기 때문에 조금 속 쓰린 것 가지고는 아예 병원에 갈 생각도 하지 않았다.

확실히 심각성을 느끼기 시작했던 건 암에 걸리기 2, 3년 전부터이다. 부쩍 속쓰림이 심해졌고 횟수도 늘었다. 위험하다는 신호를 보내는 건 몸뿐이 아니었다. 마음은 30대 후반부터 점점 삭막해지기 시작했다. 감정을 다스리는 것이 서툴고, 마음을 따뜻하게 표현하지도 못하고 예민한 탓에 항상 긴장을 억누르고 있으니 늘 행동이 조심스러웠다. 이런 섬세한 성격 때문인지 문득문득 지혜로운 생각이 떠올라도 언어로 표현하지 못하고 마음에 담아두기 일쑤였다.

좋게 말하면 섬세하고 예리한 거지만 나쁘게 표현하면 까다롭고 예민한 거였다. 스스로 생각해 보아도 겉으로 보기에는 영민해 보이고 일 처리가 꼼꼼한 스타일이지만, 내적으로는 갈등과 불안이 많은 유형이다. 생각을 담아 두고 욕구를 억누르고, 감정을 억압하고, 화내고 불안해하면서 완전히 진이 빠지는 상태가 되기도 한다. 스트레스에 취약하니 빠르게 에너지가 소실될 수밖에 없었다.

진정 나답게, 행복하게 사는 삶을 살지 못했는데, 결국 올 것이 왔다. 2018년 초 정기검진에서 암 발병 의심 후 혜화동 서울대학교병원과 연세 세브란스병원에서 검사를 받고, 마지막으로 삼성의료원에서 검사를 받았는데, 결과는 가히 충격적이었다.

담당 의사는 영상과 사진을 보면서 "뭐야, 암 밭이야? 위치도 안 좋네!"라는 말을 툭 뱉었다. 컴퓨터 화면에 보이는 위의 상부와 하부 두 곳에 큰 암 병변이 있다며 위치를 볼펜으로 콕 찍었다. 이외에도 여러 곳에 봄철 상추를 파종한 듯 작은 암 병변이 보인다고 하였다. 의사는 "빈대떡을 두 장 덮어 놓았고, 다섯 군데 암 새싹이 돋아났다."고 표현했다.

첫 서울대학교병원 검사에서 위암 중에서도 치료하기 가장 어렵고 독하다는 반짇고리 세포형 1~2기 위암이라고 했지만, 진단 4개월 후 삼성의료원 재검 때에는 12곳 조직검사 중 십이지장을 제외한 위 내벽에서 위 유문부 1곳과 중앙 하부 1곳, 위 전체에 작은 씨앗 병변이 5곳, 림프 전이 소견을 받았다. 의사는 암의 상태와 심각성 등에 관한 소견과 검진 결과에 따라 수술을 2개월 후로 정하고 위를 전절제한 후 식도와 소장을 연결하는 위 전체 적출 수술과 선택적 항암치료라는 최종 소견을 내놓았다.

반짇고리 세포형 위암은 이름에서 알 수 있듯이 현미경으로 암세포를 보면 반지 모양으로 세포구조를 하고 있어서 그렇게 이름 붙여졌다. 알려진 바에 의하면 발생 원인은 유전자 변이와 염증성 위장질환과 관련성이 높다고 알려져 있을 뿐이다. 점액성이 강한 세포인 위 점막에서 주로 발병이 두드러지고 유방암이나 췌장암 등에서도 발견되기도 한다. 발병 시 점막에서 시작되기 때문에 초기에는 내시경으로 진단하기가 어렵고 다른 장기로 전이가 된 후에도 CT나 MRI로도 발견하기 어려운 골치 아픈 암 중의 한 종류다.

반짇고리 세포형 위암이 다른 암종에 비해 치료가 어려운 이유가 몇 가지 있다. 이 암은 시작되는 정확한 원인을 파악하기 어려워 치료 계획을 세우기도 힘들고, 대부분 분화도가 낮아 예후가 매우 나쁘다. 암종 그 자체로도 위험하고 복잡한 특성이 있고 많이 진행되어야 발견되기 때문에 초기 치료가 어렵다. 더 큰 문제는 수술 후 결과가 좋지 못하고 빠르게 발전되기 때문에 절단면에 잔존 암이 남아 있을 확률이 높아 수술 후 추가 수술이 필요한 경우가 많다.

　최종 결과를 듣고 나서는 오히려 덤덤했다. 이유는 잘 모르겠지만 가족들의 암 치료과정에서 심각한 상황을 여러 번 경험해 봐서 그런지 무서운 결과를 들어도 공포심이나 두려움으로 크게 마음이 동요되지는 않았다. 오히려 갑자기 깊은 산속 나무에 혼자 기대어 앉아 있는 듯한 고요함을 느꼈다.
　암에 걸리기 2, 3년 전부터 몸에는 전반적으로 탈수증이 있었고, 빈혈, 요통, 허벅지 외측에 경미한 마비 증상 같은 이상 징후들이 나타나기 시작했었다. 암 발병 1년 전쯤 갑상선에 1.5cm 정도의 혹도 발견되었다. 되돌아 보면 암이라는 폭주 열차에 올라타는 상황은 이미 예견되었던 것 같다. 위암에 걸리기 수년 전부터는 잦은 위경련과 가끔 혈변이 섞여 나오는 위염과 위궤양으로 힘들었지만 약을 먹으면 곧 나았기 때문에 내시경 등으로 확인해도 대수롭지 않게 생각했다.
　몸이 보내는 여러 가지 신호들을 소홀히 대한 측면이 크다. 나는 25년 이상 사업과 대학 강의를 병행해왔다. 일 때문에 받는 스트레스에 대해서도 누구나 그 정도 스트레스는 받는다고 치부했고, 바쁘게 사는 것이 행복이라면서 정신 승리를 계속하며 지속적인 증상들을 어떻게 해결해야 하는지 고민해보지 않았다. '이런 습관, 생각, 행동 때문에 암이 생기기 시작했다.'고 몸이 보내는 지속적인 신호를 알아차리지 못했다.

수술 거부

　암환자와 보호자 대다수는 수술, 항암, 방사선 치료와 같은 표준치료를 제외하고, 이 치료에 포함되지 않는 치료법들은 비합리적인 치료법이라고 단정한다. 나도 의사에게서 자기 말을 듣지 않으면 더 이상 치료를 이어갈 수 없다는 이야기를 들었었다. 의사의 입장에는 그럴 수 있겠다는 생각도 든다. 대다수가 공감하는 표준화된 암 치료법을 거부하는데 더 이상 치료를 해줄 수는 없지 않겠는가?
　의사와 가족들은 수술과 항암치료를 강력하게 권유했지만, 나는 쓸개 빠진 놈이 아니라 위 빠진 놈이 되는 것도 싫었다. 사실 처음부터 직감적으로 위 전절제 수술은 하지 말아야겠다고 생각했다. 결국 수술과 항암치료를 거부했다. 표준치료를 거부하는 것은 표준치료를 갈망하거나, 표준치료를 받고 있거나, 표준치료를 하고 싶지만 중단할 수밖에 없었던 사람들에게는 비난의 대상이 될 수도 있을 것이다. 하지만 나는 생명의 존귀함에 대해 책임을 회피한 것은 절대 아니다. 오히려 나 스스로 생명의 원리를 찾기 위해 마음과 몸을 더 정교하게 만들어 가는 노력을 선택한 것이다.

표준치료를 거부하고 자기 치유로 치유 방향을 결정한 이유는 어머님과 장인어른의 암 투병 과정을 경험하면서 표준치료에 환멸을 느꼈기 때문이다. 어머니는 식도암에서 후두암으로 전이되고, 3년 정도 극도의 항암치료를 받다가 돌아가셨다. 장인어른께서는 69세에 혈액암으로 돌아가셨다. 진단 후 9개월 만이다. 두 분 모두 투병 과정은 여느 암환자와 같이 수술 또는 항암을 시작으로 표준치료과정을 시도했으나 악화만 거듭되었고 결국 방사선 치료까지 하게 되었다. 장인어른의 경우는 방사선 부작용으로 척추가 골절되어 척추에 철심을 6개나 박는 대수술을 받았다. 그 후부터 암은 폭주하기 시작했고 결국 그대로 걷지 못하시는 지경에 이르렀다.

가족들이 망연자실하고 있을 때 의사는 그럴싸한 설명으로 신약 임상 치료를 권유했다. 우리 가족들은 신약에 대한 정보와 임상 치료 결과들에 대해서 정확히 알지 못했고, 무지한 선택을 하게 되었다. 장인어른은 신약 임상 치료를 시작하고 2개월여 만에 돌아가셨다. 나는 지금도 과도한 항암치료와 방사선 치료와 철심 박는 수술이 장인어른을 빨리 돌아가시게 한 큰 원인이라고 생각한다. 의사는 암 치료과정에 일어나는 부작용을 이겨내지 못해 사망했다고 얘기했지만, 나는 그 항암 치료과정이 죽음을 앞당기는 죽음으로 가는 과정이라고 생각한다. 그토록 건강했던 분이 한순간에 무너지는 모습은 큰 충격이었고 표준치료를 거부하는 결정적인 계기가 되었다.

장인어른께서 돌아가시고 6개월 후 위암이 발병했다. 1년 사이에 갑상샘 혹과 위암이 폭탄의 뇌관에 불을 붙인 채로 연이어 찾아왔다. 가족들은 두 분이 돌아가시는 걸 목격하고도 암에 대해 무지했고, 건강과 죽음에 대해서도 깊이 생각하지 않았다. 끝까지 그들은 암의 발병 원인이 어쨌건 과학적으로 수치화된 데이터와 사진 그리고 의사의 말을 철저하게 따라야 한다고 믿었다.

표준치료를 받지 않겠다고 선언하자 아내가 펄쩍 뛰면서 자기밖에 모르는 이기적인 사람이라고 나무랐다. 나는 이미 마음을 굳힌 상태였고 절대 마음을 바꿀 생각이 없었다. 치료해도, 하지 않아도 죽는 거라면 남은 삶을 가족들과 행복하게 보내면서 살겠다고 마음을 먹었다. 말한 대로 표준치료를 하지 않으니 오히려 가족들과 보내는 시간, 건강과 삶을 돌아보는 시간이 많아졌고, 수술이나 항암 부작용으로 힘들어하지 않아도 되었다. 그 이후 지금까지 주기적으로 내시경을 통해 암이 있었던 부위나 위의 상태 등을 확인하고 있다. 조직검사로 뜯겨 나간 부위에서 암세포의 확산 우려가 있다고 하여 지금은 가능한 한 조직검사를 하고 있지 않다.

자기 치유 과정에는 이것저것 의료 자문이 꼭 필요할 때가 있다. 그래서 거주지에서 가까운 곳에 자문을 얻을 수 있는 의사가 있으면 좋다. 나는 검진에서 처음으로 암을 발견한 담당 의사 선생님께 부탁하여 가끔 중요한 결정을 할 때 도움을 많이 받는다. 처음에는 자기 치유하고 있다는 말을 듣고 무척 놀라며 수술, 항암을 강력히 권했지만, 지금은 자기 치유를 지지해 주시고 편안하게 잘 대해 주신다.

자기 치유를 결정하고 지인의 소개를 받아 처음 찾아간 곳은 청주에 있는 성모꽃마을이었다. 쉬고 싶어서 찾아간 곳이었지만, 암환자의 면역력 강화를 위한 다양한 치유 프로그램을 경험할 수 있고, 암에 대한 자세한 정보를 얻고 치유 방법을 꼼꼼하게 공부할 수 있는 곳이었다. 나는 이곳에서 7개월 정도를 쉬면서 의미 있는 시간을 보냈다. 그곳에서 통합의학적 암 치료 관련 서적과 관련 논문을 편안하게 살펴볼 수 있는 시간을 얻었고, 나름대로 나에게 맞는 자기 치유의 근거를 마련하고 '2년간의 건강자립을 위한 자기 치유계획'을 세웠다. 볼펜으로 갈겨쓴 자기 치유 계획서를 들고 간 곳은 전라남도 광양에 있는 백운산이다. 그곳에서 9개월 동안의 산속 치유 생활을 시작했다. 백운산 이야기는 뒤에 차차 하겠다.

산속 생활은 건강을 포함해 삶에 대한 일생일대의 전환점이 되었다. 가족과 떨어져 살고, 일도 안 하고, 병원도 가지 않으니 시간적으로 굉장히 여유가 생겼다. 그때부터는 본격적인 자기 치유 계획들을 실천할 수 있었고 완전히 나를 바꾸는 변화가 시작되었다.

자연관해

　자연관해는 암 치료과정에서 일련의 치료가 완료된 시점이며, 이때 시행한 검사 결과 암세포가 발견되지 않는 경우를 말한다. 종양이 작아진 경우에도 부분관해라는 용어를 사용한다. 그러나 자연관해는 비교적 암을 잘 관리한 상태이지만 재발하는 경우도 종종 있기 때문에 여기서는 암이 완치된 것이 아니라 종양이 일시적으로 사라졌다는 의미로 사용하겠다.

　최근 한 연구에서 급성골수성백혈병 환자의 자연관해율이 80%에 가깝다는 결과를 보고 놀란 적이 있다. 수치로만 보면 정말 놀랄만한 결과이다. 하지만 이 논문은 환자들의 평균 생존 기간이 14개월 정도라고 밝히고 있다. 거듭 말하지만 잘 이해해야 할 부분은 의사들이 말하는 관해의 의미는 암이 완치된 것이 아니라 종양이 일시적으로 사라졌다는 의미로 사용한다는 사실이다. 이 논문의 결과처럼 종양 전문의는 백혈병 환자들이 화학요법을 받으면 자연관해될 확률이 80%에 가깝다고 말할 수 있다. 그러면 환자들도 당연히 관해율이 80% 가까이 되는 치료라고 생각한다. 하지만 문제는 환자들이 그 80%의 관해율을 80% 완치율로 이해한다는 것이다. 자연관해가 영구적인 완치로 이어질지 판정을 내리려면 몇 년이 더 걸린다.

자기 치유를 시작한 후 처음 한 일은 시간이 날 때마다 비슷한 치유과정을 경험한 분들을 만나는 것이었다.

* 표준치료 없이 간암 말기 상태에서 자연관해
* 표준치료 없이 위암 말기 상태에서 자연관해
* 표준치료 없이 혈액암 말기상태에서 자연관해
* 위암과 6곳 전이 상태에서 수술은 하지 않고 항암 30여 회를 한 후 방사선 치료를 마치고 호스피스 병동에서 표준치료 거부 후 자연관해
* 난소암으로 4곳 장기 적출과 항암치료 거부 후 자연관해
* 난소암으로 7곳 장기 적출과 항암치료 거부 후 자연관해
* 유방암으로 수술 항암이 힘들어 포기하고 자기 치유로 전환 후 생존

이외에도 다양한 암종에서 자연관해를 경험한 분들의 치유 경험이 큰 동기 부여가 되었다.

그들의 방법이 나에게 정확히 들어맞지 않았듯이, 내가 실천했던 자기 치유과정이 모든 환자에게 기적처럼 딱딱 들어맞는 치유법이라고 생각하지는 않는다. 중요한 것은 자연관해를 이루게 된 그들과 나의 차이점에 귀를 기울여야 한다. 그들은 **표준치료에 매몰되지 않고 통합의학적 치료를 수용하고, 자연적 삶에 위배되지 않게 생명의 본질에 충실한 삶(생활)을 추구**했다는 것이다. 나도 그들이 그랬던 것처럼 자기 치유의 과정을 나에게 맞게 고치고 다듬어

서 활용했다.

　발병 초기에는 대부분 환자 자신도 치료를 잘 받으면 암을 극복할 수 있을 거라고 생각한다. 하지만 시간이 지날수록 암 극복에 대한 희망이 실망으로 바뀌는 경우가 많다. 수술이 잘되어도 항암치료 과정에서 변수가 생기는 경우도 많고, 자연관해가 되었더라도 관리 소홀로 얼마 지나지 않아 다시 새로운 종양이 생기는 경우가 결코 드문 일이 아니기 때문이다. 누군가에는 전이, 나에게만 관해라는 착각에서 빨리 벗어나야 한다. 우선 몸에서 벌어지고 있는 만성염증, 스트레스, 음식, 운동, 감정 등으로 유발되는 전쟁을 멈춰 세울 때 비로소 암 극복은 꿈이 아닌 현실이 된다.

질문 많은 환자

의사에게 찾아갈 때는 항상 질문할 내용을 정리해서 가는 것이 좋다. 스스로 질문할 내용을 정확히 정하는 것이 필요한 답을 얻기 수월하기 때문이다. 그리고 상담하는 시점의 상태를 기준으로 질문했다.

예를 들면 "지금 상태에서 가장 좋은 치료는 어떤 것이 있을까요?"

"상태가 더 악화되거나 힘들어질 때는 어떤 조치를 가장 먼저 해야 하나요?"

"수술은 어떤 과정으로 이루어지나요?"

"항암 약의 부작용이나 후유증을 상세하게 알려 주세요?"

"표준치료 완료 이후에 어떤 부작용이 동반될 수 있을까요?"

"부작용이 생긴다면 어떻게 대처해야 하나요?"라는 식이다.

그리고 일상생활에서 불편함을 느꼈던 내용들, 예를 들어, 구토, 소화 불량, 갑작스러운 위경련, 통증, 식은땀, 결림, 부기, 염증 등을 메모해 두었다가 문제가 있다고 생각될 때 하나씩 질문하는 것이 좋다. 이런 과정을 반복하면서 몸에서 느껴지는 불편함에 대한 해결책을 듣고 개선이 필요할 때는 계획을 수정하기도 하고, 더하기도 하면서 나에게 맞는 치유법들을 순조롭게 실천해야 한다.

　수술도 안 하고, 항암도 안 하면서 질문만 많은 환자이다 보니 의사가 볼 때는 골치 아프고 귀찮은 진상 환자였을 것이다. 그래서인지 담당 의사는 나에게 짜증을 많이 냈다. 심지어 메이저 병원임에도 불구하고 어떤 간호사는 우선 질문 내용을 먼저 자신에게 알려주면 미리 의사에게 전달하겠다고 할 정도였다. 만날 때마다 질문지를 들고 와서 수많은 질문을 쏟아 내니 화가 날 만도 하겠다는 생각이 들었다. 결국 이런 식이면 더 이상 봐줄 수 없다는 말도 들었다.

　구박을 받더라도 늘 겸손하게 필요한 질문을 하고 필요한 답을 얻으려고 해야 한다. 환자는 수술이나 항암을 받을 때는 귀한 환자이지만 이를 거부하면 진상 환자일 뿐이다. 원래 진상 환자일수록 꼼꼼하다. 암 치료는 어떤 치료 방법을 선택하더라도 본인의 병에 대한 궁금증을 무시하고 넘어가면 안 된다. 또한 의사나 간호사가 사용하는 의료 용어를 전부 이해할 수 있어야 하며, 진료 기록지의 내용 하나하나를 모두 이해하고 있어야 한다.

　하지만 환자 대다수가 의사의 권위나 분위기에 기가 죽어 물어보고 싶었던 내용들은 아예 입도 뻥긋 못하고 나오는 경우가 허다하다. 암 치료는 전 과정에 걸쳐 누구보다도 당사자가 가장 상세하게 알고 있어야 문제가 발생했을 때 초기대처가 빠르고 효과적인 방법을 선택할 수 있다.

　의사들은 늘 가장 최악의 상황을 가정하는 경향이 있다. 환자들은 부정적인 답변을 듣고 나면 며칠 혹은 수개월 동안 그 생각 때문에 힘들어 한다.

의사와 간호사 또는 기다리고 있는 다른 환자들에게 미안해도 **항상 궁금한 점을 질문하고 검사 결과를 듣기 전에는 먼저 "검사 결과의 통계자료보다는 가장 긍정적인 가능성을 강조해서 말씀해 달라."**고 부탁해 보시라. 그러면 가장 긍정적인 결과를 맞이할 수 있을 것이다. 만약 그렇지 못하더라도 치유 방향을 선택할 때 불안과 두려움에서 벗어날 수 있도록 도움을 주는 심리적 안정을 얻게 될 것이다.

생존자에게 습관 배우기

갑작스럽게 암환자 대열에 합류하면, 내과, 촬영실, 외과에 소속된 수십 명의 간호사들이 잘 훈련된 교관들처럼 권위 있는 의사의 명령에 따라 환자를 꼼짝 못 하게 옭아매서 순식간에 말 잘 듣는 훈련생으로 만들어 버린다. 참 재주가 좋다. 환자는 군대 훈련소에 금방 입소한 훈련병처럼 교관들이 시키는 대로 따르게 되고, 자신의 의지는 온데간데 없이 이성적인 생각도 하지 않게 된다.

그러나 그 훈련과정을 거부한 사람들이 존재한다. 암을 자연적으로 퇴축(退縮) 혹은 완화시키거나 소멸시킨 사람들이다. 그들은 나보다 훨씬 오래 전 혹은 비슷한 시기에 암에 걸렸으나 지금은 암으로부터 해방되어 건강한 삶을 살고 있는 생존자들이다.

나의 암 극복 과정을 다른 암환자 모두에게 적용할 수 없고, 설사 적용하더라도 그 효과가 다 같을 수는 없을 것이다. 하지만 암과의 싸움에서 살아남은 환자들에게는 몇 가지 공통점이 있다는 것을 알게 되었다. 그들은 표준치료에 집착하지도, 한 가지 치유법에 집착하지도 않는 열린 마음을 지니고 있었다. 예를 들어 하루 운동 못했다고, 고기 한 점 먹었다고, 채소 한 끼 못 먹었다고 호들갑 떨지 않았다. "녹즙으로 나았네. 쑥뜸으로 나았네. 단식으로 나았네." 하면서 온갖 대체 요법의 효능을 주장하지도 않았다. 그들은 치료과정에서도 의구심이 드는 부분이 있다면, 또 설명이 이해가 안 되거나 성의가 없으면 의사라고 할지라도 저항하고 탐구하며 치병을 주도해 나갔다. 무엇을 하고 무엇을 하지 말라고 따지기 전에 자기 주도적으로 치료 방향을 결정했고 실천에 옮긴 분들이었다. 이것이 큰 차이였다. 그들은 옳았다.

반면, 암에 걸린 것만으로도 죽을 거라는 두려움과 공포에 질려 있는 사람들도 있었다. 그들은 대개 현대 의학에서 제공하는 치료에 호의적이지만 통합의학적 치료는 외면하고 무시하는 사람들인 경우가 많았다. 그들은 정해진 표준치료 매뉴얼(절차)에 기대어 대부분 자기 치유에 적극적으로 스스로 뛰어들지 않았다. 그 결과 전인적인 치료에 접근하지 못하고 암세포라는 작은 결과에 초점을 맞추는 치료를 선호한다.

'의사 말대로 수술과 항암을 했다면 지금 어떻게 살아가고 있을까?' 하고 생각해 본 적이 여러 번 있다. 분명 치료과정이 쉽지는 않았을 것이고, 지금처럼 건강하지도 행복하지도 않았을 것이다. 누군가에 의해 내 의지와 상관없이 무차별적으로 몸이 다루어지거나 의사의 말 한마디에 생과 사가 결정되고, 내 몸이 맡겨지고 처분되는 것은 불행한 일이라고 생각한다. **수술이나 항암을 해서는 안 된다는 말은 결코 아니다.** 치료의 방향은 의사가 정해주지만 그 결정은 내가 해야 한다. 각각의 치료 단계마다 수없이 많은 결정을 해야 한다. 의사의 설명을 들은 후에도 자신이 어떤 치료를 어떻게 하는지 잘 모르는 환자들을 많이 만나 보았다. 그들은 본인의 암 상태나 수술 및 치료과정에 대해 정확히 모르거나 자신에게 사용되는 항암제의 이름도 모르고 부작용에 대해서도 안내받은 기본적인 지식밖에 없었다.

우선 어떤 치료 방향을 선택하더라도 전문가인 의사의 말을 잘 듣고 정리해야 한다. 유치원 선생님처럼 차근차근 설명해 주면서 용기를 주시는 의사분도 계시지만, 워낙 많은 환자들을 만나기 때문에 나에게만 특별히 긴 시간을 할애해 줄 수 없다. 마음이 급한 암환자들에게는 의사를 만나는 시간이 늘 아쉽고 불만일 수밖에 없다. 스스로 암을 탐구하고 생존자들을 만나 그들의 치유 방법을 관찰해야 한다. 그러다 보면 나와 같은 전쟁터에서 전투를 벌이고 있다는 전우애를 느끼게 될 것이다. 암 생존자를 만나서 치유과정을 들어 보는 것만으로도 심리적으로 큰 위로를 경험하게 된다.

매 순간 마음과 몸에 귀 기울이기

암에 걸리면 곧 죽음을 앞두게 되었다고 생각하기 때문에, 암은 찾아오는 순간부터 우리의 삶을 지배한다. 일상에서 마주하는 충치나 무좀, 여드름 등 흔한 질병들과는 급이 다르다. 암은 우리의 삶을 순식간에 갉아먹기 시작하고 소소한 증상들로 병원을 찾는 것과는 차원이 달라진다.

암을 이겨내고 싶은 간절함이 있다면 암은 자연이 보내는 최후의 메시지이고, 건강에 주의하라는 마지막 경고라고 생각해야 한다. 매 순간 몸과 마음에 귀 기울이는 훈련을 통해 자신이 진정으로 원하는 것이 무엇인지 깨닫기 위해 노력해야 한다. 몸과 마음에 귀를 기울이기 시작하면, 몸은 어떤 음식이 나에게 맞고, 어떤 운동이 필요하고, 어떤 것이 내 마음의 본성인지, 건강한 삶이 어떤 것인지 알려 준다.

의과학적 이론만으로 건강해질 수 있다면 이미 모든 질병은 사라졌을 것이다. 몸이 보내는 미묘한 메시지들을 듣기 시작하면 몸과 정신에서 나타나는 행동이나 생각 그리고 질병의 증상들이 우연히 나타나는 것이 아님을 알게 된다.

우리가 자연에서 진화하여 현재의 '인간'이라는 조건 또는 상태에 도달해 있으므로, 우리 몸은 자연환경이 제공하는 법칙들과 완벽하게 조화를 이루도록 만들어져 있다. 자연이 제공하는 생명의 본질을 계속 무시하면 건강과 질병의 시소게임에서 균형을 잃게 된다. 그러나 몸과 마음에 더욱 주의를 기울이면 몸은 곧 반응하여 자연이 전하려는 균형과 불균형의 차이를 알려줄 것이고, 몸이 진정으로 원하는 것이 무엇인지 메시지를 보낼 것이다.

이것은 단순한 예로도 알 수 있다. 배가 가득 차도록 먹었음에도 아직 다른 음식을 먹고 싶다면, 더 많은 음식을 원하는 것은 위가 아니고 마음이다. 건강은 마음과 몸을 한 덩어리로 묶어 움직여야 가능하다. 신체의 균형은 규칙을 만들어 내고 생활의 방식을 바꾸어 주고, 음식, 영양, 수면, 노폐물의 제거마저도 몸에 이롭게 행할 것이다.

마음과 몸이 보내는 메시지를 알아차리려면 민감해지고 까다로워져야 한다. 습관적으로 몸과 마음이 원하는 자연스러운 요구를 억제하거나 과부하를 느낄 정도로 만들면 안 된다. 가장 기본적인 수면, 휴식, 갈증, 배변, 배뇨, 배고픔, 화, 불안, 증오 등의 메시지에는 즉각 답해 주어야 한다. 이런 생리적 반응은 아주 자연스러운 것이며 물 흐르듯이 답해 주어야 한다. 아무리 좋은 의료시스템이 갖추어져 있다고 해도 이런 메시지에는 즉각 대응할 수 없다. 왜냐하면 이것은 본인 스스로 해야 하는 것이기 때문이다.

히포크라테스는 "어떤 사람이 병에 걸렸는지 아는 것보다 어떤 종류의 사람이 병에 걸리는지 아는 것이 훨씬 중요하다."라고 말했다. 병에는 분명 원인이 있다. 어느 날 자신에게 암이 찾아왔다면 '왜 나에게 찾아온 거야?'

하고 불평불만 하기에 앞서 그 이유에 귀를 기울이고, 자신이 자연의 만든 생명 유지 법칙에서 얼마나 벗어나 있는지 확인해야 한다.

암과의 싸움은 생존을 위해 목숨을 건 전쟁이기도 하다. 부모로부터 이상이 있는 유전자를 물려받았더라도 암을 일으킨 가장 큰 원인은 마음과 몸이 자연과의 조화를 깨고 파괴적인 습관들을 고집하고 즐겨왔기 때문이다.

자연이 우리 몸에 전하려는 메시지*(삶의 본질)*를 알아차리지 못하면 결국 마음과 몸의 균형을 깨는 습관이 몸에 배고 치명적인 순간에 암은 찾아온다.

암의 자발적 소멸 가능성

암은 인체의 제어 시스템을 무시하며 불규칙하고 무제한으로 성장하고 분열하는 비정상적인 세포집단이다. 암을 통제하기 어려운 이유는 정확한 발생 원인을 알지 못하기도 하지만, 암을 유발한 원인보다는 결과물인 종양만을 없애는 방법을 선택했기 때문이라고 생각한다. 표준 암 치료 방법은 예나 지금이나 그다지 변하지 않았다.

수술 및 항암 치료를 받을 수 없는 상황에 있거나, 치료를 중단할 수밖에 없었던 환자들에게도 분명 또 다른 치유의 기회가 있다. 법정 생존율을 훨씬 뛰어넘어 생존한 사람들이 이미 존재하고, 나 역시도 지금까지 자기 치유과정을 통해 많은 기록을 경신해 왔다.

'표준치료를 하지 않았는데 암이 사라졌다.'는 이야기를 간혹 들어보았을 것이다. 그들의 치유과정을 '기적'이라는 단어 하나로 정의하려 한다면 정말 잘못된 생각이다.

분명 자연 방치하거나, 자기 치유를 통해 암을 소멸시킨 경우가 있음에도 의사들은 의학적 지식과 경험에 비춰서도 정확한 답을 내지 못하고 있다.

암의 자발적인 퇴행은 사실 모든 유형의 암에서 보고되고 있다. 가장 많은 사례로, 신경모세포종, 신장 세포 암종, 악성 흑색종 및 림프종, 백혈병 환자에게서 나타나고 있다. [1] 실제로 암을 그대로 두었는데 저절로 자연 소멸했다는 증례도 많으며, 인체의 면역체계(시스템)에 의한 자연 소멸의 가능성은 모든 암종에서 가능하다고 알려져 있다.

　스웨덴의 연구기관에서 내놓은 자료를 보면, 초기 전립선암환자 중 아무런 치료를 하지 않은 223명 중 19명만이 10년 이내에 사망했다고 한다. 그러나 전립선 수술을 마친 그룹은 수술 1년 뒤 41%가 만성 요실금으로 인해 기저귀를 착용했고, 88%는 성적 발기 불능이라는 결과를 맞았다. 만약 이 남성들이 수술 이외의 다른 방법을 찾았다면 부작용에 시달리지 않고 암 자연 소멸의 기회도 얻을 수도 있지 않았을까?

　그렇다면 왜 암은 자연적으로 사라지는 것일까? 예일대학교 종양학과 교수인 로즈 페이펙(Rose Papac)은 암의 자연 완화 사례를 연구했다. 페이펙 교수는 "암을 연구하는 의사는 많지만 불행하게도 암에 대한 자연 치료법을 찾으려 하지 않는 이유는 자연 치료에 대한 교육을 받지 않았으며, 그에 따른 연구비나 보상도 없기 때문"이라고 했다. 암을 바로 치료하지 않고 방치하면 어떻게 진행하는지 살펴볼 기회는 거의 없으며 모든 의사와 환자들은 암을 발견하는 순간 외과적 수술이나 화학요법 및 방사선 치료를 통해 즉시 치료해야 한다는 압박을 느끼기 때문인 것이다. 이것이 극소수의 환자들에게서만 자연 소멸이 일어나는 이유일지도 모른다.

우리의 몸은 스스로 고쳐내는 힘이 있다. 이미 병에 걸렸더라도 다양한 시도를 통해 몸이 스스로 치유의 능력을 발휘하여 암이 스스로 소멸하게 할 수 있다. 관점을 달리하면 우리가 경험했던 다양한 현상들이 자기 치유의 과정이었다는 사실을 깨닫게 된다. 예를 들어 일상생활에서 겪는 독감으로 인한 고열은 인간을 공격하는 독감의 원인 물질이나 인체 안에 쌓인 바이러스를 배출하기 위한 자연스러운 시도의 결과물이다. 재채기, 가려움, 콧물 같은 단순한 반응들도 자기 치유 엔진에 시동을 걸어주는 질병 극복의 한 과정이라고 보면 암도 같은 관점에서 바라볼 필요가 있다.

우리는 세상에 나올 때부터 선천 면역세포인 NK(natural killer) 세포(cell)를 갖고 태어난다. NK세포는 혈액 속에 있는 백혈구의 일종인데 바이러스에 감염된 세포와 암세포를 적극적으로 찾아내고 표면을 뚫고 면역 조절 물질을 분비하여 직접 공격하고 제거한다. 특히 증식과 전이의 원인이 되는 암 줄기세포를 직접적으로 제거하기 위해 면역세포들의 활성도를 높이기 위해 사이토카인을 분비하여 T세포(T림프구)와 B세포(B림프구)도 적극적으로 작용하게 도와준다.

혈액 속 NK세포의 수를 늘리기 위해서는 면역력을 높여 암세포를 제거할 수 있을 만큼 활성도를 높이는 것이 중요하다. 많은 암환자들이 표준치료 후 면역력을 높이기 위한 수단으로 NK 면역세포 주사를 권유받는 이유이기도 하다. NK세포 활성화가 곧 면역력 증진이고, 암의 자연적 소멸을 돕는 첫 단계라고 할 수 있다. 하지만 그보다 더 중요한 것은 암환자 스스로 면역력을 높이기 위한 환경을 만드는 것이다.

환자들은 암 표준치료를 마친 후 각종 수술, 항암치료 부작용에 시달린다. 그 부작용들은 금방 호전되는 것들도 있지만, 장기적으로 반복되어 환자들의 체력과 면역기능을 떨어뜨린다. **표준치료 이후에 이어지는 치료의 수행을 원활히 하기 위해서라도 반드시 면역력을 키우기 위해 보조적 자기 치유를 실천하며 노력해야 한다.**

최근에는 부작용을 줄이고 면역력을 높이는 방법으로 통합의학적 암 치료가 상당히 긍정적인 효과를 보고 있다. 환자 개인마다 체질과 면역 수준이 다를 수 있으므로, 이에 맞는 면역체계 재건이 이루어져야 부작용을 완화하고 이어지는 치료의 반응을 높일 수 있다.

의학적으로 암의 자연관해는 암 치료 후 검사 결과 암이 있다는 증거를 확인하지 못한 상태를 의미하지만, 암세포가 완전히 사라졌다는 의미로 받아들이기에는 한계가 있다. 미세 암은 검사상으로 확인이 어렵기 때문이다. 수술 후 미세 암 관리를 위해서도 반드시 면역력을 끌어올려야만 한다.

가장 쉽게 일상에서 면역을 높이는 방법으로는 균형 잡힌 식단, 규칙적인 운동, 스트레스 관리, 수면 관리이다. 의료적 면역요법들을 병행하여 효과를 높일 수도 있다. 다음 장에서 자세히 다루겠지만 암세포의 자연 소멸이 가능한 몸 환경을 만드는 것이 핵심이다. **그 방법은 스스로 할 수 있는 방법**이어야 하며 면역력을 끌어올리는 것만이 암 소멸이라는 긍정적인 결과에 도달할 수 있는 유일한 길이다.

항암제에 대한 단상

　암 치료과정에서 수술보다 더 두려운 것은 아마도 항암 후유증일 것이다. 쓰림에서 통증까지, 저림에서 마비까지, 식욕부진에서 구토까지, 그리도 전신탈모에 이르기까지 부작용은 상상을 초월한다.

　현대 의학의 항암치료 방법은 크게 세 가지로 나뉜다. 암 화학요법의 임상적 목적으로 분류하면 첫 번째는 **수술 전 항암 화학요법**으로 수술 전에 국소 종양의 크기를 줄이거나 수술 부위를 줄이기 위해 실행하는 선행 항암 화학요법이다. 항암 치료를 통해 원발 병소의 크기를 줄여 병기를 낮춤으로써 수술의 성공 가능성과 장기 보존의 가능성을 높인다.

　두 번째는 **수술 후 항암치료**로 원발 병소 미세 잔류 암을 제거하기 위해 실행하며, 재발을 방지하고 생존율을 향상시킨다.

　세 번째는 수술로 완전 제거가 불가할 경우, 진행 억제와 완치가 불가능한 암환자의 경우 고식적으로 증상 완화를 목적으로 사용하는 **화학요법**으로 증상 완화, 삶의 질 개선, 생존 기간 연장 등을 위해 활용한다.

　항암제의 독성은 이미 잘 알려진 것 이외에도 심폐 기능, 골수 기능, 신장

기능을 극도로 떨어뜨리고, 병원균과 전쟁을 치러야 하는 백혈구까지 파괴시킨다. 피부를 포함해 장기나 뼈도 심각한 타격을 받는다. 이런 몸 상태에서 면역력을 정상적으로 유지하는 것은 정말 어려운 일이다.

치유과정에서 만난 숙이 님은 난소암 4기에서 선 항암 도중 너무 힘들어 중단한 경우로 7년이 지났음에도 발이 저리고 말초신경의 마비가 지속되고 있다. 라니 님은 난소암 원격 전이암으로 장기 6개를 적출하고 항암 도중 부작용으로 중지했지만, 변비 설사, 소화 불량, 빈혈 등의 부작용으로 힘들어 한다.

한 TV 방송 프로그램에서 일본의 유명 암 전문의가 자신이 경험한 암 치료과정에서 항암제로 치료가 된 환자는 없었다고 이야기하는 것을 보았다. 항암제는 효과가 없다고? 이 의사는 암은 "원칙적으로 방치해야 한다. 심지어 암은 수술하지 않아야 낫는다."고까지 말했다. 암환자가 들어도 우습게 들리고 일반인이 들으면 더 우습게 들릴 이야기이다. 항암제의 독성과 부작용에 대해 정확히 알기 전까지는 말이다.

그렇다면 항암제의 효과는 어떠할까? 우리가 일반적으로 알고 있는 항암제는 ① **세포독성 항암제**로 세포를 죽이기도 하고, 증식을 억제하는 효과가 있고, ② **표적 항암제**는 해당 암세포의 특질에 맞춰 골라 죽이거나 증식을 억제하는 효과가 있으며, 마지막으로 ③ **면역 항암제**로 림프구의 기능을 도와 암세포를 공격하는 항암제가 있다. 모두 다 FDA로부터 인정받은 항암제다.

항암제 치료는 전 세계적으로 암 표준치료이며 의사에게 항암제 치료를 거부하면 암 치료 자체를 거부당할 확률이 높다. 반대로 의사에게 "이 항암제가 암 완치에 이르게 할 수 있습니까?"라고 물어본다면 대다수 의사는 "수술로는 암세포를 전부 제거할 수 없으나, 혈관이나 림프를 통한 전이를 막고 생명을 연장하기 위해 항암제를 사용해야 한다."고 말할 것이다.

독일의 종양학자 하거 박사의 최근의 임상 통계 연구에 의하면 몇 가지 특정 암을 제외하면 5% 정도의 항암제 치료 효과가 있고, 2년 이상의 생명 연장 효과도 3% 정도에 불과하다고 한다. 항암제로 생명을 구할 수 있는 암 환자 비율이 3% 정도라고 한다. 1회에 500만 원이 넘는 비용이 드는 항암치료가 몸을 치유하는 것인지 아니면 파괴하는 것인지 의문이 들 수밖에 없다.

종양 전문의들은 치료 후에 암이 재발할 우려가 있고, 환자는 치료과정에서 죽게 될 수도 있다는 사실을 잘 안다. 그렇다. 의사들도 환자들에게 완치가 어려운 암이고, 불가능하다고 말하는 것 또한 쉬운 일이 아니다. 의사들은 항암치료가 수명을 연장한다고 말하지만 오랜 세월을 거치는 동안 항암이 매우 효과적인 치료방법은 아니라는 것을 환자들은 알아 버렸다.

암에 작게나마 효과가 있다는 결과가 나오는 연구도 크게 성공한 연구로 발표되는 것을 보면 환자들은 곧 암 정복이 가까워졌다고 생각하기 쉽다. 의사가 환자가 받은 항암치료가 '잘 들어서 성공적인 치료'라고 말하면 환자는 곧 나을 거라는 막연한 기대를 하게 된다. 그렇기 때문에 의사는 화학 항암요법에 사용되는 약물이 암 유발물질이고 새로운 암을 유발할 수 있으며, 면역구조에 치명적인 손상을 주어 암이 더 빨리 진행되는 부작용이 있다고 말해줘야 한다고 생각한다.

화학 항암요법에 사용되는 약물들이 인체 어느 부위에나 치명적인 부작용을 유발할 수 있고, DNA에도 손상을 준다는 사실을 환자에게 알려야 한다고 생각한다. 의사와 간호사 모두 X-레이실, CT실에 들어오지 않는다. 항암 약물을 주사할 때 사용자들은 치명적으로 위험 때문에 항암 약물이 피부에 닿지 않도록 보호 장구를 착용하고 사용 도구들은 유해 폐기물로 처리된다.

이 때문에 인간의 존엄성을 박탈당하는 느낌이 들 때가 많다. 항암치료를 하면 머리카락도 빠지고 피부색도 검어지고, 살도 빠지는 것을 일반인도 대부분 아는데, 왜 부작용을 자세하게 안내해 주지 않는 것인지 궁금하다.

면역항암제도 마찬가지다. 참 그럴싸한 단어 선택이다. 그래서 면역항암제를 대하는 환자들은 완치에 대한 기대감이 더 크다. 암을 치료하는 과정에서 면역력의 중요성은 환자와 의사 모두 공감하는 이야기이며, 암을 제거하기 위해서는 면역력을 높이는 것은 암 치료를 위한 꼭 필요한 일이다. 그러나 면역요법 약물들도 위험성 면에서는 다른 항암약물들만큼 치명적일 수 있다.

항암 약물치료의 근거와 효과는 모든 항암치료제마다 명확하게 설명되어 있지만, 부작용이나 위험성이 어느 정도인지 정확히 가늠하기가 어렵고 전문가들의 설명도 모호한 측면이 있다. 그런 이유로 많은 암환자들이 항암치료의 부작용에 대해 대처하지 못하고, 치료과정에서 무슨 일이 벌어질지 전혀 모른 채로 치료 동의서에 사인한다. 제약업계와 의료업계의 이윤 추구와 그를 위한 카르텔 등 커튼 이면의 이야기는 언급하기도 싫다.

항암제는 암세포도 죽이지만 면역체계를 유지하는 세포를 포함해서 몸에 이로운 세포들도 죽인다. 이로운 세포들은 암을 이겨내기 위해서는 꼭 필요한 세포들이다. 처음에는 이런 항암치료가 암을 일부 제어해서 축소시키거나 사라지는 경험을 하게 되지만, 대부분 완치에 도달하지 못하고 곧 항암 부작용을 견디기 힘들어하게 된다. 본질인 암 치료보다 항암 부작용을 치료하기 위해 맹목적인 상황이 반복되는 경우도 많다.

결국 암은 더 날뛰고 계속해서 세력을 확장한다. 언제 항암을 멈출 것인지 결정해야 할 순간이 다가온다. 빨리 적절한 시기에 항암을 멈춰야 하는 것이 핵심 관건이지만 환자는 점점 항암을 멈추기 어려워진다.

항암치료를 받고 있다면 그 치료가 좋은지 나쁜지를 떠나 언제 멈출지가 중요하다. 표준 의료를 부정하는 것이 아니지만 환자의 치료전략을 판에 박힌 이론과 낮은 치료 확률에 기대어 결론을 내기에는 너무나 아깝다는 생각이 든다. 표준치료의 성공을 통해 완치되는 것이 가장 좋은 시나리오이지만 주변에서 보다시피 그렇지 않은 나쁜 예후가 너무나 많다.

개인적으로는 항암제가 잘 듣지 않거나, 항암효과가 좋아 암이 줄어들어 세력이 약화될 때가 항암을 멈추기에 가장 적절한 시점이라는 생각이 든다. 암 세력이 약화되었을 때가 다양한 통합의학적 치유 방법으로 도움받을 수 있는 적기이기 때문이다. 만약 그 시기를 놓치면 시간이 지나면 지날수록 환자는 약해지고 암은 강해지게 된다. 이 사이클에 진입하면 대대수의 환자들은 진퇴양난에 빠지게 되고, 불리한 싸움을 이어가게 된다. 그렇기 때문에 항암은 시작하는 것보다 언제 끝내는가가 중요하다.

자신이 선택하지 않으면 항암제를 끊을 수 없다. 암 치료과정에서 항암이 필수는 아니다. 수술만으로도 완치되는 경우도 많고 표준치료를 하지 않고도 관해되는 경우도 있다. 무리한 항암은 오히려 치료를 방해하고 전이나 재발의 원인이 되기도 한다. 항암을 하기에 앞서 몸의 상태를 세세하게 따져보고, 암의 상태나 항암효과를 확인한 후에 실행하는 스스로의 의지가 필요하다.

하지만 죽기 얼마 전까지 항암제를 쓰는 사람도 있다. 암 전문의들은 죽기 얼마 전까지 항암제를 사용하는 경우는 없다고 반박할지 모르지만 내가 만나 본 환자 중에도 장인어른을 포함해서 그런 경우가 꽤 있었다.

국소 재발, 전이의 함정

모든 암은 숨어 있다가 재발하고 갑자기 다른 장기로 전이하는 특성을 가진 교활한 전략가이다. 암이 생기는 원인으로 다양한 가설이 존재하지만 한 가지 원인만으로 암이 발생하지는 않는다는 것은 확실하다. 일반적으로 암은 현재의 의과학 및 생물학 수준에서 - 보다 정확히 말하자면 분자생물학적 수준에서 - 그 발생 기전(mechanism)이 명확히 밝혀져 있지 않다. 다만, 우리는 악성 종양이라고 불리기도 하는 암에 대하여 정상 세포가 인체의 각 기관에서 정상적으로 사멸하는 것과 달리 정상 세포의 사멸 주기(apoptosis)를 벗어나 사멸이 없이 비정상적으로 증식(세포분열)하여 인체 기관의 정상적인 기능을 파괴하고 궁극적으로는 인체를 죽음에 이르게 하는 세포 또는 세포군(집단)이라고 파악하고 있을 뿐이다.

정상적인 세포는 유전자의 역할에 따라 스스로 분열하고 성장하며 사멸되는 과정을 통해 세포 수의 균형을 유지하며 제멋대로 분열하거나 증식할 수 없다. 그러나 어느 한 유전자의 역할에 문제가 생기면 불필요한 상황에서도 증식하여 세포를 만들어 내는데, 이 세포를 종양 세포라고 하며 양성과 악성으로 나뉜다.

　우리가 걱정하는 것은 악성 종양 세포이다. 악성 종양은 주변의 정상세포를 무력화시키고 림프나 혈액을 통해 전신으로 퍼져서(전이) 피부, 근육, 뼈, 신경에 이르기까지 침투하여 주변 조직을 파괴한다.

　암세포가 원발 병소에 국한되어 있는 경우 외과적 수술을 통해 제거할 수 있다. 일반적인 암 수술에서는 눈으로 확인된 암 조직과 그 주변의 정상 조직까지 함께 제거한다. 또 남아 있는 암세포가 주변 림프절에 전이될 수 있기 때문에 수술부위 주변 림프절도 같이 수술하는 경우가 많다. 이유는 암세포가 눈에 보이지 않더라도 주변에 퍼져 있을 확률이 높고 수술 후에 완전히 제거되지 않고 남아 있는 미세 암세포들이 증식하는 것을 사전에 방지하기 위해서이다.

　여기에서 의문이 생긴다. 암 조직이 차지하고 있는 부위에서 주변으로 얼마까지 절제해야 확실하게 암을 제거할 수 있을까? 수술 후 절단면에서 암세포가 발견되었다는 사례들을 많이 들어 보았다. 말 그대로 국소 재발이다. 그리고 암세포가 림프나 혈액을 타고(원격 전이) 흘러 들어가 폐나 간 또는 림프절 등으로 장소를 옮겨 새로운 암 조직(전이 소)을 만들었다면 수술만으로는 치료가 어렵다고 보고 항암치료를 하게 된다. 이쯤 되면 몸 전체로 암세포가 퍼졌다고 생각해야 하고, 통제하기는 점점 어려워진다. 전이되었더라도 아직 미세한 경우 기존의 진단 장비로 찾아내기 힘들며 조직이 커져야 비로소 확인할 수 있다. 한 곳에서 전이소가 발견되었다면 눈에 보이지 않는 수준의 미세한 암세포들은 이미 여러 곳에 퍼져있다고 봐야 한다.

예를 들어 위암으로 복막까지 전이되었는데 눈으로 확인되는 전이소가 극히 소수라면 큰 전이소만 수술로 제거하고 눈으로 확인되지 않는 잔존암세포는 증식을 억제하기 위해 항암제를 사용한다. 만약 수술과 항암으로 암세포를 모두 제거했다고 분명히 들었는데, 얼마 후 절단면에 국소 재발했다는 말을 들었다면 눈으로 보이지 않는 잔존 암세포가 남아 있었던 거라고 봐야 한다. CT상으로 보이기까지 성장한 암세포라면 몰라도 그보다 작은 경우라면 찾아내기 힘들기 때문이다. 직경 1cm 크기의 암세포는 이미 전이되었을 가능성이 크다고 한다. 기계적으로 암세포가 보이지 않는다고 몸 안에 암세포가 없는 것이 아니다. 암세포는 매일 매일 만들어지고 있다는 사실도 잊어서는 안 된다.

암세포는 우리가 생각하는 것보다 훨씬 치밀하다. 통제받지 않고 자율적으로 과잉 성장하면서 계속 증식하여 인체의 기제들을 장악하고 성장하면 주위 조직이나 장기에 침입하여 파괴하거나 다른 장기로 퍼져 나간다. 암이 몸 안에 자리잡으면 인체 내의 탄수화물, 단백질, 지방의 신진대사 프로세스를 장악하고 영양소를 도둑질하기 시작한다. 암세포가 교활하다고 하는 것은 인체의 모든 내, 외부 환경과 밀접하게 연결되어 있어 자체적으로 성장할 수 있는 시스템을 구축하고 있기 때문이다.

많은 환자들이 수술이나 화학요법만으로는 치료의 한계를 느끼고 있다. 하지만 모두가 기다리는 암을 치료하는 신기술도 염원보다 빨리 개발되지 않을 것 같다. 이미 암 덩어리가 생겼다면 면역세포인 대식세포, T세포, NK세포 등과 항체가 암세포 제거 활동에 들어갔다 하더라도 영양 저하, 면역

저하가 시작됐고, 암세포의 진행과 증식이 빨라지는 단계에 이르렀다고 봐야 한다. 치료하지 않으면 재발, 전이는 시간문제일 뿐 피해갈 수 없다. 항암 등의 표준치료 이후에도 마찬가지이다.

유전자가 돌연변이를 일으켜 암세포가 만들어지는 데까지는 수년에서 수십 년이 걸린다고 알려져 있다. 암세포로 진행을 억제하는 유전자에 이상이 생긴 상태라면 신체적, 심리적으로도 이미 몸은 암을 유발하는 준비를 마친 상태이고, 암이 발병했다면 전이, 재발 준비를 마친 상태이기 때문에 이 함정을 피해 나갈 해답을 찾아야 한다.

육체적인 수술과 항암으로 내면의 상처까지 꿰맬 수 없다. 이러한 점이 한쪽으로 치우친 치료보다 전인적인 통합의학적 치료가 병행되어야 하는 이유이고, 재발, 전이된 상태라면 더더욱 그러하다.

제2장

몸 안의 불, 염증과 싸우는 생활의 기술

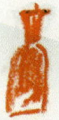

놓치기 쉬운 회복의 실마리들

인간은 누구나 암세포를 가지고 있다는 것은 사실이다. 한편으로는 인간의 몸이 종양 형성과정을 차단할 수 있도록 만들어져 있기도 하다. 이 차단 장치를 사용하느냐, 하지 않느냐는 우리 각자에게 달린 문제이다.

- 다비드 세르방-슈레베르

면역계 교란 분자

우리 몸을 보호하는 면역력을 떨어뜨리고 교란하는 우두머리는 염증이다. 만성염증 제거는 암 치료에서 가장 중요한 단계일지도 모른다. 사람들은 염증을 원인이 아니라 증상으로 보기 때문에 질환으로 아는 경우가 많다. 사실 염증은 상처나 손상된 부위를 원래 상태로 되돌리려는 생체 복원을 위한 방어 반응이다. 독감에 걸리면 열이 나고, 음식을 잘못 먹으면 구토하고 외상을 입었을 때 충혈이 생기고, 붓고, 열 나고, 통증이 느껴지는 형태로 몸이 반응하는 것과 같은 이치이다. 염증은 몸 안에서 일어난 원인 물질을 파괴하여 손상을 복구하는 작용이고 면역 시스템이다. 하지만 염증을 제대로 치료하지 않으면 소리 없는 살인자가 될 수 있다.

염증은 우리 몸이 정상적으로 작동하는 시스템을 방해하며 혈관과 세포의 어느 곳에 언제 자리 잡을지 모른다. 만성염증 상황에 놓여 있는 몸은 각종 질병에 노출되고 싶어 안달이 난 상태이다. 암도 그중 하나이다.

입술이 염증으로 부르트기만 해도 일상에 불편함을 겪게 된다. 쉽게 낫지도 않고 오랫동안 생겼다 사라졌다 하면서 불편하게 한다. 아침에 깨알만

했던 것이 저녁에는 콩알만 해지고, 자고 나면 포진이 확 번져있어 놀랄 때가 많다. 그때는 이미 항생제 주사를 맞고 영양제를 먹고 약을 발라도 포진을 가라앉히기 어렵다. 염증은 늘 내 곁에 있었지만, 원인을 제거해야겠다는 생각은 미처 하지 못한다.

암 발병 전에는 늘 내 몸에 불평이 많았다. 구내염, 빈혈, 영양 결핍, 만성피로, 어깨결림, 위궤양과 급성위염, 높은 콜레스테롤, 그리고 과체중 등, 이 증상들을 한꺼번에 달고 다녔기 때문이다.

염증은 암 진행 과정의 여러 단계에서 결정적인 문제를 일으킨다. 만성염증의 징후가 나타나면 즉시 원인을 파악하고 제거하는 것이 좋다. 염증 치료가 중요한 이유는 염증이 전신의 혈액을 따라 옮겨 다니면 유전자 변형이 진행될 수 있고, 암 성장을 부추기기 때문이다. 또 염증이 활성화되면 면역계 교란 분자가 되어 암의 재발과 전이를 돕는다. 특히 항암 부작용으로 면역력이 떨어질 때 염증이 증가하면, 소장과 대장의 점막 손상이 심해져 소화 흡수 장애를 일으키고 변 배출을 어렵게 만든다. 이런 상황이라면 정말 치명적일 수 있다.

암성 염증은 **돌연변이 세포를 무제한 증식**시켜 암을 자라게 하고 암은 면역세포를 속여 생존하고 번성한다. 수술과 항암치료로 인한 급진적인 염증이 6개월 이상 지속되는 경우 이를 억제하지 못하면 암은 계속 진행되고 주변 조직도 위험에 노출된다. 알다시피 암 유전자는 세포의 이상(변이)을 무제한으로 일으키면서 세포를 증식시키는 유전자이다. 한마디로 고속도로 위를 액셀러레이터와 브레이크가 고장난 상태로 달리는 것과 같은 상황이다.

특히 항암치료 등으로 체력이 바닥나고, 심적 불안이 가장 고점에 이르렀을 때, 염증은 정말 무서운 기세로 환자를 몰아세운다. 이때 면역력을 올리지 못하면 계속 조직 손상이 진행되어 온몸으로 퍼지는 염증 상태가 된다. 이를 **악액질**이라고 한다. 스티브 잡스의 마지막 사진에서 암성 악액질의 전형적인 모습을 볼 수 있다.

악액질은 대사 작용에 문제를 일으키는데 가뜩이나 입맛이 없는 암환자에게 식욕부진을 초래하고 근육, 지방조직, 혈액, 골수, 간 등의 전방위적인 면역기능을 극도로 떨어뜨려 돌이킬 수 없는 치명상을 일으켜 죽음에 이르게 한다.[2] 이 **악액질의 원흉이 염증**이다. 염증 확산을 멈춰 세우지 못하면 염증은 가속되고 암은 성장하고 영속화한다.

염증이 시작되면 혈액을 끈적거리게 하여 혈액의 순환 속도를 늦추고 체온을 떨어뜨린다. 건강을 위협하기 시작한 것이다. 염증은 원래 세포를 살리는 반응이지만, 모든 세포를 같은 편으로 착각하고 네 편 내 편을 구분하지 못한다. 보호색을 띠는 카멜레온 같다. 암세포는 없애야 할 세포지만 암세포에 혈류량을 증가시켜 암세포가 충분한 혈액을 이용해 영양을 섭취할 수 있도록 도와 더 빠르게 증식하게 한다. 특히 진행하고 있는 암의 경우 치료 부작용과 염증이 섞여 있어 더욱 존재 여부를 확인하기 어렵게 한다. 자기 치유 과정에서 염증 제거를 목표로 삼아야 할 정도로 중요하다.

산화, 몸이 녹슬어 간다

　기계는 녹이 슬기 시작하면 작동 과정에서 문제가 발생한다. 나는 발병 4, 5년 전부터 만성피로와 수면 부족에 시달렸고, 발병 2년 전 갑상선에 1.5cm 정도의 혹이 생겼다. 몸무게가 급속도로 불어나면서 비만이 되었다. 운동도 하고 바른 먹거리로 음식을 섭취하면서 건강에 신경을 쓰기 시작했음에도 불구하고 콜레스테롤 수치가 높아졌고, 당뇨 경계까지 진입했으며 스트레스 호르몬 수치도 치솟았다. 혈액 검사를 하면 높아야 할 수치는 떨어지고 낮아야 할 수치는 높아졌다. 뭔가 심각하게 잘못되었다고 느끼고 있을 때 암이 찾아왔다.

　암이 오기 전 이미 몸은 산화 스트레스와 끊임없이 대치하고 있었고, 대치 상태가 오래되면서 몸은 점점 녹슬어 가기 시작했던 것 같다. 암환자에게 산화 스트레스는 암이라는 불길이 타오르도록 기름을 붓는 것과 같다. 아주 강력해서 한번 생기면 통제가 잘되지 않는다.

　산화는 우리 몸에서 일어나는 자연스러운 화학작용이며 주로 세포가 손상될 때 발생한다. '몸이 녹스는 일련의 과정'으로 보면 된다. 산화되었다는 의미는 산소에 의해 손상이 생겼다는 것을 의미한다. 자동차 도장이 녹슬거나 사과가 갈변하는 것처럼 우리 몸에서도 산화가 일어나면 다양한 염증반응으로 나타날 수 있다. 단백질이 산화되면 조직이 굳어지고, 호르몬이 산화되면 활성도가 떨어지고, 세포가 산화되면 세포구조가 망가진다.

세포의 산소호흡 과정에서 활성산소가 발생하기도 하지만 염증이 생겨도 염증세포에서 활성산소의 생산이 증가한다. 활성산소는 대사과정에서 반복적으로 발생한다. 단백질이나 지방과 반응하여 DNA의 돌연변이가 생겨나고 세포 자체에 손상을 주어 종양을 만들어 내거나 종양 세포의 증식 또는 악성화를 촉진한다. 이처럼 염증과 산화가 계속 상호작용하면서 세포에 만성적인 스트레스를 준다.

산화 스트레스는 일상 생활환경에서 매일 섭취하는 음식 이외에도 암환자가 받는 화학 약물 요법 등에 의해서도 많이 발생한다. 산화 스트레스가 멈추지 않고 계속 발생하면 워낙 강력해서 한순간에 인체의 산화 균형을 무너뜨려 대사질환, 심혈관질환, 신경퇴행성질환과 암의 재발 및 전이 가능성을 높인다. 또한 항암요법에 내성을 키우고, 아예 미토콘드리아 기능을 파괴시켜 암 치료를 방해하기도 한다.

2007년 한 연구에서 256명을 대상으로 산화 스트레스 지수를 측정한 결과 현재 암이 있는 사람이 암에 걸린 적이 없는 사람보다 63.3% 높았으며 과거에 암에 걸렸던 사람은 암이 없었던 사람보다 19.6% 높게 나타났다. 과거에 암에 걸렸거나 현재 암에 걸린 사람이 그렇지 않은 사람보다 산화 스트레스가 훨씬 높다는 결론이다.

암환자가 가장 심각한 산화 스트레스에 노출되기 쉬운 시기는 아무래도 수술 전후나 항암치료를 받은 직후일 것이다. 이 시기에는 이전에 비해 음식을 제대로 못 먹는 곤란한 상황을 반복적으로 겪게 되고, 영양 불량과 면역력 손실로 인해 신체 방어력까지 약해져 치료과정을 극복하지 못하는 상황으로 내몰리는 경우가 많다. 항암치료 중이라면 최대한 빨리 먼저 산화 스트레스 극복을 위한 계획을 세우고 실천해야 한다. 산화 스트레스를 해결하기 위해서는 먼저 우리 몸의 독소를 배출하여 신진대사가 편안하고 안전하게 이루어지도록 복원해야 한다.

무분별하게 먹는 음식이 염증과 산화 스트레스의 고리를 견고하게 만드는 근본 원인이다. 그중에서 **두 가지 큰 요인을 꼽으라면 염증성 지방의 과다 섭취와 식물성 항산화 음식을 너무 적게 섭취하는 것을 꼽을 수 있다.**

우리가 먹는 식단을 상기해 보자. 건강을 위해 샐러드를 먹고 있지만, 샐러드와 함께 먹는 완제품 드레싱에는 건강하지 않은 지방 이외에도 마아가린, 버터에 포함된 트랜스 지방이 포함되고, 밀가루 음식에는 오메가6와 같은 합성 지방이 포함되는 경우가 대부분이다. 생활환경의 변화와 편리함이라는 핑계를 대지만 변명일 뿐이다.

항암치료 중인 암환자라면 염증 유발인자로부터 계속해서 공격받는 상황에 놓여 있다. 염증 해결의 가장 근본적인 해답은 해독과 식단 개선에서 찾아야 한다. 시장에 가서 채소와 과일을 사는 대신 전화 한 통으로 주문한 피자와 후라이드 치킨은 염증과 산화 스트레스로부터 소중한 세포를 지키지 못하며 암 치유의 길에서 점점 멀어져 간다.

음식이 아니면 염증을 근본적으로 치료하기 어렵다. 염증 제거를 위해 약국에서 가장 많이 판매되는 약이 아스피린이나 이부프로펜 같은 사이클로옥시지네이스-2를 억제하는 약이다. 사이클로옥시지네이스-2가 좋지 않은 지방산을 과다 섭취하면 만들어지는 염증 생성 효소라는 걸 알면 이 약이 왜 많이 팔리는지 이해될 것이다. 열이 날 때나 통증이 있을 때는 아스피린을 복용하고, 입술이 부르틀 때는 이부프로펜으로 해결하는 식의 염증 진화법으로는 근본적인 원인을 해결하기 어렵다.

나는 단식을 통한 해독에 이어 항염증 식단과 균형 잡힌 영양으로 독소와 염증 그리고 산화 스트레스를 제거하는 기회를 동시에 잡았다. 암환자에게 염증은 두려운 존재지만 기본적으로 일상적인 식습관, 운동, 자세, 스트레스 등 14가지 나쁜 생활 습관을 바꾸고 개선하는 것만으로도 큰 효과를 직접 경험할 수 있다.

이런 환경이 되면 몸에 염증이 창궐한다.

① 과음을 하고 흡연이 장기간 지속될 경우
② 과체중과 비만으로 인해 혈액 속에 혈당과 콜레스테롤이 증가할 경우
③ 과도한 육식 식단을 장기간 지속하는 경우
④ 탄수화물과 당이 많이 포함된 음식을 과다 섭취하는 경우
⑤ 만성적으로 스트레스를 지속적으로 받는 경우
⑥ 운동이 부족할 경우
⑦ 음식 섭취량이 너무 적어 영양이 결핍된 경우

⑧ 과다하게 칼로리를 섭취할 경우

⑨ 물을 잘 마시지 않는 습관으로 인해 노폐물 배출이 지연될 경우

⑩ 바르지 않은 자세를 오래 지속해서 몸의 균형이 무너진 경우

⑪ 채소, 대두, 옥수수, 카놀라 등에서 추출하여 정제하고 가공한 오일을 과다 섭취할 경우

⑫ 수면이 부족할 경우

⑬ 나쁜 장내 바이러스가 많을 경우

⑭ 오염된 식품첨가물들(농약, 항생제 등)을 과다 섭취할 경우

너무 자주 들었던 내용들이라서 크게 와닿지 않을 수 있다. 하지만 하나 하나 자신의 생활과 비교해 보시라. 잘못된 생활습관을 무시하고, 건강하다는 착각 속에서 살아가고 있음을 금방 느끼게 될 것이다. 오늘 하루 커피는 얼마나 마셨는지? 과식은 하지 않았는지? 물은? 운동은? 잠은? 자신의 생활 습관이 건강한 생명 유지 트랙에서 얼마나 벗어나 있는지 판단해야 한다.

다음 장에서 염증이 창궐하는 원인과 그 해결책으로 자기 치유과정에서 실천했던 핵심 염증 제거 대책과 방법을 설명하도록 하겠다.

결국 음식과 염증의 싸움

염증이 사라진 몸을 만들기 위해 가장 먼저 실천한 전략이 단식이다. 몸 대청소 전략이라고 생각하고 단식에 임했다. 첫 단식은 9일간 생수와 죽염만으로 단식으로 진행했다. 단식을 마친 후 가장 먼저 식습관을 개선했다. 식단 구성 초기에는 현미나 잡곡밥보다는 초저탄수화물*(1일 탄수화물 섭취량 40g 미만)* 섭취를 목표로 생 채식과 생 곡물가루 그리고 각종 오일류를 베이스로 한 식단으로 한정하고 과일류, 육류, 생선류는 완전히 식단에서 빼버렸고, 달걀과 멸치와 같은 작은 생선류도 초기 4년 동안은 식단에서 제외했다. 초기에는 가능한 생 곡물가루와 데친 채소 위주의 소화가 잘되는 식단으로 구성했고, 체력이 좋아지고 컨디션이 올라오면서 녹즙과 생채식 그리고 오일류 위주의 식단을 진행했다. 생식용 생 채소와 생 곡물가루, 열매류, 오일류, 소스용 재료, 차 재료로 분류해서 항산화 성분이 가장 많이 포함된 재료만 활용하였다.

일반인들이 보기에는 극단적인 방법이라고 생각할 수는 있겠지만 식단 구성부터 필요한 주재료와 밑 재료까지 모두 바꾸었다. 가장 빠른 속도로 염증에서 벗어나고 암에서 탈출하고 싶었기 때문이다.

　재료 중에서 **가장 먼저 바꾼 것은 오일**이었다. 합성 지방을 제외하고, 나쁜 지방과 좋은 지방 논쟁에 구애받지 않고, 평소에 익숙한 생 들기름, 올리브 오일, 햄프시드 오일 3가지만 선택했다. 기본적으로 오메가 3 지방산을 늘리고 오메가 6처럼 염증을 일으키는 지방은 제외하는 방침을 세웠다.

　그다음에 채소와 곡물을 바꿨다. **생식용 생 채소는 뿌리채소와 잎채소로 분류하여 5:5 비율**로 했다. 채소는 생약이라는 마음으로 먹었다. 제철 채소를 위주로 하되, 2월~8월까지는 산에서 나는 나물을 추가하였다.

　무농약 저공해로 재배한 채소를 원칙으로 삼았지만 그렇지 못할 때는 일반적인 농사 채소를 사용했다. 채소를 흐르는 물에 잘 씻은 다음 1리터당 5g 정도의 볶은 소금과 적당량의 식초를 넣은 물에 10분 정도 담가 두어서 농약 성분을 최대한 분해하려고 했다. 몸이 차서 생채식에 대한 우려가 없었던 것은 아니었지만 생채식 후 2년 정도 지나면서 자연스럽게 몸이 따뜻해졌다.

　마지막으로 **생 곡물가루는 8가지 곡물을 생으로 가루를 내어 섭취**했는데, 통곡물 그대로의 효과를 낼 수 있다는 이유에서다. 초기에는 통곡물을 물에 불려 그대로 먹었지만, 씹는 것과 목 넘김이 무척 어려웠고 소화도 잘 안 되었다. 딱딱한 곡물을 그대로 섭취하는 것이 무리라고 생각할 무렵 어금니 손상으로 발치의 고통을 경험했다. 그 이후로 통곡물의 영양을 그대로 보존한 대체재로 볶지 않고 생으로 가루를 내어 섭취하게 되었다. 생 곡물가루를 만들 때는 곡물의 비율이 중요하다. 아무래도 탄수화물의 섭취량이 많아질 수

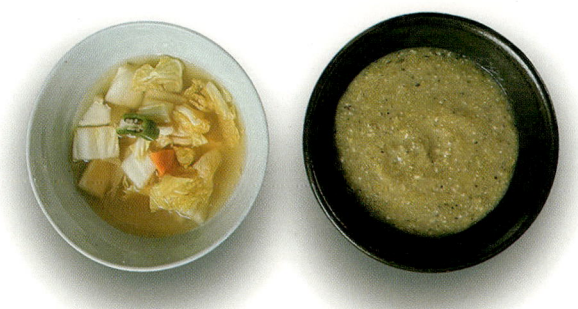

생 곡물가루로 만든 죽과 물김치

있어 전문가의 도움을 받아 비율을 정하였다. 곡물로는 토종 씨앗을 저공해 농법이나 유기농으로 재배한 곡물을 사용했다.

소스류로는 죽염 된장, 간장, 식초, 그 외 고품질의 오일류를 사용했다. 소금 대용으로 갯벌을 다져 제조한 토판 죽염을 사용했는데, 생산량이 적어 몇 개씩 미리 구비해 두었다. 사실 내가 활용한 항염증, 항암을 위한 음식 재료는 그리 특별한 것이 아니었다. 다만 식단 구성의 모든 초점을 염증 제거가 곧 암 극복의 방향이라고 목표를 설정하고 진행하였을 뿐이다.

처음부터 암 극복을 위해 먼저 염증을 제거해야겠다고 마음을 먹었기 때문에 실행 방법이나 음식 재료 선택에 신경을 썼다. 다행히도 채소와 과일 그리고 생 곡물가루와 오일류를 활용한 항암, 항염증 효과가 강력한 음식으로 가장 빠른 속도로 암을 이겨내는 몸을 만들 수 있었다. 모든 식단을 해독, 염증 제거, 항암, 면역력 증강을 위한 식단으로 집중하다 보니 매번 식단을 구성할 때 복잡하고 번거로웠다. 그래서 여러 해를 거치면서 단계별 구성에 변화를 주게 되었고, 결국 나만의 생채식 식이요법을 완성했다.

자기 치유 초기에는 불편하더라도 식단 일지를 쓰고 점검할 필요가 있다. 내가 치유과정에서 실천했던 재료들과 대체재들은 아래와 같다.

대체재

현재의 식단이 얼마나 건강하지 않은 식단인지 생각해 보기 바란다. 그 사실을 깨닫는 순간이 건강한 음식 섭취를 시작할 시점이다. 단식을 시작으로 항염 음식들을 매일 섭취하는 것이야말로 염증의 폭풍 속에서 헤쳐 나갈 수 있는 유일한 길이다. 그리고 몸에 좋다는 음식을 무작위로 선택하는 것보다 항염증, 항산화, 항암 성분을 재료를 신중하게 선택하는 것이 좋다. 각 재료의 성분에 대한 설명을 여기에서 일일이 하지 않더라도 인터넷 검색 한 번으로 쉽게 찾을 수 있을 것이다. 여기에서는 성분에 치중하기보다는 내가 실천한 식단 구성과 섭취 방법을 서술하겠다.

식단을 구성할 때 식단 구성에서 완전히 없앤 재료는 오백식품(五白食品)이다. 말하자면 흰쌀, 정제된 흰 소금, 정제된 흰 밀가루, 흰 조미료, 흰 설탕이다. 이 다섯 가지 식품은 암환자의 염증을 더욱 악화시킬 수 있는 재료라서 처음부터 완전히 구성에서 제외하고 다음과 같이 **대체재를 활용하여 부족한 부분을 보충**했다.

식단 구성 재료와 대체재

✱ 곡물류 : 현미 찹쌀, 현미 모쌀, 대두, 검정콩, 율무, 찰보리쌀, 차조, 귀리, 수수

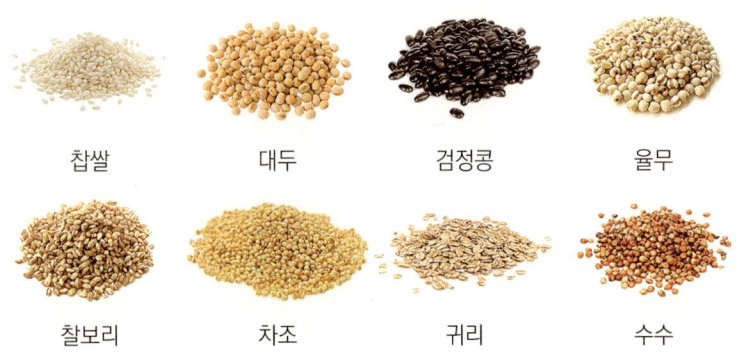

✱ 잎채소류 : 양배추, 브로콜리, 케일, 머위 외 제철 채소와 산나물, 겨울철 해조류

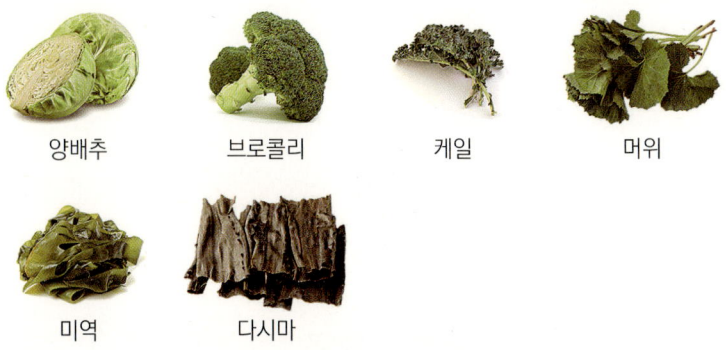

✱ **뿌리채소** : 당근, 비트, 우엉, 연근, 마늘, 양파, 마, 더덕, 인삼

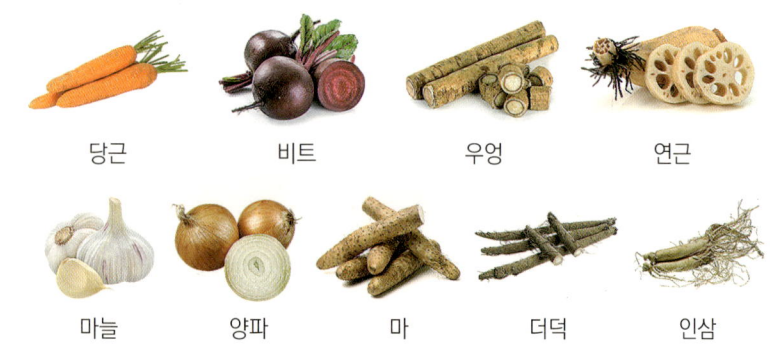

✱ **오일류** : 생 들기름, 올리브 오일, 아마씨 오일, 어유

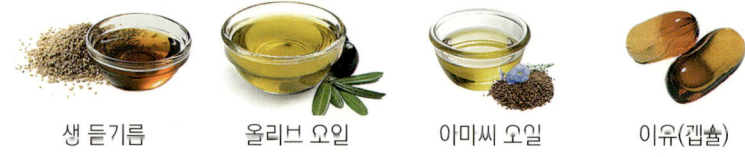

✱ **고기류** : 방사 유황오리, 방사 흑염소, 멍게, 낙지, 흰살생선, 유정란

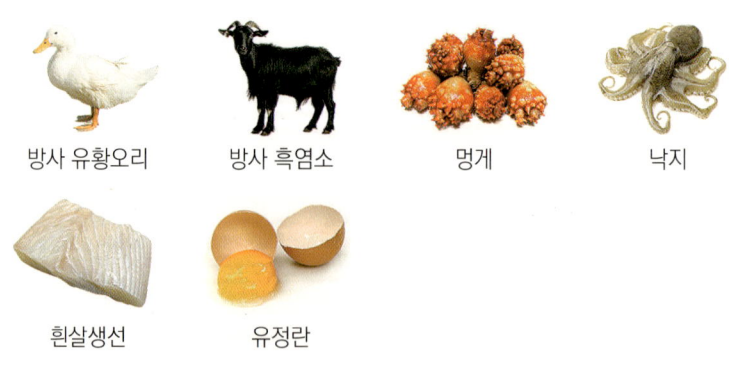

✱ **버섯류** : 꽃송이버섯, 표고버섯, 상황버섯, 노루궁뎅이버섯

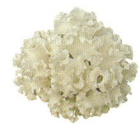 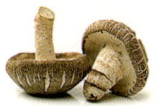 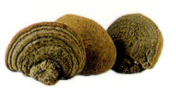 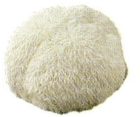

꽃송이버섯　　　표고버섯　　　상황버섯　　　노루궁뎅이버섯

✱ **허브류나 향신료** : 커큐민, 바질, 파슬리, 생강

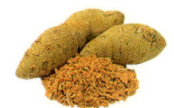 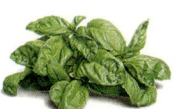 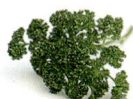 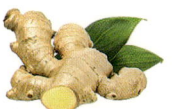

커큐민　　　바질　　　파슬리　　　생강

✱ **견과류** : 호두, 잣

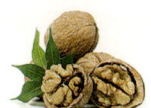 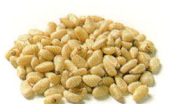

호두　　　잣

오백식품	대체재
흰 쌀	생 곡물가루, 현미와 찹쌀
흰 밀가루	생 곡물가루
흰 조미료	죽염, 된장, 생들기름, 감식초, 들깨
정제된 흰 소금	토판염으로 만든 죽염
흰 설탕	나한과

재료의 선택과 활용

① 소화가 잘되는 재료를 선택했다.

② 현미, 콩, 귀리, 율무 등 대체로 많이 가공하지 않은 곡물들은 매우 좋은 재료이기는 하지만 잘 씹지 않으면 소화가 잘 안되고 염증을 유발하는 렉틴을 많이 함유하기 때문에 가루로 만들어 섭취했다. 하루에 8가지 곡물을 준비하되 일정량 이상 섭취하지 않았고 소화가 잘되는 현미 찹쌀밥을 적절하게 활용했다.

③ 식단마다 내가 좋아하는 단일 음식을 준비했다. 예를 들어, 가지구이, 김구이, 미역 초무침, 멍게, 낙지 등이다. 입맛 당기는 음식과 특별히 영양 보충을 할 수 있는 식품들을 선택했다. 이런 선택은 식사 시간을 즐겁게 하고 입맛 돋구기에 충분하다.

④ 기름기 많은 단백질, 동물성 지방의 섭취를 조심해야 하므로 작은 생선이나 식물성 단백질을 활용했다.

⑤ 쌀쌀하거나 추운 겨울에는 표고, 다시마, 무, 양배추, 양파, 마늘, 시래기, 당근 등 여러 채소를 넣어 끓인 야채수를 보온병에 넣고 다니며 수시로 마셨다.

⑥ 1일 500~800ml, 1회당 250ml 정도의 녹즙을 마셨다. 재료는 그때그때 제철에 나는 채소와 산나물을 활용해서 만들었다. 마실 때는 입안에서 충분히 굴리면서 10분 정도 시간을 두고 천천히 마셨다. 천천히 굴리면서 마시는 이유는 침샘에서 분비되는 소화 효소를 녹즙과 함께 섞어 마시기 위해서다.

⑦ 식단을 준비할 때는 신선한 제철 재료를 선택했고 항상 항암 성분이 있는 재료를 몇 가지 이상 반드시 포함했다.

⑧ 필수 아미노산인 비타민, 무기질, 섬유질이 풍부한 재료를 선택했다. 콩류, 두부, 낫또, 뿌리채소, 잎채소, 버섯류, 해조류 등을 이용하여 매일 변화가 있는 식단을 구성했다. 일주일씩 매일 식단을 반복해서 돌아가게 만들고, 그날그날 특별히 좋아하는 음식들을 추가했다.

⑨ 생채소를 많이 먹었기 때문에 벌레알이나 농약의 세척에 신경을 쓸 수밖에 없었다. 여러 번 꼼꼼하게 세척했으며 주기적으로 구충제를 복용했다.

⑩ 계절별 제철 음식을 기본으로 3월에서 9월까지는 다양한 산나물을, 가을에서 겨울에는 해초류 등 자연식품을 재료에 포함했다.

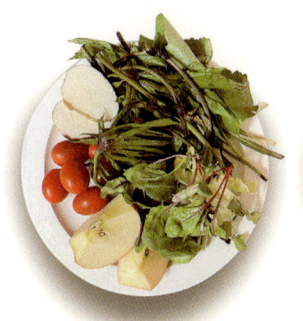 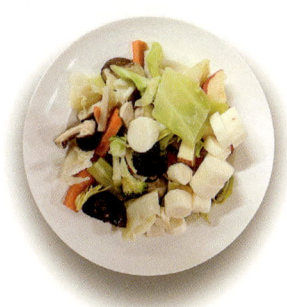 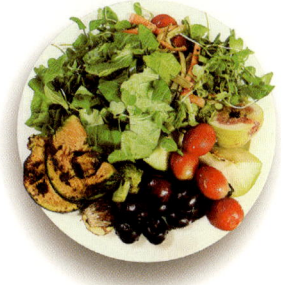

다양한 재료를 활용한 식단의 예

염증과 헤어질 결심

비만 탈출

반드시 정상 체중으로 되돌려야 한다고 생각했다. 비만이 염증 발생 위험과 진행을 촉진한다는 증거는 많다. 과거에 늦게 자고 과식하는 경우가 빈번했고, 체중 관리에도 신경을 쓰지 않아 결국 체지방이 30%를 넘기는 상황이었다.

암에 걸린 나에게 단식은 살을 빼야겠다는 단순한 논리로 설명할 수 없는 복잡한 상황이었다. 암에 걸린 직후였기 때문에 극단적인 단식이 어떤 영향을 끼칠지 알지 못했고 주변에서 말리는 분들이 많아 섣불리 시도하기도 쉽지 않았다.

하지만 단식을 통한 몸 대청소와 앞으로 식단 구성을 어떻게 해야 할지 큰 그림을 그리는 것이 중요한 시점이었기 때문에 망설일 이유가 없었다. 결국 주변의 만류에도 고집스럽게 밀고 나갔고 단식, 영양 전문가의 도움을 받아 첫 단식(9일 생수 단식)을 실행했다. 태어나 한 번도 경험해 보지 못했던 배고

폼이었지만, 내 몸에서 일어나는 다양한 현상들을 경험하면서 단식의 효과들에 매료되기 시작하였다. 당연히 체중도 6kg 정도 감량하였고, 이어서 식단을 바꾸고 난 후 3개월 만에 2kg을 더 감량했다. 여러 번에 걸쳐 다양한 단식을 실행하는 과정에서 비만이 사라지자 온몸에서 번성하던 자잘한 염증들이 모두 사라졌다. 체중감소 이외에 덤으로 얻은 결과들이 더 기억에 남는다.

예를 들면
✱ 각질이 사라졌다.
✱ 대변 주기가 일정해지고 변비가 사라졌다.
✱ 어깨 결림과, 허리 통증, 대퇴부의 감각마비 증상이 동시에 사라졌다.
✱ 피부가 엄청나게 맑아졌다.
✱ 하얀 눈동자가 선명해져 영롱해 보인다.
✱ 피곤함이 눈에 띄게 줄었다.
✱ 수족냉증이 사라졌다.
✱ 검은 머리카락이 새로 났다.
✱ 체력이 좋아졌다.
✱ 머리가 엄청 맑아진다.

단식을 실행할 때는 주의할 점도 많다. 차차 얘기하겠지만 장기 단식을 이어서 여러 번 실행할 때는 저체중이 된 적이 있었는데, 이때는 정상 체중으로 회복할 때까지 시간이 오래 걸렸고, 손발이 다시 차가워져 애를 먹었다. 특히 보식 과정에서는 식탐 조절이 더 어려워 오히려 요요현상을 부추겨 갑자기 몸무게가 많이 늘어나는 일도 있었다. 저체중은 암환자에게는 치명적일 수 있기 때문에 조심해야 한다. 적정 체중을 범위 안에서 건강한 단식을 실행하는 것이 우선이며 그것이 오히려 건강한 몸의 기초를 더 잘 만들 수 있고 장기적인 암과의 싸움에서도 이겨낼 수 있다.

당 잡기

당은 잡고 영양은 듬뿍한 재료는 생 곡물가루이다. 항염증, 항산화 재료로는 없어서는 안 될 재료이다. 그러나 암은 탄수화물 과다 섭취와 밀접한 관계가 있다. 혈당을 높이는 음식을 우선적으로 줄여야 한다는 것이 팩트다. 설탕은 혈액 속 단백질 성분과 결합하여 혈당을 올리고 인슐린이 과다 분비되는 과정이 반복된다.

하얀 쌀밥의 매력과 빵과 달콤한 과일의 유혹을 피해 가기는 쉽지 않다. 그러나 당으로 인해 만성염증이 촉진된다는 사실을 잊지 말아야 한다. 결코 무분별한 당 섭취는 암 치유에 도움이 되지 않는다. 한편으로는 당 제한이 암세포를 굶기는 데 유효하다는 생각을 굳히면 현미와 채식, 쓴 녹즙을 마시는 일도 어렵지 않게 해낼 수 있다.

식단 조절 초기에 통곡물을 시도했다가 큰 낭패를 보았다고 언급했는데, 위장상태가 좋지 않고 소화 기능이 떨어지는 상태라 통곡물은 부담스러웠다. 음식을 오래 씹는 것이 익숙하지 않았고 입안에 음식물을 오래 두는 것이 어려워 제대로 씹지 않은 현미 알갱이들이 소화되지 못한 채로 배출되는 경우가 빈번했다.

그래서 차선책으로 생 곡물가루를 활용한 방법을 시도했다. 생 곡물 가루식은 말 그대로 곡물을 생으로 갈아 가루 형태로 섭취하는 방법이다. 현미 찹쌀, 현미, 검정콩, 차조, 흑미, 수수, 찰 보리쌀, 율무 등 8가지 이상의 곡물을 적절한 비율로 혼합하여 생으로 갈아서 섭취하였다. 콩처럼 수분이 많은 곡물은 생으로 갈기 어렵기 때문에 잘 건조한 후에 한 번 로스팅을 했다.

생 곡물가루의 장점은 통 곡물식을 그대로 대체할 수 있고, 소화가 잘되어 지금도 아침 영양죽처럼 자주 활용한다. 항암 후 부작용으로 위장관에 염증이 폭증하여 소화 기능이 떨어진 환자들에게 회복식으로도 손색이 없지만, 영양 공급을 위한 주식으로도 훌륭한 선택이다. 또한 암에 걸리면 당 섭취에 민감해지기 쉬운데 탄수화물 조절을 위한 선택으로도 큰 장점이 있다.

뿌리채소로 만드는 고품질의 유익균

장내 세균의 균형을 회복하기 위해 만성염증을 예방하고 독소를 제거하기 위한 가장 기본적인 방법은 먹거리를 바꾸는 것이다. 어떤 것을 먹고 어떤 것을 마시느냐에 따라 염증이 심해질 수도 있고 사라질 수도 있으며, 장내 유해균과 유익균의 균형이 크게 달라질 수 있다. 해로운 박테리아를 제거하고, 우리 몸을 건강하게 해주는 다양한 박테리아로 구성된 장내 미생물 균을 유지하는 것을 목표로 삼아야 한다. 장내 미생물을 관리하기 위해서는 우선 나쁜 박테리아의 먹이가 되고 염증을 유발하는 식품을 피해야 한다. 영양 균형 잡힌 유기농 채식 식단과 유기농 고품질 보충제, 자연 발효 식품, 고품질의 배양 식품 등을 섭취하여 건강한 프로바이오틱스(Probiotics)를 공급함으로써 좋은 박테리아를 장에 심을 수 있다.

매일 프로바이오틱스가 풍부한 식사를 하고 싶다면 뿌리채소를 선택하는 것만큼 좋은 방법은 없다. 예를 들어 당근, 무, 더덕, 연근, 우엉 등은 프로바이오틱스를 보충해 주는 훌륭한 식재료다. 또 한 가지는 콩류이다. 콩류는 단백질을 보충하는 주 공급원이기도 하지만 프로바이오틱스를 자연식품으로 섭취하기 좋은 음식 재료 중 하나이다. 콩를 발효시킨 낫또도 좋은 식품이다. 야채를 발효시켜 섭취하는 것도 좋은 방법인데, 발효 채소는 프로바이오틱스의 보충과 함께 비타민C와 비타민K 등 다양한 미네랄을 같이 보충할 수 있다.

신체의 면역세포는 70%가 내장에 위치하는데 유익한 박테리아를 가진 발효 채소는 건강한 내장 마이크로바이옴을 촉진하는 순기능이 있어 면역력을 높이는 잠재력이 있다. 물김치 같은 발효 채소를 만들 때 사과, 배, 양파 등을 넣으면 더 효율적으로 유산균의 균형을 맞출 수 있다.

앵거프리 훈련

내가 만났던 암 환우분들은 대체로 부교감신경을 활성화해야 암 치유에 효과가 좋다는 지식 정도는 갖추고 있었다. 하지만 그 지식을 어떻게 활용할지에 대해서는 머뭇거리는 경우가 많았다. 나의 경우 교감신경을 항진시키는 원흉은 화였다. 화를 다스리고 스트레스를 해소하기 위해 수많은 방법을 시도하였지만 마음대로 잘 안 되었다. 화가 나고 심한 스트레스를 받게 되면 코르티솔이라는 스트레스 호르몬이 분비되어 교감신경이 활성화되는데, 그 이면에

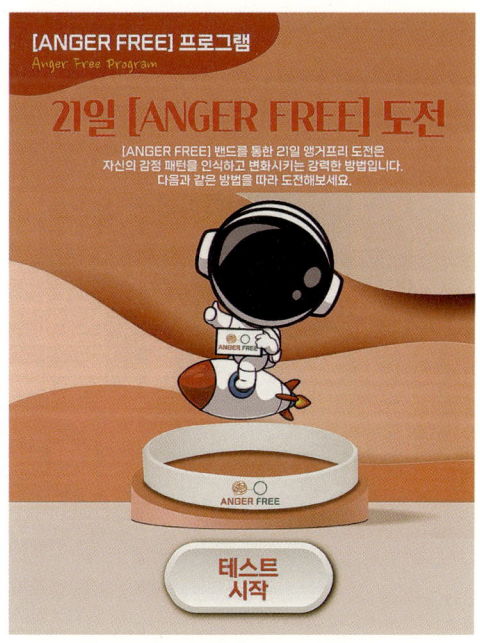

내면의 부정정서를 처리하는 앵거프리 훈련

는 부정적인 감정과 건강에 해로운 음식을 섭취하는 습관이 자리잡고 있다는 사실을 잘 모른다. 코르티솔은 양날의 검과 같다. 원래 코르티솔은 염증을 약화시키고 면역력을 증가시키는 호르몬이다. 그러나 심한 스트레스가 지속되면, 오히려 발병, 감염, 외상, 출혈과 같은 상황에서 저항에 필요한 호르몬 공급을 방해하고 신체 대사의 균형을 깨뜨려 상한 몸과 마음을 회복하지 못하게 하고 암 치료를 방해하는 악순환의 고리가 된다.

　스트레스 해결을 위해서 또 암을 고치기 위해서는 화를 없애야 한다. 평소에 행하던 소소한 불평이나 불만도 근본적으로는 화로 연결된다. 이처럼 자기 치유과정에서 반드시 없애야 할 마음의 문제는 화다.

치유과정에서 활용했던 방법이 모든 분께 적용될 수는 없겠지만 내가 큰 효과를 보았으며 일상에서 실천하기 좋은 방법을 소개하겠다.

첫 번째가 **생활 속 알아차림 명상법**이다. 알아차림 명상은 화를 줄이는 데 특화된 명상법이라고 할 수 있다. 치유과정 내내 일상처럼 명상을 해왔지만 번뜩이는 통찰은 없었다. 뭔가 해야겠다는 생각이 앞선 것일 뿐 즐기지도 못했고 행복하지도 않았다. 그러던 중 만난 용수 스님은 일상에서 명상을 즐길 수 있게 영감을 주었다. 사랑과 기쁨, 즐거움과 행복을 찾지 못해 방황하고 있을 때, 스님의 말씀을 접하면서 그동안 왜곡되었던 본성에 다가갈 수 있는 첫걸음을 떼었다. 스님은 어려운 질문을 쉽게 풀어주는 특별함이 있는 분이었다.

누군가가 "명상이 뭔가요?"라고 물어볼 때면 명징하게 정의를 못 내리고 뇌에 안개가 낀 것 같은 느낌의 답을 내놓을 수밖에 없었는데, 이제는 스님에게 배운 방법을 통해 일상에서 자연스럽게 명상에 빠져들게 되었다. 예를 들어, 지하철을 타거나 대중교통을 탈 때와 같이 잠깐 동안 생기는 짬에는 소리나 냄새만으로도 알아차림을 활용할 수 있게 되었고, 약속 장소에서 상대를 기다릴 때 잠깐 동안 눈을 감고 시도하는 자비 명상은 만나는 상대를 좀 더 친절하게 대할 수 만들어 주었다. 산에서 산책하거나 등산할 때는 걷기 명상과 어싱과 같이 할 수 있게 되어 산에 가거나 도심을 걷는 시간도 즐거운 마음으로 기다려졌다.

알아차림 명상은 암 발병 이후에 만나는 사람들과의 관계를 회복시켜 주었을 뿐만 아니라 치유과정에서 오는 불평이나 불안과 같은 불편한 감정 문제들을 긍정적으로 변화시키는 데 큰 도움이 되었다.

두 번째는 **불평 없애기**이다. 일상에서의 불평은 화를 일으키는 원인 중 하나다. '화'가 어떤 것인지 굳이 설명하지 않아도 잘 알 것이다. 일상에서 작은 불평들이 쌓이기 시작하면 결국 화로 변질되어 교감신경을 극도로 끌어올리면서 정신을 피폐하게 만든다.

나는 치유과정에서 일상의 예기치 못하는 불평들에서 시작해서 예측할 수 있는 불평까지 모두를 해결하는 것을 목표로 삼았다. 사람은 울면서 태어나서, 불평하며 살다가, 실망하며 죽는다는 말이 있다. 그만큼 불평은 익숙한 감정이다. 불평을 만드는 감정의 뿌리는 만족하지 못하는 마음이다. 매사에 욕심이 많으면 만족감도 떨어지고 불평도 늘어날 수밖에 없다. 자신이 진정으로 무엇을 원하는지 모르면 더더욱 그렇다. 예를 들어 비싼 가격에 아파트를 구입했는데 사소한 하자를 발견해서 불평한다거나, 비싼 자동차를 몰고 고속도로를 쌩쌩 달리고 싶은데 교통체증이 있어 빨리 못 달린다고 불평하는 것과 같다. 가질 수 있는 것을 모두 가졌음에도 새로운 불평이 계속 생겨난다. 이런 불평이 줄어들지 않는 한 건강한 삶, 즐거운 삶, 행복한 삶을 결코 누릴 수 없다.

《불평 없애기》의 작가 윌 보웬은 이렇게 말했다. "신발이 없다고 불평하는 것은 양쪽 발이 없는 사람을 보지 못했기 때문이다." 나는 이 책을 읽고 난 후 나만의 방법으로 응용했다. 고무밴드를 하나 준비하여 팔목에 낀 후 화를 의식할 때마다 다른 팔목으로 팔찌를 갈아 끼운다. 21일 동안 화의 감정이 안 들게 감정을 가라앉혀 팔찌를 한 손에 그대로 유지하면 성공이다.

첫 시도 이래 6개월 이상 성공하지 못하다가 백운산 산속 생활에서 처음으로 한 번 성공한 후, 지금까지 불만이 생기거나 화가 일어나면 곧바로 이 고무밴드를 활용하고 있다. 지금까지 7~8회 이상 성공하면서 자연스럽게 불평이 사라지는 경험을 하게 되었고, 화가 나는 상황에 놓이게 되더라도 곧 그 상황에서 빠르게 벗어날 수 있는 훈련이 되었다. 이 방법은 화, 원망, 미움, 불안, 우울, 두려움, 불평, 불만 등 원치 않는 감정을 다스림으로써 부교감신경의 활성에 더없이 좋은 방법이라고 자부한다.

내가 하는 말은 내 생각을 만들고 내 생각은 내 행동과 삶을 만든다. 누구나 긍정과 부정 사이의 어느 지점에 서 있다. 그러나 어느 누구도 자신을 부정적인 인간이라고 말하는 사람을 들어 본 적이 없다. 돌아보면 나도 끊임없이 불평하면서도 긍정적이고 멋지고 낙천적인 사람이라고 자위하며 살아왔다.

이처럼 화 없애기 훈련을 시작하면 자신이 긍정과 부정의 수평의 막대 위에서 어디에 위치하는지 깨닫게 해주며 긍정과 부정의 기울기를 거듭하면서 자신의 생각을 알아차리기 시작하게 된다. 그 순간부터 서서히 화가 시작되는 감정의 위치를 의식할 수 있게 된다. 이 변화를 추구하고 싶은 사람이라면 누구든지 도전할 수 있다. 오늘 당장 시작해 보라. *(삶의 초점을 바꾸는 21일간의 앵거프리 프로젝트 참고)*

가공식품과 식품첨가물의 허용치

질병을 극복하기 위해 식단을 짜야 하는 사람의 입장에서 보면 인공첨가물로 범벅된 가공식품은 보기만 해도 불편해진다. 식품 산업통계정보 가공식품 세분시장 현황에 따르면, 2020년 출하액 기준으로 국내 즉석 조리식품 시장 규모가 2조 118억 원이다. 2019년보다 18.7% 증가했고, 2016년보다 145.3% 증가했다. 이처럼 가공식품의 자연식품 시장 잠식은 엄청나게 빠르게 진행되고 있다.

불행 중 다행으로 발병 후 식단에 큰 변화가 생기면서 자연스럽게 가공식품을 멀리하게 되었지만, 굳이 의식하며 생활하지 않았고 가공식품이나 원료들도 그다지 걸러내지 않았었다. 암이 찾아오지 않았다면 아마도 쉽게 포기하지 않았을 것이다.

달고 짭짤한 음식에 매료되어 살아왔던 나에게 완전 생채식과 생 곡물가루를 주식으로 하는 국한된 식단은 큰 스트레스였다. 먹는 즐거움과 포만감은 사라지고 항상 배고픈 느낌이 들어 간혹 가공식품에 손을 댈 때도 있었다. 부득이하게 가공식품을 먹는 경우 몸에 좋지 않은 음식을 먹었다는 죄책감이 들기도 했다.

그래서 가공식품 스트레스를 없애기 위해 가공식품을 먹는 대신 '아주 조금은 먹어도 괜찮아!'라는 허용치를 주기로 했다. 그리고 다음 날 첫 끼를 단식하고 나머지 한 끼는 녹즙을 섭취함으로써, 가공식으로 오염된 몸을 단식으로 청소하고 몸에 도움이 되는 녹즙으로 자연식을 했다는 마음이 들게 하였다. 이 방법은 나 자신에게는 몸을 위해 최선을 다하고 있고, 몸에 이로운 식사를 했다는 위로를 주었고, 자연식이 주는 편안함을 더 잘 느끼게 해 주었다. 이것은 음식으로 인한 스트레스를 줄이는 정말 효과적인 방법이었다. 몇 개월 동안 점점 생채식과 녹즙 그리고 생 곡물가루의 치유 효과가 나타나면서 채소와 생 곡물이 식단의 중심이 되었고 자연스럽게 가공식품에서 완전히 벗어날 수 있었다. 자신을 탓하기보다 자신만의 식단을 찾아 스트레스에서 벗어나는 노력이 더 필요하다.

만성 탈수에서 벗어나기

탈수는 염증의 주범이고, 수분의 균형은 염증의 예방법이자 건강 유지법이다. 물은 우리 몸의 노폐물을 배출하고 영양분을 운반하는 수단이다. 섭취는 염증 예방 또는 완화를 위한 효과가 있고, 음식이 장을 통과하는 시간을 줄이고 발암물질과 장 점막의 접촉을 막는 데 기여한다. 3)

하루에 물을 2리터 이상 마시라는 말을 수도 없이 들어왔다. 수분은 체중에서 가장 많은 비율을 차지하는 성분이고, 체중의 45~75%를 차지한다. 나이, 성별, 체성분 구성 등에 따라 조금씩 다르기는 하지만 신생아는 75%, 성인남녀는 60~65%, 노인은 45~50% 정도로 높은 비율을 차지한다. 그만큼 인체 구성에 가장 필요한 물질이다. 평균적인 하루 필요량이 얼마인지 추정하기는 어렵지만 정상적인 일일 식사량을 기준으로 할 때 일반적으로 1kcal당 1ml 이상의 수분이 필요하다는 견해가 많다.

예를 들어 하루 2,000kcal를 섭취하면 수분은 2,000ml를 섭취해야 한다는 결론이다. 2,000ml의 물로 대사 작용의 기능을 높여 영양 공급, 노폐물 배출, 염증을 줄일 수 있다면 이보다 저렴한 치료법은 어디에도 없을 것이다.

　미국 국민건강영양조사 자료를 바탕으로 한 연구에서는 물을 많이 마시는 사람들은 그렇지 않은 사람에 비해 1일 에너지 섭취량이 194kcal가 더 적다고 한다. 이는 식사 전에 물을 마시는 것이 마시지 않는 것보다 적은 섭취 열량으로도 체중감소에 효과적이라는 의미로 이해하면 된다.

　우리 뇌는 스트레스를 심하게 받을 때나 자기 전에 배가 고프면 수분 섭취의 신호를 보내는데, 이때 가짜 배고픔의 신호를 보내 진짜 배고픔으로 착각하게 만든다고 한다. 뇌에서 물을 달라고 보내는 명령인데 음식을 달라는 배고픔의 신호로 착각한다는 것이다. 목이 마르지 않더라도, 배가 고프지 않더라도 일정한 시간 간격을 두고 꾸준히 물을 마셔야 하는 이유이다.

취침 전후 1시간

　누구에게나 수면 시간과 질이 중요하지만 좀처럼 해결하기 어려운 습관이다. 몇 시에 자고 몇 시에 일어나는 것도 중요한 요소이지만 생리적으로 사람에게 가장 적절한 수면의 질과 시간과 공간을 마련하는 것이 더 중요한 요소이다. 현대 사회는 모든 활동이 밤 늦게까지 가능한 사회 구조이기 때문에 일찍 잠자리에 들기가 쉽지 않다.

　그중 질 높은 수면을 방해하는 가장 큰 요인은 휴대전화 사용이라고 생각한다. 운동과 수면의 중요성을 기술한 부분에서도 언급하겠지만 취침 1시간 전에 휴대전화를 내려놓고, 족욕이나 이완 명상과 같이 혈액순환과 편안함을 주는 행위를 통해서 수면의 질을 높일 수 있다.

휴대전화는 통신 수단의 기능을 넘어 신용카드의 역할뿐만 아니라 영화관 역할도 한다. 상상하기 어려운 수준으로 생활의 중심에 들어와 있다. 이 물건을 손에서 떼어 놓기는 결코 쉬운 일이 아니다. 이 물건보다 더 흥미롭고 자극적이고 편리한 물건이 나타나지 않는 한 우리 삶에서 휴대전화를 떼어 낼 수 없을 것이다. 심지어 휴대전화를 디지털 마약이라고까지 부르는 이들도 있다.

그렇기 때문에 휴대전화는 의식적으로 금지하는 것이 좋다. 예를 들면 조건부 사용 같은 규제를 자신에게 적용하는 것도 좋은 방법이다. 운동 한 시간과 휴대전화 사용 20분 또는 아침 시간에 하는 알아차림 명상 30분과 취침 전 시간대에 10분 허용과 같은 예외 규정을 만들어 자신에게 적용하는 방법이다. 자신의 스케줄에 맞게 다양하게 적용할 수 있다.

휴대 전화를 취침 전에 어느 정도 사용할 수 있게 함으로써 심리적으로 그 정도는 사용해도 된다는 여유를 주어 심리 상태를 편안하게 해줄 수도 있다. 휴대전화 사용에 대한 철저한 규칙을 세우는 건 절대 과한 규제가 아니다.

한 자세로 있는 시간

바른 자세는 정형외과에서 처방하는 가장 싸고 좋은 약이라는 말이 있다. 한 자세로 오래 있는 행동 역시 만성염증을 유발하는 주범이다. 컴퓨터,

휴대전화, 각종 미디어 기기를 사용하면서 한 동작과 같은 자세로 움직임 없이 오래 앉아 있는 것은 인체를 지탱하는 지지 구조에 직접적인 피해를 주는 건강에 대단히 해로운 행동이다. 한 자세로 오래 있으면 척추에 부담을 주고, 근육, 인대, 디스크, 연골, 관절, 뼈, 중추신경, 말초신경, 자율신경 등 전신을 압박하여 심각하게 혈액순환을 방해한다.

이런 습관에서 벗어나는 가장 좋은 방법은 스트레칭이다. 업무 중에 한 자세로 집중하는 동안 20~30분에 한 번 가벼운 스트레칭을 해주는 것만으로도 정체로 인한 염증에서 벗어날 수 있다. 평상시 자세를 바로잡는 스트레칭이나 꾸준한 자세 교정 운동을 통해 바른 자세로 교정해야 한다.

제3장

치유의 문을 여는
고요한 결단, 단식

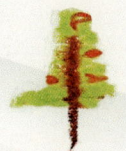

몸을 다시 켜는 대사 재설정과 해독 중심 단식

단식하는 동안 많은 놀라운 일들이 몸속에서 일어난다.
몸은 자체적인 지혜를 가졌으며, 단식에 대해 많은 것을 알고 있다.
우리는 진화를 통해 단식하도록 설계되어 있으며, 몸은 그 방법을 무척 잘 안다.
단식은 몸의 휴식을 취하게 하고 해독과 치유를 하도록 해 준다.

― 스티븐 해로드 뷔흐너, 《음식을 끊다》 중에서

우리는 우리 몸이 이야기하는 소리에 귀 기울일 필요가 있다.

― 프레드릭 살드만, 《내몸 대청소》 중에서

단식의 실체는 치유

　　사람들은 현대 의학의 아버지로 알려진 히포크라테스가 단식 옹호자였다는 사실을 잘 모른다. 그는 비만이 질병의 심각한 원인임을 인식하고 질병을 치료하기 위해서는 비만 치료가 우선되어야 함을 강조하고, 비만 환자에게는 소식과 단식을 권장하였으며 식단에 건강한 오일을 포함하는 것이 건강에 이롭다고 피력하였다. 고대 그리스의 철학가 플라톤이나 아리스토텔레스도 단식을 지지하였으며, 과학자인 벤자민 프랭클린도 우리가 만든 모든 의약품 가운데 최고의 의약품은 단식과 휴식이라고 말할 정도로 단식을 옹호하였다. 이들은 자연 의학에 바탕을 둔 치료를 믿고 있었기 때문에 단식이 질병 치료에 효과가 있다고 믿었다. 자연 의학은 본질과 본능에 근거하는 경우가 많다. 양이나 소 같은 가축이나 야생 동물들도 아프면 먹지 않는 것도 본능에 충실하기 때문이 아닐까 생각된다.

　　하지만 암환자들에게 단식을 권하면 그 순간부터 조롱거리가 된다. 암에 걸리면 수술이나 항암치료를 이겨내기 위해 충분히 먹어야 하고, 부족한 영양은 보충제를 통해서 섭취해야 한다고 생각하기 때문일 것이다. 그러나 많은 임상실험 결과 단식을 통한 식이요법이 효과가 있음이 입증되었다.

단식을 권하면 이런저런 저항에 부딪치게 된다. 대부분 단식의 효과에 대해 부정적이고 건강에 해롭다고 말하면서도 대부분 신뢰할 만한 근거를 대지는 못했다. 단지 막연하게 굶는 것은 힘들게 치료하는 환자에게 해로울 거라고 추측할 뿐이었다.

지금부터 기록하는 내용들은 자기 치유과정과 해독을 위해서 실행한 단식 과정에서 경험한 사실들이다. 단식의 목적은 신체의 해독이었다. 내 몸에 만연한 만성염증을 없애고 암을 자기 치유하기 위한 준비단계로 실천했다. 일차적으로는 그동안 쌓아온 체내독소로 인한 중독에서 벗어나야만 했다. 단식을 매년 3~4회 실시했던 이유는 자기 치유과정에서 연속되는 케톤 생성 식이요법을 충실하게 실천하고 효과를 높이기 위한 전 단계로서 의미가 크다.

흡수의 목적이 아니라 흡수를 잘하기 위한 배출이라고 말할 수 있겠다. 예를 들어 기생충, 더러워진 혈액 속 폐기물들, 해로운 박테리아나 바이러스, 필요 이상으로 저장한 지방, 인체에서 생성된 염증을 유발하는 폐기물 등 신체 기능을 유지하는 데 핵심적 요소가 아닌 것들을 인체 본래의 자정 시스템으로 배출하기 위해서였다. 앞서도 언급했지만 단식 옹호자들의 말처럼 몸에 들어온 음식을 소화시키기 위함이 아니라 몸에 축적된 독소를 정화하기 위한 수단으로 단식을 활용하였다고 이해해 주면 좋겠다.

단식 중에는 배가 고프지만, 그 배고픔은 예상한 것보다 심하지 않다. 처음 며칠은 하루 세끼 먹던 습관대로 아침이 되면 배가 고프지만 하루 이틀 지나면 배고픔은 거의 사라진다. 단식 기간에 배고픔은 먼바다에서 파도가 밀려오다가 서서히 사라지는 느낌과 비슷하다. 어느 순간 배고픔이 밀려오고 그때를 견디면 한동안 잠잠해진다. 시간이 지날수록 배고픔이 심해지는 것이 아니다. 하루 이틀 지나면 배고픔의 파도가 밀려올 타이밍을 예상할 수 있으며, 그 배고픔도 충분히 대처할 수 있다.

이런 배고픔의 단계가 지나면 심리적으로 생명에 대한 가치와 자신을 믿어야 한다는 깊은 열망과 직면하게 된다. 자신이 생존할 만한 가치가 있는지에 대한 고민과 함께 스스로 생존에 관련된 모든 두려움과도 대면하게 된다. 이런 경험은 여러 차례 단식 횟수를 거듭할수록 선명하게 느껴지며 비로소 삶의 본질에 관한 신성한 영역을 접하게 된다.

어쩌면 단식은 지금까지 우리가 알면서도 알고 싶지 않았던 죽음의 문이 있다는 사실을 알려주는 기회인지도 모른다. 단식은 일상에서 이루어지는 현실과 비현실이 만나는 지점이며 죽음의 통로이자 생명의 장벽이기 때문이다.

나는 이를 영적 단식이라고 자칭했다. 영적 단식은 단지 음식을 굶는 것을 초월하여 의도적으로 자아를 발견하기 위한 것이며, 일상적으로 단식을 실천하면서 내면에 숨겨진 자신을 존재케 하는 생명의 신성함을 찾아가는 과정이라 생각한다. 나를 탄생시킨 세포 하나 하나와 대면하며, 나를 탄생시킨 세포의 결합체를 발가벗은 채로 만나는 순간이기 때문이다. 단식은 드러내고 싶지 않았던 내면 깊숙이 숨어서 삶을 힘들게 하는 관행들, 삶을 답답하게 하고 나를 가두었던 언어들, 탈출할 수 없는 감옥 같은 삶의 존재 방식들을 필터 없이 접촉하게 해 준다.

나는 사람들에게 고독한 단식을 권한다. 어떤 단식법을 선택하더라도 혼자 일정 기간을 보내면서 인생 전반에 걸쳐 자신과 마주하는 시간을 갖고 인간의 힘이 미치지 못하는 영역까지 경험할 수 있기 때문이다. 홀로 하는 단식은 마음을 정화하고 순수한 신념 같은 심리적 영역까지도 순화시켜 준다.

암환자들에게는 절대적인 고요함과 단순함이 필요하다. 깊고 긴 편안한 휴식이 필요하기 때문이다. 단식은 삶의 본질과 삶에서 필요하지 않은 것들을 분명하게 해 준다. 생명의 시작이며 죽음의 통로이기도 하기 때문이다.

처음 경험했던 21일간의 단식에서 갓 태어난 아이가 어머니의 젖꼭지를 찾아 입을 오물거리며 생존의 자양분을 찾기 위해 시도하는 본능의 메시지를 경험하게 되었다. 출생 직후의 본능, 무의식적인 순간의 본성을 느꼈다. 21일간의 단식을 마치고 처음 접하는 음식은 생존의 자양분을 얻기 위해 음식과 처음 관계를 맺는 아기의 행동처럼 음식을 대하고 싶었다. 음식 자체의 영양보다 음식의 신성함에 다가가고 싶었다.

나는 배고픔이 좋다. 몸 안에서는 자연적으로 움직이는 지혜가 생겼고, 몸이 나에게 하는 이야기에 귀 기울일 수 있게 되었다. 단조로우면서 변화 없는 삶에서도 어떤 음식을 원하는지, 어떤 음식이 나에게 이로운지, 배가 부른 것이 어떤 건지 내 몸이 이미 알고 있었다는 것을 발견했다.

단식을 통해 내면을 탐구할 수 있게 되었고, 벌거벗은 원래의 몸을 탐색할 수 있었다. 내 안에 있는 마음의 소소한 부분들과도 관계를 맺을 줄 알게 되었고, 이 관계들을 소중히 보살피고 응답하는 방법을 발견하였다. 단식은 치유 그 자체였다.

앞서 언급했듯이 단식은 일정 기간 모든 음식 또는 부분적으로 음식의 섭취를 끊는 것을 말한다. '자발적', '계획적'으로 다양한 방법을 통해 먹지 않는 것이다. 건강을 위해 달리기를 하는 것과 맹수에게 쫓겨 달리는 것은 다르다. 건강상의 이유로 굶는 것은 관리되지 않고 무계획적으로 굶는 것과는 엄연히 다르다. 나는 단식을 생리적, 정신적 복원을 위한 수행의 개념으로 이해한다.

단식을 통해 면역계를 재생하고 질병을 예방하여 건강을 유지하게 된 사람들을 여럿 만났다. 산 짐승들은 아프면 먹는 것을 멈춘다고 한다. 자가치유력을 극대화하기 위해 음식을 먹지 않는 것이다. 수술이나 항암치료를 받고 난 후 식욕이 감소하는 이유도, 먹기를 멈추라는 신호를 보내는 것도 같은 맥락이라고 생각한다. 사람도 그와 같다.

단식은 인체 스스로가 치유를 시작하기 위한 첫 수단이다. 단식법은 항암치료 중에는 무조건 많이 먹으라는 통상적인 조언과는 극히 대조적이다. 일반적이지도 상식적이지도 않기 때문에 쉽게 받아들이기 어려울 것이다.

하지만 단식에 기반한 전략은 항암치료의 전 과정에 거쳐 세포독성을 수월히 극복하거나 메스꺼움, 탈모 부작용 등에서도 효과를 보인다. 그러나 체중 감소라는 이유와 막연한 두려움으로 외면받는다. 하지만 체중감소는 다양한 단식방법을 통해 해결할 수 있으며 정상적으로 음식을 섭취하면 금방 회복할 수 있다. 우리 몸의 자기 치유 복원력을 높인다는 해독의 개념으로 접근하면 막연한 불안감에서 벗어날 수 있다.

　내가 첫 단식을 실행하기 전에 의사들과 가족들에게 의견을 구했을 때 단번에 "암환자가 단식한다고? 농담하는 거지? 제정신이야?"라며 미친놈 취급받았다. 모두 한 끼라도 거르면 큰일 날 것처럼 호들갑을 떨었다. 그럴 만도 한 것이 당시 혈액검사 상으로만 보아도 몸은 완전히 영양 불균형 상태이고, 염증 수치는 높고, 비타민은 부족하고, 빈혈도 있고, 콜레스테롤을 걱정해야 하는 등 컨디션이 완전히 엉망진창으로 무너진 상태였기 때문이다.

　그런 암환자가 단식한다고 하니 '죽음을 재촉하는구나.' 하며 비아냥거렸다. 사실 나는 수술과 항암을 하지 않은 상태였기 때문에 며칠 굶는 것이 목숨을 위협하지 못할 거라는 신념과 자신감이 있었고, 그들이 나를 겁주려는 말로만 들렸다. 이래도 죽고 저래도 죽는다는 생각에 못 할 것도 없다는 용기 같은 신념이었다.

　지금까지 해독의 과정으로서의 '자발적', '계획적' 단식은 단순히 끼니를 굶는 것이 아니라 자연의 순리이며, 치유의 시작이며, 몸의 환원임을 강조했다. 단식을 수행하는 것은 단식이야말로 최고의 육체적 치유과정이고 영적 치유과정이라고 생각하지 않았다면 불가능했을 것이다. 단식은 고행의 연속이다. 한편으로는 한 끼의 식사가 얼마나 소중한가를 깨닫게 하고, 그 한 끼 식사를 위해 농사를 지은 농부의 손길과 해와 비와 바람에 감사한 마음을 갖게 한다.

자기 치유 9년 동안 20여 회에 걸쳐 단·장기적으로 단식과 1일 2식의 간헐적 단식을 매일 실행하고 있다. 결과는 적중했다. 결국 여러 단계의 해독을 위한 단식과 식이요법을 거듭하면서 건강자립의 토대가 마련되자 각종 검사 결과의 모든 부분에서 완전히 정상 수치를 보였으며 암세포 사멸을 위한 준비를 마치게 되었다.

신진대사 복구를 위한 강한 결의

　암이라고 진단받는 순간부터 반드시 환자 스스로 암에 대한 지식을 쌓아야 한다. 그것은 생명을 유지하기 위한 최소한의 노력이다. 누구도 암의 전반적인 내용과 치료과정을 정리 요약해서 손에 쥐어 주지 않는다. 살기 위해서 스스로 목숨을 걸어야 암과의 전쟁에서 살아남을 수 있다.
　암 치료 후나 지금 당장 예후가 좋다고, 지금 최악의 상황이라도 일희일비할 필요도 없다. 예후가 나쁜 것은 단지 내가 점검해야 할 부분이 더 많아졌다는 것뿐이다.
　내 몸은 독소 덩어리였다. 수십 년간 불규칙하고 형편없는 식단으로 간에는 지방이 쌓이기 시작했고, 몸은 비대해졌으며, 혈당과 인슐린을 조절해야 하는 단계에까지 이르렀다. 몸 스스로 해독작용을 원활히 하기 위해서는 체중 감량이 필수였고 건강한 신진대사를 복원하는 것이 급선무라고 판단했다. 결국 자기 치유 기간 동안 해독을 통해 건강한 신진대사를 이루어 내야 한다는 결론에 도달하게 되었다.
　암환자가 되면서 독소라는 단어를 심각하게 받아들이기는 했지만, 발병 전에는 독소가 건강을 해칠 거라고 생각하지는 못했다. 독소는 유독성 인공 화학물질을 다루거나 농약을 살포하는 현장 등에서나 노출되는 문제라고만 생각했을 뿐이다.

농약에 대해서는 다시 한번 언급하겠지만 현대 사회는 여러 나라에서 농산물과 축산물을 수입 수출하고 있고 식탁에 올린다. 그런데 나라 별로 농약에 대한 규제가 제각각 다르다. 오래 전에 사용 금지된 농약이 토양에 남아 있고, 그곳에서 생산되는 과일과 곡물 그리고 축산물에도 축적된다. 그렇다고 해서 우리나라 농산물이라고 해서 모두 안전한 것은 아니다.

독소는 도대체 무엇이고 어디로부터 와서 축적되는 것일까? 원인이 무엇이고, 질병으로 이어지지 않게 제거하려면 어떻게 해야 할까? 일반적으로 우리는 독소를 '우리의 몸에 맞지 않는 그 어떤 것'으로 알고 있다. 독소는 외부의 유해한 환경, 유해성 인공 화학물질뿐만 아니라 우리 몸 내부적으로도 신진대사과정에서 생기는 찌꺼기나 스트레스성 반응을 일으키는 좋지 않은 생각들까지도 포함한다.

예를 들어 질병의 원인이 되는 외부 환경 독소로는 카드뮴, 수은, 니켈, 비소, 알루미늄 등이 있고, 내부 독소로는 박테리아, 단백질 대사 부산물인 요소나 암모니아가 있으며, 심지어 스트레스를 받아 화를 내는 것도 독소라고 할 수 있다. **살이 찌는 것도 몸에 독소를 모으는 것이며, 에너지를 얻기 위한 지방의 연소 과정에서도 독소가 생긴다.** 이런 일련의 과정에서 독소가 제대로 배출되지 않으면 우리 몸의 신진대사를 무너뜨리고 복합적인 질병 문제를 일으킨다.

몸에 독소를 쌓이게 하는 심각한 문제는 또 하나 있다. 바로 지방간이다. 간이 지방화되기 시작하면 신진대사가 느려져 결국 생리적 불균형을 야기한다. 신진대사과정에서 독소가 생겨 배출되는 것은 자연스러운 현상이다. 몸이 정상적으로 작동된다면 신장을 통해 소변으로, 간의 쓸개즙을 통해 대변으로 자연스럽게 방출된다. 간과 신장의 기능에 이상이 없으면 이런 독소들을 처리하는 데 큰 어려움이 없다.

간은 우리 몸의 어떤 독소도 처리해내는 해결사이다. 푸아그라는 불어로 '지방간'이라는 의미이다. 거위를 사육하는 과정에서 지방간을 만들기 위해 녹말이 많은 옥수수를 상상 이상으로 먹인다. 사실 옥수수의 주성분은 탄수화물이다. 건강한 신진대사를 위해서는 반드시 당분이나 탄수화물을 줄여야 하는 이유로 받아들여야 할 것이다.

독소를 해결하고 신진대사를 정상적으로 되돌리는 것은 앞 장에서 언급한 해독 식단과 생활 습관만 바꾸어 독소 노출을 최대한 줄이는 방법 이외에는 대안이 별로 없다.

간 해독에 도움 되는 보충제를 섭취하는 등의 변화만 주어도 의미 있는 독소 해결을 경험할 수 있다. 이 방법들은 다시 뒤에 자세히 설명하겠다.

궁극적인 목표는 신진대사를 정상적으로 되돌린 후 암세포를 사멸시키는 것이다. 그렇다면 어떻게 해야 신진대사를 정상화하여 세포 자멸을 유도할 수 있을까? 어떻게 해야 암이 더 이상 번져나가지 않게 멈춰 세울 수 있을까? 특별한 결과치를 경험하고 싶고, 눈에 보이는 수치로 확인하고 싶었다.

나는 그 방법이 암세포 사멸을 목적으로 하는 **강력한 신진대사 복구를 위한 처방**이라야 된다고 생각했다. 그것은 바로 **단식과 케톤 생성 식이요법**이다.

　치유과정에서 만난 많은 분들이 "평생 암과 동행하려고 한다.", "평생 암과 친구로 지내려고 한다."라며 암과의 공존을 이야기했지만, 나는 이 기생충 같은 놈을 내 몸에 남겨 두고 싶지 않았다. 내 몸의 작동을 정상적으로 되돌리고, 어떻게든 암의 먹거리를 빼앗고 영양 공급을 끊음으로써 약해지게 만들어 자멸시키고 싶었다.

　해독을 통해 암을 굶겨 죽이자는 아이디어를 얻고 생각을 굳힐 수 있었던 것은 도쿄공업대학의 오스미 요시노리 박사의 연구 덕분이었다. 그는 인체 세포 내에서 불필요한 구성 물질을 분해해서 세포의 영양분을 사용하는 **오토파지**(Autophagy) 메커니즘에 관여하는 인체 유전자를 발견하고 그 기능을 규명하여 노벨 생리학상을 받았다.

　세포는 오토파지를 통해 빠르게 에너지원을 얻을 수 있고 세균에 감염됐을 때도 세포 안에 침입한 각종 세균이나 바이러스를 제거할 수도 있다.

　자기 치유를 시작할 당시에는 정보나 지식이 부족했고 더 이상 기다릴 시간이 없다고 판단하여 평소에 깊은 관심이 있었던 니시 가츠조의 해독법을 토대로 신진대사를 복구하기 위한 단식과 생채식을 실행했다. 이 해독 실행법은 많은 단식 전문가나 해독전문가들에 의해서 고증되었기에 안심하고 실행할 수 있었으며, 나만의 특별한 암 해독과 항암 식단을 구성하고 실천할 수 있게 해 주었다. 또 한편으로는 이 경이로운 인체 대청소 시스템을 믿고 실천할 수 있었던 이유는 하나 더 있었다. 나보다 먼저 흡사한 메커니즘을 활용해서 위암 말기 자연관해, 말기 혈액암 자연관해, 간암 말기 상태에서 자연관해, 방광암 말기 자연관해, 유방암 4기 자연관해를 유지하며 십수 년째 생존한 분들을 여러 명 만났기 때문이었다.

신진대사 복구를 위한 해독 실행 후에는 바로 이어서 영양 공급을 집중 관리해야 한다. 나는 생채식 위주의 식단 그리고 녹즙을 활용한 케톤 생성 식이요법, 딱 두 가지로만 구성하여 해독 식단을 구성했다. 주기적으로 두 활용법을 병행했고, 발병 후 만 4년은 고기, 계란, 어류, 과일이 전혀 포함되지 않은 생 통곡물 가루, 저공해 유기농 채소와 들깨와 대마 씨와 질 좋은 햄프시드 오일, 생 들기름, 올리브유로 식단을 꾸리고 점차 과일과 유기농 방사 축산물을 추가한 식단을 구성했다.

주재료는 생 곡물가루와 잎채소, 뿌리채소, 열매와 오일이다. 계절별로 다양하게 구하기 쉬운 재료 위주로 준비하고 봄부터 가을까지는 산에서 나는 산나물을 많이 활용했다. 자신과의 긴 싸움이었다

이처럼 해독의 과정은 지금까지 먹고 마시고 즐겨온 것들을 버리고 욕심 부리고 투쟁했던 갈등들을 되돌아보는 시간이 되어야 한다고 생각한다. 이 과정은 마음과 몸에서 동시에 이루어져야 한다.

아래의 결의와 같이 **암을 굶겨 세포사멸은 이루기 위해 실행 가능한 모든 방법**을 동원했다.

① 자신의 암종에 대한 지식을 키워야 한다.
② 암의 대사과정이 어떻게 진행되는지 알아야 한다.

③ 해독과 영양 공급에 대한 인체의 생리적 메커니즘을 이해해야 한다.

④ 암 치료과정에서 간헐적 단식의 이점을 최대한 활용해야 한다.

⑤ 케톤 생성 식단을 암을 굶겨 죽이는 식이요법으로 활용할 줄 알아야 한다.

⑥ 인체가 활용하는 에너지인 탄수화물 지방, 단백질의 분해사용 시스템을 이해해야 한다.

⑦ 운동과 수면이 어떤 이유로 암 생성에 영향을 끼치는지 알아야 한다.

⑧ 음식이 곧 약이라 생각하고 재료의 질, 종류, 섭취 횟수, 조리 과정 등을 선택한다.

⑨ 불안, 두려움 등의 심리적 치유를 위한 치료방안을 정해야 한다.

⑩ 인지 의학, 기능 의학, 보완의학 등 반드시 통합의학적 치료를 병행해야 한다.

⑪ 생활 습관 교정이 자신에게 처방할 수 있는 가장 강력한 항암제라고 생각해야 한다.

⑫ 반드시 혈액검사를 통해 기생충을 검사하고 제거해야 한다.

⑬ 주기적인 염증 수치 검사를 통해 만성염증의 확산 여부를 확인하고 해결해야 한다.

⑭ 암 치료에 기여하는 서플리먼트를 적극적으로 활용해야 한다.

⑮ 영적 성장을 돕는 심리치료, 명상, 요가 등으로 내적 갈등을 해소한다.

⑯ 면역력을 높일 수 있는 보조 수단을 적극적으로 활용한다.

⑰ 치료 서포터인 가족과 주변인에게 NVC(비폭력대화) 정신을 배우고 실천

한다.

⑱ 동종 암을 완치한 모델을 찾아 그 방법을 통해 자신의 치유 방법을 개선해야 한다.

⑲ 오토파지 생존 메커니즘을 이해하고 실천한다.

항암치료로 손상된 DNA 보호

사람들은 암 치료 중 식이요법은 영양부족이 되지 않도록 평소보다 음식 섭취를 늘리는 것이 기본이라고 믿고 단식에 반대한다. 치료 중 식사 섭취량이 줄면 영양부족, 체중감소, 근육감소 등이 일어나고 손상을 입은 조직이나 장기의 기능이 약화된다는 생각 때문일 것이다.

하지만 단식은 음식을 자유롭게 섭취하는 것보다 부작용이 적고 사망률도 낮춘다. 항암치료 전과 항암제 투여일 2~3일 동안 완전 단식을 실행하면 항암으로 인해 손상된 DNA를 보호하며, 신경 세포의 DNA를 복구할 수 있다. 단식은 항암을 하고 있거나, 항암을 중단한 상태 또는 항암이 끝난 환자 모두에게 효과가 있다.

항암제에 의한 타격은 누적되고 부작용은 횟수를 거듭할수록 강해진다고 알고 있다. 연구 결과에 따르면 단식은 항암제 치료 중인 모든 환자 모두 통상 수준의 가벼운 부작용이 있을 수 있지만 환자가 단식했을 경우와 단식하지 않은 경우를 비교했을 때 단식했을 때 부작용이 훨씬 가벼웠다.[4] 단식에 대한 두려움도 있지만, 다양한 방법으로 접근할 수 있다. 항암 과정에서 항암치료 효과를 높일 수 있는 단식법이 간헐적 단식이다. 영양 공급을 극단적으로 차단하는 방식이 아니기 때문에 암환자도 어렵지 않게 시도할 수 있다. 간헐적 단식은 1일 2식으로 18시간을 공복 상태를 유지하며 음식을 섭취하는 방법이다. 간헐적 단식에는 다양한 방법이 존재하지만 암환자들에게는 효과를 높이기 위해 반드시 지켜야 하는 몇 가지 조건이 있다.

일반적으로 1일 2식으로 점심 12시, 저녁 6시에 맞춰 식사하면 다음 날 12시까지 18시간 공복을 유지하게 된다. 간단하고 쉬울 것 같지만 오랜 세월 1일 3식으로 포만감을 느끼는 식사를 해왔다면 공복의 아쉬움이 대단히 클 것이다.

단식을 수월하게, 편리하게 완주하고 싶다면 한 끼 식사량과 시간 그리고 음식 재료의 선택까지 규칙을 정하는 것이 좋다. 내 경우에는 아래와 같이 녹즙과 생 곡물가루를 활용한 간헐적 단식을 실천했다.

직접 실행한 녹즙과 생 곡물가루를 활용한 간헐적 단식

① 적어도 하루는 생 곡물가루 죽에 토판 죽염으로 간을 하여 조금씩 나누어 섭취하면서 감식을 하고 2일은 물과 토판 죽염(약 12g/1일)만으로 단식한다.

2일을 생수 단식하는 이유는 오랫동안 몸에 축적된 당을 소비하고, 이후부터 18시간(최소 16시간 이상)의 공복 시간 유지를 쉽게 하기 위한 사전 작업이라고 생각하면 된다.

② 4일 차부터 최소 18시간 이상 공복을 유지하는 간헐적 단식을 시작한다.

③ 식사 시점 그리고 재료의 질과 양은 1일 두 끼, 점심 12시, 저녁 18시에 식사하고 뿌리채소와 잎채소 비율을 5:5 정도로 해서 유기농 야채를 준비한다. 생 곡물가루는 8가지 곡물(현미 찹쌀, 검정콩, 찰보리, 흑미, 수수, 찹쌀, 차조, 율무)을 볶지 않고 가루를 낸 것으로 준비한다.

생 곡물가루도 탄수화물 비중이 크기 때문에 회당 70g 정도(일반 숟가락 고봉으로 2개 정도)로 정하고, 과당이 많은 과일을 섭취하지 않는다. 탄수화물을 최대한 줄이는 것이 중요하지만 환자들이 기운이 너무 없으면, 몸이 상하거나 쉽게 단식을 중지하여 효과를 보지 못할 수도 있으므로 처음에는 70g으로 시작하되 점점 감량하여 적당한 수준까지 줄여도 된다.

④ 신선하고 건강한 지방 섭취를 위해 올리브유, 생 들기름, 햄프시드 오일 등을 선택한다. 간헐적 단식에서 효과를 높이려면 케톤체로의 전환율을 높여야 하므로 지방의 섭취량을 높이는 식단이 필요하다.

케토시스 상태를 건강하게 유지 시키기 위해 두 달에 한 번 정도 24시간~72시간 생수 단식을 하거나 건강한 오일을 포함하는 400~600kcal 정도로 음식을 제한하는 케톤 생성 식단으로 간헐적 단식을 실행하면 더욱 효과가 있다.

9년간 26차례 단식

2009년 미국 알바니대학에서는 암환자에게 항암제 치료 전과 항암제 주사 종료 후 5~6시간 동안 자발적으로 금식한 사례를 연구하였는데, 금식을 동반하는 항암제 치료는 안전에 문제가 없었으며 항암제로 인한 부작용을 줄이는 효과가 있다고 발표했다.[5] 이 논문은 다양한 중·장기 단식 실천에 큰 동기를 부여해 주었다.

신체적·정신적 부담이 적고 효과를 크게 보고 보았던 채즙 단식과 미음 단식 그리고 가장 강력한 효과를 보여준 생수 단식을 아래에 소개하겠다. 단식을 통한 에너지 사용 전환 시스템의 가동 순서를 이해하면 내가 실천했던 단식의 이유를 쉽게 이해할 수 있을 것이다.

단식 → 탄수화물 영양공급 단절 → 기아 상태 진입 → 인슐린 수치 하강 → 글리코겐 연소 → 체지방 연소 → 에너지원 확보 → 제독 → 면역력 강화 → 암세포 사멸을 위한 체질 개선

단식의 생리적 메커니즘은 단순하다. 영양 공급이 단절되면 몸은 바로 기아 상태로 진입하고 비상사태를 선포한다. 이어서 뇌에서는 먹는 음식이 없어 저장할 게 없으므로 인슐린 수치를 떨어뜨리고, 이미 저장된 에너지를 태우라는 지시를 내린다. 이때 가장 빨리 접근할 수 있는 에너지가 간에 포도당 형태로 저장되어 있는 글리코겐이다. 평균적으로 인간이 24시간 정도 사용할 수 있다. 그 후부터는 저장된 체지방을 분해하여 에너지원으로 사용한다. 우리 몸이 사용하는 탄수화물에서 지방으로 바뀌는 순간이다. 이 순간은 몸이 변하는 큰 분기점이 된다. 암의 먹이로 여겨져 왔던 포도당의 공급이 끊기는 순간이기 때문이다.

준비물

생 곡물가루, 채소, 죽염, 생 들기름, 올리브 오일, 햄프시드 오일, 간장, 식초, 관장기, 족욕기, 그리고 케톤체 사용으로 전환되었는지 확인하기 위한 케톤 수치 측정기 준비와 마지막으로 기생충 제거 등으로 단식 실행을 위한 준비를 마친다.

단식의 방법이나 종류에 따라 조금씩 다를 수는 있겠지만 일반적으로 단식의 효과가 일어날 때까지는 3일 정도가 걸린다. 우리 몸이 포도당을 연료로 사용하다가 케톤체를 연료로 사용하기까지 걸리는 시간이다. 따라서 단식의 효과를 최대치로 올리기 위해서는 최소 3일 이상 해야 효과를 볼 수 있다는 의미이기도 하다.

　단식효과를 높이기 위해서는 단식 전에 감식하여 갑작스러운 금식으로 인한 부작용에 대비해야 하고, 단식 후에는 보식을 통해 정상식으로 되돌아가기 위한 준비를 철저히 한다.

　이외에도 전해질 보충을 위한 죽염과 극단적으로 영양 공급이 끊김으로 인한 탈진과 같은 부작용을 대비하기 위해 당분을 대체할 수 있는 자연식품으로 효소액이나 조청 등을 준비하는 것도 좋은 방법이다.

　단식을 실행하는 방법과 순서 그리고 재료들은 각자 생각과 견해가 다를 수 있다고 생각한다. 아래 소개된 레시피들은 수년간 실행해 온 방식으로 암환우분들께서 이해하기 쉽게 정리해 놓은 것이다.

　크게 3단계로 나누어 단식을 실행했다(7박 8일 생수 단식 기준).

　✱ **1단계**, 단식 전에는 혈액검사 및 2주에 걸친 구충 작업과 관장에 필요한 물품들을 정리해 놓고 날짜를 정하였다. 혈액검사를 하는 이유는 기생충 검사의 목적도 있지만 단식 전후를 비교해 보기 위해서다.

　✱ **2단계**, 단식 순서는 예비식 2일, 본 단식 8일, 단식 후 보식은 1차 8일, 2차 보식 8일, 3차 보식 40일 과정으로 총 66일 동안 실시했다.

　1차 보식 첫날은 미음으로, 마지막 날은 죽으로 마무리하고, 2차 보식에는 생 곡물가루와 뿌리채소와 잎채소를 골고루 혼합하되 맑은 된장국을 포함하는 것도 좋다.

3차 보식은 평상시 식사량의 70% 정도로 한다. 요요현상을 예방하고 당이 급속하게 오르는 것을 예방하기 위함이다. 보식 단계로 진입하면 우선 신선한 재료를 준비해야 하고 완전히 쪼그라들어 있는 소화기관을 깨운다는 개념으로 아주 소량씩 섭취한다.

✱ **3단계**, 단식 후 실행할 케톤 생성 식이 실행을 위한 재료 준비를 했다. 생 곡물가루, 올리브 오일, 아마씨 오일, 생 들기름, 각종 채소와 과일, 녹즙 재료, 죽염, 그리고 케톤 수치 측정기 준비하고, 예비식에서 단식 전 단계에 걸쳐 쑥뜸 하루 1회, 족욕 20분, 25분 냉욕, 냉온욕, 풍욕, 명상, 운동, 햇빛 1시간 쬐기, 맨발 걷기 등을 병행했다.

긴 시간이라고 생각할지 모르겠지만 완전 단식 기간은 8일이고 52일간은 음식을 공급한다. 예비식 때는 가벼운 미음으로 하루 이틀 감식한 후, 본단식에 들어간다.

처음 단식할 때는 일정을 비우고 쉬면서 했지만, 단식이 점점 익숙해지면서 일상생활과 일을 하면서도 가능해졌다.

주의사항

단식 전 과정에서는 몸의 면역력이 취약해질 수 있기 때문에 세균 감염에 주의해야 한다. 세균 감염을 대비하기 위해 볶은 소금으로 양치하는 것도 좋은 방법이다. 또한 구충 작업도 필수다. 단식 도중 기력이 급속히 떨어지거나 어지러울 때는 꿀이나 설탕보다는 조청을 물에 타서 조금씩 마시면 효과가 좋다.

보식 과정에서 실패하여 단식의 효과를 보지 못하고 오히려 몸이 상하는 경우를 많이 보았다. 본 단식이 끝나면 본능적으로 음식을 탐할 수 있는데 식욕을 억제하지 못하여 힘들게 한 단식이 실패하는 경우가 꽤 있다. 초심자의 경우에는 반드시 전문가의 도움을 받아야 한다.

단식은 우리 몸을 해독하여 건강한 상태로 되돌리는 인체의 자가 복원력을 증명하는 최고의 자기 치유법이라고 생각한다.

단식 기간에 사용하는 죽염은 중요한 준비물이므로 언급하지 않을 수 없다. 좋은 환경에서 만들어진 양질의 염분을 섭취해야 한다는 의미로 받아들이면 될 것 같다. 토판염으로 제조한 죽염을 사용하여 나트륨 성분은 완전히 빠지고 미네랄이 풍부한 아홉 번 구운 것을 선택하는 것이 좋다.

<mark>토판염은 생산량이 꽤 되지만 양질의 죽염은 양이 적고 구하기가 어렵다.</mark> 토판염을 천일염의 개념에서 생각하면 안 되는 이유가 있다. 천일염을 생산할 때 염전의 바닥재의 재질에 따라 소금 결정이 만들어질 때 무기질 함량이 달라지기 때문이다. 일반적인 천일염은 바닥이 장판이나 타일 바닥에서 생산하기 때문에 소금에 이물질이 섞이지 않아 하얗고 깨끗하고 위생적으로 좋아 보일 수 있지만 <mark>토판염은 갯벌을 다져 만든 바닥에서 소금 결정이 만</mark>

들어지기 때문에 색깔이 일정하지 않고 회색에 가까우며 더 다양한 영양과 미네랄 성분 그리고 무기질 성분을 함유한다.

단식을 통해 사라진 증상들과 육체적·심리적으로 경험한 변화들이 다양했다.

그중에서 몇 가지를 소개하자면,

* 첫 번째, 단식을 실행 후 수십 년간 나를 괴롭혔던 구내염이 내 몸에서 완전히 사라졌다. 구내염 제거에 큰 의미를 두는 이유가 있는데, 구내염은 몸의 면역력의 상태를 보여주는 지표이고 염증이 사라졌다는 척도라고 생각했기 때문이다. 그 후 지금까지 구내염은 발생하지 않았다.
* 두 번째, 단식을 10회 정도 실행한 후 만성적인 고질병인 허리 통증과 왼쪽 대퇴부 바깥쪽 경피 마비 증상이 감쪽같이 사라졌다. 나는 단식에 의한 결과라고 확신하고 있다.
* 세 번째, 단식은 새로워진 자아를 발견하게 되는 시작점이 되었다. 내 몸의 세포 하나하나를 새롭고 깨끗하고 건강하게 바꾸어 자연의 섭리에 맞추어 살아가겠다는 신념을 세우게 했고, 3년 만에 진행하던 암을 멈춰 세웠다. 단식을 통해 삶의 평화와 행복을 동시에 누리게 되었으며 생명의 본질에 집중할 수 있는 자유를 얻었다.
* 네 번째, 비만에서 정상 체중으로 돌아왔다. 74kg에서 현재는 60kg을 유지하고 있다.

✽ 다섯 번째, 혈중 콜레스테롤 수치가 정상으로 떨어졌다.

✽ 여섯 번째, 검은 머리카락이 증가했다.

✽ 일곱 번째, 정신적으로도 명징하고 편안한 상태가 오랫동안 유지된다.

✽ 여덟 번째, 겨울에도 몸에 각질이 안 생긴다. 기타 등.

제4장

벌레가 먼저 알아본 진짜 채소

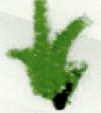

입보다 몸이 먼저 알아채는 채소

생채식은 질병 치유의 가장 강력한 수단이며 기사회생의 비법이다.

— 니시 가츠조, 《니시의학》

당신이 먹는 음식이 무엇인지 알려주면 나는 당신이 어떤 사람인지 밀해 주겠나.

— 브리야 샤바랭, 《미식예찬》

단 1g의 비료도 사용하지 않은 양배추

나를 살려낸 음식은 채소와 산나물 같은 흔한 자연의 식재료였다고 자신 있게 말할 수 있다. 암에 걸리기 전에는 자연 친화적인 농법으로 생산된 재료에 대해 고민해 본 적이 없었다. 자기 치유를 본격적으로 시작한 후, 전남 광양 백운산 서울대학교 임업 연구림이 있는 동곡마을에서 초봄부터 가을 초입까지 산속에 살면서 단식과 자연 채식 그리고 명상을 통한 심신 자기 치유를 실행했다.

그때 우연히 동네 아주머니께서 모종을 심지 않고 씨를 뿌려 강가에서 기른 양배추를 주셨다. 부드럽고 뽀얗고 노르스름한 빛깔에 뻣뻣함이 전혀 느껴지지 않는 달콤한 양배추의 맛을 지금도 잊을 수가 없다. 양배추의 크기가 아무리 커도 참외 정도 크기이고, 결구가 말랑말랑했으며, 손가락으로 구멍을 낼 수 있을 정도로 부드러웠다. 2주 정도를 밖에 놓아두어도 썩지 않고, 수분이 증발하자 갈색으로 변하며 마르는 것이 특이했다.

가와나 히데오가 《진짜 채소는 그렇게 푸르지 않다》에서 말했던 채소의 진실을 처음 경험했다. 흐르는 물, 식초 물, 소금물, 식 소다에 아무리 씻어도 찝찝함을 떨칠 수가 없었던 나는 채소나 과일에 뿌려진 농약의 잔류물과 화학비료의 성분에 대한 의심과 두려움에서 처음으로 자유로움을 느꼈다. 단 1g의 화학비료도 사용하지 않고, 단 1ml의 농약에도 오염되지 않은, 오로지 비옥한 자연의 땅에서 햇빛을 받고 시냇물에 의해 자라서 천연 아미노산과 비타민, 유기 미네랄, 정제되지 않은 탄수화물과 자연 영양분을 함유한 양배추다. 그제서야 지금껏 살아오는 동안 모양은 같지만 속은 다른 음식을 먹으며 살아왔다는 사실을 깨달았다.

백운산 생활은 순전히 자연에서 자라고 생겨난 것만을 먹고 살기 위해 노력한 삶이었다. 따뜻해지는 봄에는 산나물과 약초가 넘쳐났다. 산에서 자라는 약초나 나물을 전혀 모르던 나는 동네 약초와 산나물을 잘 아는 어르신과 약초, 나물을 전문으로 캐시는 분을 소개받아 그분들과 함께 매일 산에 올라 산야초를 공부했다. 쑥과 들국화를 구분하지 못했던 나였지만, 낮에는 산나물과 약초를 캐고, 저녁에는 약초 도감을 보면서 약초의 효능을 알아갔다. 더덕, 도라지, 머위, 냉이, 달래, 뽀리뱅이, 참나물, 취나물 등 익숙한 산야초부터 공부했다. 70여 가지의 산야초를 공부하면서 자연스럽게 혼자 산에 올라 약초를 캐러 다니게 되었고, 나름 약초를 보는 눈이 생겼다. 산에서 구할 수 있는 것 외에 시골 할머니들께서 텃밭에서 기른 무농약 채소나 과일도 활용했다.

독자분들이 자연에서 직접 산나물을 채취하는 것은 어려움이 있을 것이다. 시골의 지인을 통하거나 시간적인 여유가 된다면 5일장을 찾아가 구입하는 것도 좋은 방법이지만, 의지만 있다면 자칭 약초꾼이 되는 것도 가능하다고 생각한다.

식탁 위의 상추가 청교도들의 포도 주스라면 야생의 상추는 예수의 피와 같은 것이다. 우리에게 야생의 구원자가 필요하다는 것을 우리 중 일부는 지금도 잘 알고 있다. 데일 펜델의 말처럼 야생의 것이 좋다.

생채식 초기에는 거친 음식들을 섭취하다 보니 소화 흡수가 쉽지 않아 무척 힘들었다. 잘 씹거나 짓이겨서 먹어야 하는데 잘 씹지 않고 삼키는 습관 때문이었다. 그 결과 딱딱한 현미나 흑미는 알갱이가 대변으로 그냥 나오는 경우도 많았고 채소를 많이 섭취하면 섬유질이 그대로 대변으로 배출되거나 오히려 변비가 생긴 적도 있었다.

산나물의 경우는 섬유질이 질기고 딱딱하다. 처음 시도하는 거라면 잘게 썰거나, 녹즙으로 섭취하는 것을 추천한다. 소화와 흡수를 원활히 하기 위해서 오래 씹는 것보다 좋은 방법은 없지만, 녹즙으로 만들어 천천히 여러 번에 나누어 조금씩 마시는 것도 좋은 방법이다.

생채소 식단의 대체재로 녹즙을 만드는 일은 일과 중에 가장 중요한 일이었다. 1L의 녹즙을 만드는 데에는 채소의 종류에 따라 다르지만, 뿌리채소 포함해서 2~4kg 이상의 채소가 소비되는데, 뿌리채소와 잎채소의 비율을 5 : 5 정도면 하면 적당하다. 착즙기는 종류에 따라 녹즙량과 섬유질 보존량이 상당한 차이가 있다. 압착식 녹즙기보다 쌍 기어 방식의 녹즙기를 선택하는 것이 좋다. 압착식 녹즙기의 경우 압착 과정에서 열이 발생하여 녹즙의 미네랄이 소실될 수 있고, 녹즙량도 적다. 반면 쌍 기어 방식의 녹즙기는 채소를 짓이겨서 녹즙을 만들기 때문에 섬유질을 포함 각종 미네랄을 순수하게 보존할 수 있어서 한 번에 다량의 채소를 섭취할 수 있다.

완전 생채식을 실행하는 데는 초인적인 인내심이 필요하다. 감식계획이나 감식 후 본 식단계획을 충분히 세우지 않으면 갑작스러운 배고픔으로 오히려 음식을 과하게 탐하여 도중에 실패할 수 있다. 생채식을 시작할 때는 화식을 점차 줄여 1주일 이상 화식을 감식하면서 점점 생채식으로 전환해야 한다. 장기간 생채식을 실행할 때는 항상 허기짐이 있어 탄수화물을 과도하게 섭취할 확률이 높기 때문이다. 암과의 싸움에서 완승하기 위해서는 집중해서 식단을 실천해야 한다. 앞서 암 발병 초기부터 식습관 전환 후, 음식을 통해 항암을 실천하기 위해 극단적으로 탄수화물 제한하는 식이요법의 실행 경험과 방법을 상세하게 설명해 놓았다.

가끔 환자 중에 자연식품보다 건강식품, 건강기구들을 대책 없이 구입부터 하고 후회하는 것을 자주 보았다. 암 치료에 도움이 될 것이라는 막연한 생각에 여러 가지 영양제를 다량으로 구입하는 것은 정신건강이나 경제적으로도 좋지 않다고 본다. 나도 많이 경험해서 잘 안다. 그 마음도 이해는 가지만, 그 행동은 방탕한 자식에게 날마다 많은 용돈을 주는 것과 같다.

건강 기능 식품의 종류도 다양하고 설명도 자세하게 나와 있어서 전문약사가 아니더라도 쉽게 선택할 수 있다. 그러나 선택할 때는 신중해야 한다. 건강식품이 범람하는 가장 큰 이유는 돈으로 건강을 살 수 있다는 생각 때문일 것이다. 과대 포장된 허위광고에도 주의해야 하며 과학적 분석을 과

신하거나 맹신해서도 안 된다. 부득이하게 선택해야 하는 경우라면 전문가의 도움을 받아 당장 필요한 최소 분량만 구입할 것을 권한다. 영양제보다 자연식품을 섭취한다는 기본원칙을 세워야 한다. 나를 살린 최고의 항암제는 채소이고 곡물이며 산나물이었다.

식단을 구성할 때마다 '이 음식이 내 몸으로 들어왔을 때 암을 촉진할까, 아니면 암을 억제할까?'라는 생각을 항상 염두에 두었다. 히포크라테스의 "음식으로 못 고치는 병은 없다."라는 명언처럼 음식이 암을 사멸시킬 수도 있지만, 반대로 암을 미친 듯이 날뛰게 만들 수도 있다는 사실도 믿게 되었다. 생채식 과정은 엄청난 인내력이 요구되지만, 효과는 그 상상 이상이다.

과다하게 영양제를 복용하면 오히려 자연식으로 얻는 비타민이나 미네랄 등의 흡수 능력이 저하되거나 합성 능력을 떨어뜨릴 수도 있다. 또한 집에서 운동기구를 사용해 운동하는 것보다 숲속이나 공원에서 걷는 것이 훨씬 더 건강에 좋을 수 있다. 러닝머신보다는 산길을 걷고, 영양제보다 채소를 선택하고, 재배 채소보다 산나물을 먹고, 관행농법보다 유기농법으로 키운 채소를 구입한다. 물론 선택은 여러분의 몫이다.

배추는 왜 벌레들의 밥이 되었나?

식재료를 잘 골라야 한다. 암 진단을 받는 순간부터 먹거리는 일상의 최대 고민거리이다. 몸에 좋다는 음식과 약재들을 찾아 나서고 평상시에는 거들떠보지도 않았던 다양한 채소들과 과일들도 종류대로 식탁에 올린다. 암 환자를 위한 식단과 관련 정보는 넘쳐나는데 담당 의사는 골고루 잘 먹어야 한다는 말 이외에 특별한 음식 제안은 해 주지 않아 환자와 가족들은 아쉬움이 크다.

소셜 미디어나 방송을 통해서 헷갈리는 정보가 너무 많이 흘러나오는 것도 문제다. 한쪽에서는 채식을 권하지만 과일은 식단에서 빼라고 하고, 또 한쪽에서는 과일을 다양하게 먹으라고 한다. 이쪽에서는 항암 치료하는 사람은 고기를 먹어야 한다고 하고, 저쪽에서는 고기를 절대 먹지 말아야 한다고 한다. 자연 당이든 과당이든 당이 들어있는 음식은 극도로 조심해야 한다고 하고, 당은 괜찮지만 지방과 단백질이 암 성장에 도움을 줄 수 있으니 조심하라고 한다.

또 하나의 논쟁은 소금의 섭취 문제이다. 무염식이 좋다. 저염식을 해라.

죽염은 괜찮다. 또 어떤 이들은 염장식품과 된장 그리고 김치까지도 먹지 말라고 한다. 이런 논쟁 덕에 식단을 구성할 때 난감하기만 하다. 나는 이 논쟁이 생리학적으로 각각의 음식들이 우리 몸에 어떤 영향을 미치는지 이해하려고 하기보다는 성분 하나하나를 따지는 단편적인 지식 대결이라고 생각한다. 이렇게 접근하는 방식은 위험하다. 모든 결과가 음식이 암을 촉진시키고 몸을 해롭게 한다는 데에 초점에 맞춰져 있기 때문이다. 이제는 암을 극복하기 위해 음식이 몸에 도움이 되는지를 논쟁해야 할 때다. 독이 되는 음식이 때로는 생명을 구하는 약이 되는 경우가 많고, 재료의 상태나 구성에 따라 얼마든지 효과가 달라질 수 있기 때문이다, 환자를 혼란스럽게 하는 위험한 논쟁은 멈춰야 한다. 그보다 더 중요한 것은 음식의 본질에 있다. 음식이 우리 몸에 끼치는 영향은 절대적이다. 그렇기 때문에 암환자는 스스로 어떤 음식이 몸에 이로운지 해로운지 판단할 수 있어야 한다.

다음의 질문이 그 판단의 기준이 된다.

✱ 어떤 종류의 재료인가?

✱ 어떤 방법으로 재배되었나?

✱ 어떤 환경에서 어떤 먹이를 먹이며 사육되었나?

✱ 어떤 상태로 보관되었나?

✱ 어떤 상태로, 어떤 조리법으로 요리했나?

✱ 어떤 조합으로 만들었나?

✱ 섭취 횟수는 몇 회인가?

✱ 얼마 만큼 섭취했나?

가장 중요한 것 중 하나가 지금 내 손에 있는 재료의 상태일 것이다. 아주 상식적인 한 가지 예를 들면, 일반적으로 재배된 과일을 잘 씻어서 먹어야 한다고 한다. 그 이유는 무엇일까? 가을철 대표적인 과일인 사과의 경우 일 년 동안 15회 정도의 농약을 살포하는 것으로 알려져 있다. 매달 1회 이상 농약을 살포하고 있다. 그 외 다른 과일들도 크게 다르지 않다. 살균제, 살충제와 제초제를 포함하여 수확 후 보관과정에서의 방부처리, 과일에 윤기를 내기 위해 광택제까지 바른 후에야 비로소 판매가 이루어진다. 10년 전까지 돼지나 소를 사육하면서 배합사료에 항생제를 사용한 적이 있다. 우유를 빨리 뽑아내기 위해 소에게 성장 촉진 호르몬제나 인공 호르몬제를 투여하기도 한다. 이들 호르몬은 고기와 우유에 고스란히 녹아있다. 사실 이런 논쟁의 본질은 사과의 경우와 같이 크게 다르지 않다.

우리나라에서 저공해 유기농법으로 생산된 채소와 과일은 파종에서 시작해서 재배, 유통에 이르기까지 화학비료와 농약의 사용 측면에서 철저히 관리되고 있으며, 유기 축산물의 경우도 출산부터 성장 과정과 도축 및 유통 환경에 걸쳐 제도적으로 철저하게 관리되고 있다. 심지어 도축장으로 이동할 때 동물 생명윤리에 의거하여 이동 수단을 선정하고 개체 보호가 이루어진다. 도축장 안에서도 이동하는 통로 및 도축 도구까지도 시스템화되어 관리된다.

자기 치유 초기에 배추와 케일을 텃밭에서 키워 본 적이 있다. 크게도 안 자랄뿐더러 잎은 벌레들의 밥이 되어 줄기만 남았다. 벌레 자라는 속도가 엄청나다. 몇 번에 걸쳐 벌레 제거를 시도하다가 포기했는데, 산속 생활 중에

조그만 텃밭에서 재시도하여 성공시켰다. 그러나 배춧잎을 먹어치우는 벌레를 잡는데 하루에 꼬박 두 시간 이상이 걸렸다. "에라! 모르겠다!" 여름 더운 날 어싱을 한다는 기분으로 반바지만 입고 일광욕을 하면서 맨발로 풀을 뽑고 벌레를 잡았던 기억이 있다.

전북 고창에서 토종 씨앗을 보존하면서 저공해 유기농법으로 농사를 지으시는 농부들을 만난 적이 있는데 화학비료 대신 직접 만든 퇴비를 사용하고 목초액

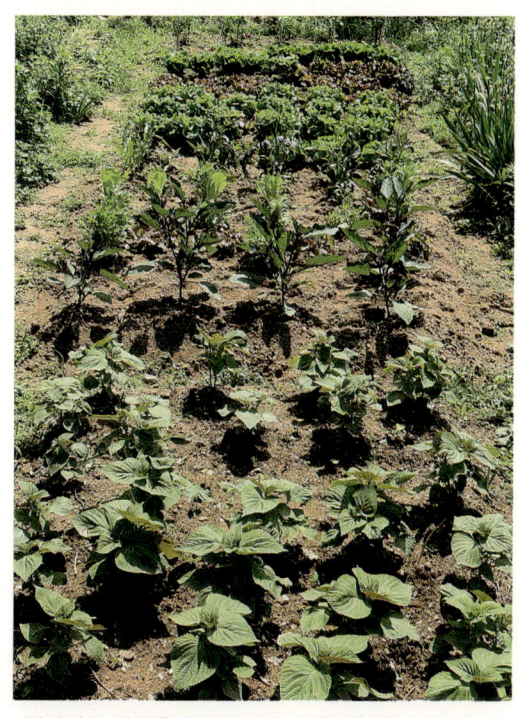

전라남도 광양읍 동곡리 산속 생활 때 직접 가꾼 텃밭

을 활용해서 해충을 해결하고 있었다. 몇 개월을 오고 가며 지켜보았는데 농약과 비료를 사용하지 않는 농사법을 보면서 대량 생산하는 채소에 농약을 치고 비료를 줄 수밖에 없는 이유를 알게 되었고, 그 이후로 유기농법 채소, 과일이 비싼 이유를 묻지 않게 되었다.

채소를 익힐 것인가, 말 것인가?

생채식을 하던 초기에 고민이 생겼다. '조리 가공식품과 날로 먹는 생채식 중 어느 쪽이 몸에 더 좋을까?' 생채식을 옹호하는 사람들은 조리하지 않은 음식을 더 많이 섭취할수록 약해진 신체에 충분한 영양을 공급할 수 있다고 하였다. 그러면서 익힌 음식은 조리 과정에서 필수영양소를 비롯하여 건강에 이익을 주는 많은 영양소를 파괴하여 결과적으로 비타민 부족이나 미네랄 결핍을 가져온다고 주장했다. 그러나 내 경험에 비추어 보면, 반은 틀리고 반은 맞는 말이다. 익힌 음식이라고 해서 몸에 해로운 것은 아니다.

음식을 익히지 않고 먹어야 영양소를 모두 흡수할 수 있다는 그럴듯한 말만 믿고 생채식의 문제점은 파악하지 못한 채 극단적으로 날것을 먹기 위해 애쓰는 것은 좋지 않다고 생각한다. 생채식의 가장 큰 장점은 당연히 생명 에너지가 살아있는 양질의 효소와 비타민의 섭취가 가능하다는 것이고, 반면에 가장 큰 단점은 찬 성질이라서 익숙해지지 않으면 조리하여 익힌 음식보다 먹기가 불편하고 소화가 잘 안된다는 것이다. 오히려 잘못된 섭취 방법은 건강을 해칠 수도 있다. 생채식이라 하면 그냥 날것으로 먹는 단순한 방법을 연상하지만, 그것이 쉽지만은 않다. 암환자는 대부분 몸이 차고, 장 상태가 좋지 않아 소화 기능이 약하고 흡수도 잘 안되는 경우가 많아 영양소의 섭취가 어려워질 수 있다. 이런 상황에서도 생채식을 하고 싶다면 최대한 빨리 음식 섭취 환경을 바꾸어야 한다. 익힌 채소나 스튜 그리고 부드러운 찹쌀밥 등 소화가 잘되는 음식 위주로 섭취하면서 소화 환경을 개선하는 것이 바람직하다.

생채식이 익숙해지기까지는 시간이 걸릴 수도 있다. 초기에는 뿌리채소나 잎채소를 최소한 스팀 처리한 후 섭취하는 것이 도움이 되고, 부드러운 채소부터 시작하여 녹즙으로 소량씩 양을 늘려가는 방법도 추천한다. 표면이 단단한 곡물은 가루로 만들어 샐러드 위에 뿌려 먹거나 부득이한 경우 뜨거운 물을 붓고 수프로 만들어 섭취하는 것이 좋다. 예

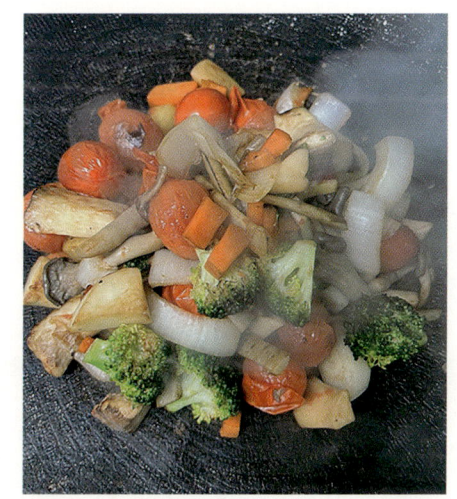

철판에서 살짝 열기를 가하여 풍미가 올라오게 익히기

를 들어 소화가 잘 안 되는 재료는 익히고, 부드러운 뿌리채소는 스팀 30초 정도만 해서 먹고, 곡물은 현미를 베이스로 한 예닐곱 가지의 곡물을 생 가루로 만들어 섭취하는 식이다. 본인에게 맞는 생채식 방법을 찾고 단점을 해소해 나가면서 치유과정을 보완해야 한다. 처음에는 시행착오를 겪기도 하겠지만 몸 상태와 컨디션에 따라 생채식의 장점을 활용하면, 다양한 미네랄과 효소 그리고 여러 가지 비타민을 온전한 상태로 섭취할 수 있게 된다.

채식의 보완, 단백질 대체

단백질은 탄수화물과 지방을 포함해서 세포의 구성과 성장에 영향을 끼치는 중요한 아미노산 공급원이다. 치유 기간 내내 단백질 공급원으로 고기 대신 콩류, 양배추, 아스파라거스, 브로콜리, 시금치 같은 채소를 섭취해 왔고 부족함을 느끼지 못했다.

그중에서 제일은 콩이다. 탄수화물이 비교적 적고 항암 성분이 많이 함유된 콩은 대두이다. 다른 콩 종류들은 탄수화물이 약 40~50%, 단백질이 약 20~25% 정도이지만, 대두는 탄수화물이 약 11%, 단백질이 약 35% 정도로 저탄수화물 고단백질이다. 그래서 암 치료 식단에서는 대두를 활용하는 것이 의미가 있으며, 두부나 낫토 같은 대두로 만든 식품도 탄수화물을 제한하는 식단에 활용해도 좋다.

콩의 효능을 우습게 보면 안 된다. 콩은 항산화 작용뿐만 아니라 암세포에 영양분을 공급하는 종양 혈관의 성장을 강하게 억제하며 암세포의 증식 또한 억제하는 작용을 한다.

일본 아이치현 암센터에서 1992년 위암 수술 후 생존율과 관련 식생활

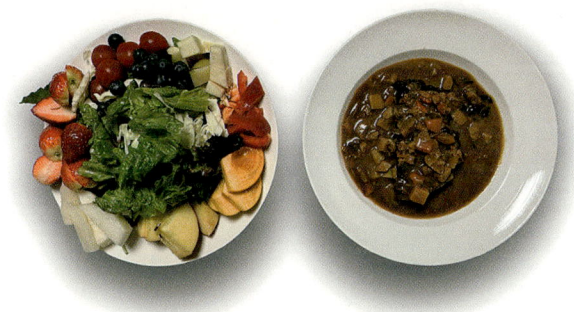

청국장과 생채식 기본식단

을 검토한 보고서에 따르면, 일주일에 3회 이상 두부를 먹으면 암 사망 위험 비율이 0.65로 감소하며, 주 3회 이상 생채소를 섭취하는 경우 암 사망 위험 비율이 0.74로 감소한다. 큰 차이가 아니라고 생각할 수 있겠지만 의미 있는 수치이다. 식품의 섭취 종류에 따른 7년간 사망자의 사인을 조사한 연구에서는, 대두 섭취량이 많은 일본 기후현 다카야마시의 35세 이상 주민 중 3만여 명을 추적조사 한 결과 위암 사망 위험이 매우 낮았다. 성별에 상관없이 대두를 자주 먹는 사람은 그렇지 않은 사람에 비해 위암으로 사망할 위험 비율이 약 절반으로 감소했다. 대부분 대두 제품을 자주 섭취하는 사람이 암 치료의 예후가 좋고 생존 기간이 늘어났다.

대두에는 이소플라본, 피트산, 프로테아제 억제제, 사포닌, 피토스테롤 등 암 예방 효과가 있는 성분이 많이 포함되어 있다. 하지만 이소플라본이라는 식물성 에스트로겐 성분은 여성호르몬의 작용에 영향을 주어 유방암 발병과 관련이 있다는 일각의 주장도 있다. 반대로 2009년 미국의학협회 저널에 실린 73,000명을 대상으로 한 상하이의 여성 연구 결과에서는 유방암 발병위험이 낮다는 결과가 나왔다. 또한 콩을 먹는 유방암 생존자 5,000명은 오히려 유방암으로 인한 사망과 재발 위험이 더 낮게 나타났다. 우리가 알고 있던 상식이 왜곡되지는 않았는지 살펴봐야 할 대목이다.

암에 걸리면 붉은 육고기를 먹지 않고 채식 위주의 식단을 하는 경우가 많은데, 콩은 항암 작용을 극대화하는 단백질 대체재로 훌륭하다고 생각한다.

과일보다 아보카도를 선택하는 이유

　식물이라는 뜻의 파이토케미컬(Phytochemical)은 식물에 존재하는 천연 화학물질로 건강에 좋은 영향을 주는 식물 유래 성분이란 의미로 사용된다. 과일에는 5대 영양소와 항산화 및 면역증강, 해독작용을 하는 암 예방 효과를 가진 무기질과 같은 영양소들도 풍부하게 들어 있다.

　과일을 포함해서 당근, 우엉, 연근, 양파, 감자, 고구마, 호박 등과 같은 재료에는 탄수화물이 많이 함유되어 있다. 특히, 과당이 많이 함유된 과일과 감자와 고구마에는 곡류와 비슷하거나 그 이상 수준의 탄수화물이 함유되어 있다. 탄수화물 제한 식이요법을 실행하는 경우라면 기본적으로 감자와 고구마와 그 가공품의 섭취를 지양해야 한다.

　그중 과일은 가장 주의해야 할 재료 중의 하나이다. 과일에 함유된 과당(Fructose)은 체내에서 포도당과 같은 대사 경로로 흡수되어 암세포의 에너지원으로 사용되기 때문에 탄수화물을 제한하는 케톤 식이요법을 실행 중에는 조심해야 할 품목이다.

　과일에 포함된 당류의 함유 비율을 살펴보면, 과일 대부분은 100g당

10~20g 정도의 당류를 함유하고 있는 것을 알 수 있다.

과일 종류	함유량(g)/100g당	과일 종류	함유량(g)/100g당
사과	13.1g	수박	9.2g
포도	15.2g	키위	11.0g
배	10g	자몽	11.0g
바나나	21.4g	배	10.4g
아보카도	0.9g	파인애플	11.9g
무화과	12.4g	망고	15.6g
아세로라	7.1g	복숭아	8.9g
귤	11.0g	라즈베리	5.5g
딸기	7.1g	레몬	7.6g
단감	14.3g	멜론	9.8g
체리	14g	블루베리	9.6g
석류	15.2g		

※ 출처: 일본 식품 표준 성분

    표를 보면, 바나나는 100g당 21.4g, 포도와 석류는 100g당 15.2g, 단감과 체리는 각각 100g당 14.3g, 14g, 사과는 100g당 13.1g 이상의 당류를 함유하고 있다.

    그러나 아보카도는 100g당 당류가 0.9g 이하이면서 식이 섬유와 지방을 많이 포함하고 있다. 아보카도는 올레산이 풍부하여 탄수화물을 제한하는 케톤 식이요법에 적합한 과일이라고 할 수 있다.

최소한 600g의 십자화 채소

미국 암 협회(ACS)에서는 암을 예방하려면 하루 600g의 채소를 먹으라고 권장하고 있다. 1994년 존스홉킨스대학 폴 타라레 박사의 연구에서 브로콜리에 함유된 글루코시놀레이트와 설포라판(Sulforaphane)이라고 하는 이소티오시아네이트 성분이 암 예방에 효과가 있다고 발표한 이후 많은 학자들에 의해 이 성분이 암 예방 효과와 암세포 사멸시키는 작용을 확인하였다.

십자화과 채소들로는 양배추, 케일, 유채, 브로콜리, 무, 배추, 청경채 등이 있다. 4~5월이 되면 제주도와 남해안에는 유채꽃이 만발한다. 유채의 어린 순도 항산화와 해독기능이 탁월하다.

십자화과 채소에는 비타민 C와 비타민 A, 식이 섬유, 칼슘 등이 풍부하다. 특히 브로콜리가 싹을 틔우고 3일 정도 성장한 새싹이나 다 자란 브로콜리에는 많게는 다른 채소에 비해 100배 가까운 이소티오시아네이트 성분이 들어 있어 암 예방 효과뿐만 아니라 위암의 원인인 헬리코박터 파일로리균의 증식을 억제한다.

약간 매운맛을 내는 이소티오시아네이트 성분은 체내의 해독작용과 항

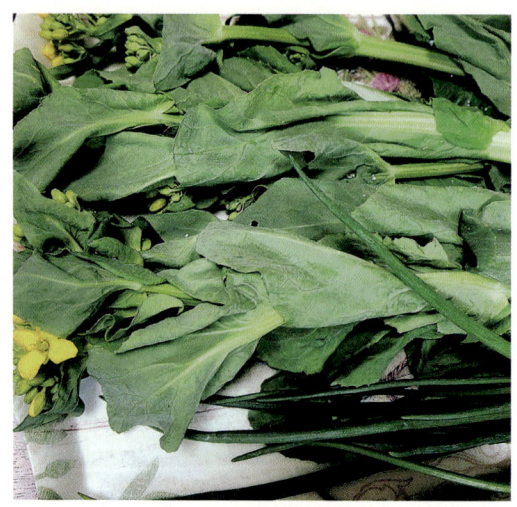

보기 힘든 생채식용 배추꽃

산화력을 높이는 효과가 있어서 생채 그대로 먹거나 녹즙을 만들어 마시는 것이 가장 좋고, 단식 전후 예비 식용이나 보식용으로 훌륭하다. 다만 샐러드용으로는 다소 거칠고 매운맛이 있어 녹즙용으로 활용할 때는 사과나 오렌지를 반쪽 정도 추가하여 매운맛을 없애면 부담 없고 영양소 파괴 없이 섭취할 수 있다. 만약 쌉싸름한 맛 때문에 샐러드나 녹즙으로 마시기 어려운 경우에는 스팀을 30초 이내로 쐬면 매운맛은 사라지고 영양은 보존시킬 수 있다. 하지만 소티오시아네이트 성분이 열에 약하기 때문에 주의해야 한다.

자연 성분의 미네랄 보급원 버섯

불로초라고 불리는 신령스러운 버섯인 영지버섯에 대해 들어보았을 것이다. 영지버섯을 포함한 버섯류에 함유되어 있는 미네랄 성분은 다양하고 풍부하다. 인간에게 필요한 9가지 필수 아미노산을 포함해서 비타민도 풍부하지만 아무래도 버섯류의 핵심 성분은 베타클루칸일 것이다.

그중에서도 항암 작용이 월등하다고 알려진 꽃송이버섯과 위와 장 질환에 좋은 노루궁뎅이 버섯을 즐겨 먹었다. 매년 여름이 지날 때쯤 건조시켜서 준비해 두었다가 일 년 내내 차로 마신다. 차를 끓일 때 염증 제거에 탁월한 유근피와 위 염증에 좋은 삽주 등을 같이 넣어 마시면 더 좋다.

매일 버섯을 섭취했던 이유는 베타클루칸과 등의 자연 성분을 섭취하기 위해서인데 베타글루칸이라는 다당체는 면역력을 높여주는 암 치료 물질로 주목받고 있는 성분 중의 하나이기 때문이다.

상태 좋은 버섯은 제철이 아니면 구하기 어렵기 때문에 미리미리 구입처에 부탁하는 것이 좋다. 면역력을 높이고 암에 효과가 있다고 알려진 상황버섯, 영지버섯, 동충하초 등도 구하기 어렵지 않다. 일상적인 음식 재료로 다

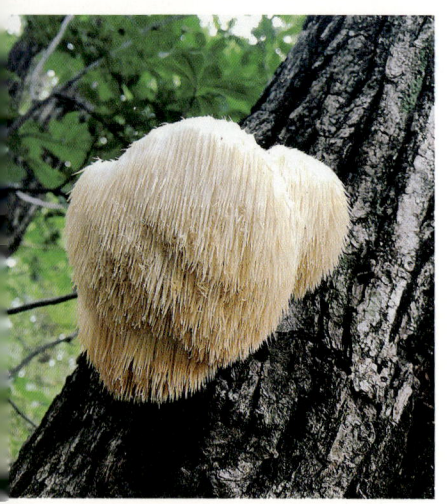

형이 따다 준 노루궁뎅이 버섯

양한 버섯류를 섭취하는 것을 추천한다.

자연산으로는 꽃송이버섯과 노루궁뎅이버섯은 가격이 비싸고 구하기 어렵지만 강력한 항암 성분을 함유하고 있다고 알려져 있다. 버섯류에는 탄수화물이 적고 비타민, 섬유질, 미네랄이 풍부해서 탄수화물을 제한하는 케톤 생성 식이요법에도 유용한 재료로 활용하기 좋다.

음식은 귀중품이 아니다

 지금 사용하고 있는 냉장고에 '나'를 위해 준비된 음식이 얼마나 오랫동안 냉동상태로 보관되어 있는지 생각해 보았는가? 냉동고에는 고기류, 생선류들이, 냉장고에는 보관함에 언제 만들어 넣었는지 모를 식품들이 가득하다. 냉장고에 들어 있는 음식들은 귀중품이 아니다. 꼭꼭 숨겨 둘 필요가 없는 것이 많다. 당장 버려야 할 식재료들과 보관에 주의해야 할 재료들을 분류하여야 한다.

① **설탕이 많이 들어간 식품** : 과일주스, 탄산음료, 술 등
② **가공과정에서 질산염을 사용하는 제품** : 소시지, 베이컨 등
③ **밀가루와 옥수수로 만든 식품** : 빵, 피자, 과자 등
④ **가공된 유제품** : 치즈, 요구르트, 버터 등. 풀을 먹고 자란 젖소에서 생산되는 것은 오메가 지방산이 많이 함유되어 있지만 사료로 키운 소들은 염증성 지방산인 오메가6를 많이 함유한 경우가 많다.
⑤ **비 유기축산 육고기와 계란** : 호주산 육고기의 경우 목초 재배 육우가

수입되고 있어서 좋은 선택지가 되기도 한다. 오리고기나 염소 고기의 경우는 국내에서도 자연 방사, 방목으로 키우는 경우가 많아 대안으로서 좋은 선택이다.

⑥ **비 유기농 과일과 채소류** : 우리나라에서 재배한 과일이라도 살충제, 살균제, 제초제를 포함하여 1년에 10회 이상 농약을 살포하는 과일이 많다. 채소도 화학비료나 다량의 농약을 사용하여 재배하는 경우가 많으므로 선택할 때 주의해야 한다.

⑦ **콩류 제품** : 단백질 보충을 위해 훌륭한 음식 재료이지만 선택할 때 주의해야 한다. 특히 GMO 재배 콩은 피하는 것이 좋다.

⑧ **글루텐 함량이 많은 제품** : 귀리, 보리, 밀, 옥수수 등의 곡물을 포함하거나 이들을 원료로 하여 만들어진 제품

⑨ **포장 식품** : 시리얼, 에너지바, 감자전분, 만두, 피자 등은 냉장고에서 빨리 빼내야 한다.

음식 재료 본래의 영양

항암 식단으로 케톤 생성 식이요법을 기초로 실행하면서 재료에 신경을 많이 썼다. 기본적으로 재료는 저공해 유기농 채소와 과일을 선택하고 가능한 로컬 재료 위주로 정하고, 봄부터 가을까지는 산에서 나는 산나물을 많이 활용했다. 녹즙과 생채소, 생 곡물가루와 죽염으로 구성한 항암 식단으로 실행했다.

몸에 좋다고 소문난 특별한 재료나 색다른 재료보다 저공해 유기농 재료 위주로 구하기 쉽고 조리가 편리한 음식 재료를 선택하고 조리를 최소화하여 재료 본래의 영양을 보존하려고 했다. 아래는 그동안 실천한 식단 구성에 필요한 재료의 종류와 레시피 등을 정리한 것이다.

현미 찹쌀밥 - 보리, 귀리, 콩, 율무, 흑미, 찹쌀

밥은 가장 기본적인 음식이다. 암 발병시기에 내 위 상태는 최악이었다. 헬리코박터 파일로리 균도 있고 종양과 함께 위궤양과 위염이 심해 좋지 않은 상태였기 때문에 곡물류를 어떻게 섭취해야 할지 큰 고민이었다.

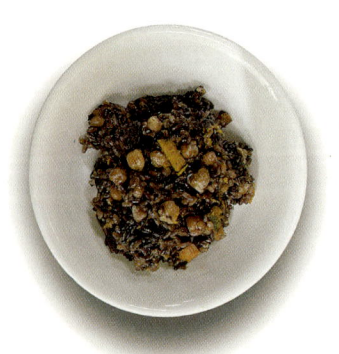

흑미와 현미찹쌀밥

오래 씹는 습관이 되어 있으면 괜찮지만 오래 씹지 않으면 소화가 잘되지 않는 거친 현미와 보리 그리고 귀리 등을 포함한 현미 잡곡밥으로 갑자기 전환 섭취하는 것은 좋지 않다. 처음에는 생 곡물가루로 현미잡곡밥을 대신하여 섭취하다가 소화 기능이 좋아지면서 서서히 전환하는 것이 좋다.

생 곡물가루나 현미 잡곡밥 모두 소화도 잘되고 통곡물을 생으로 먹는 효과가 있어 혈당의 급상승을 억제하고 염증 억제 효과가 좋다. 다만 죽을 끓이거나 범벅으로 만들어 섭취할 때는 한 번에 많은 양을 섭취할 수 있기 때문에 오히려 현미 잡곡밥보다 탄수화물이 더 증가할 수 있으므로 신중해야 한다. 곡물가루를 제조할 때는 볶지 않고 생 곡물 그대로 빻아서 섭취하는 것이 좋은데, 볶으면 탄수화물 수준이 올라가기 때문에 신경써야 한다.

샐러드용 생채류 – 토마토, 양배추, 브로콜리, 케일, 당근, 야콘 우엉, 연근

채소는 당근과 양배추를 베이스로 한 샐러드나 녹즙을 주로 활용했다. 대부분 암환자들이 우려하는 당분도 높지 않고 다른 과일에 비해 칼로리도 낮아 염증 제거용으로도 적절한 채소들이다. 샐러드를 만들 때는 위장에 소

화 부담을 주지 않는 부드러운 채소 위주로 하고, 거친 채소나 뿌리채소들은 샐러드로 먹기보다는 녹즙으로 만들어 섭취하는 것이 좋다.

설포라판을 많이 함유한 십자화과 채소들인 브로콜리, 양배추와 라이코펜이 가장 많이 함유된 토마토, 베타카로틴이 많이 함유된 당근 등은 염증 해결과 항암 기능이 뛰어난 채소들이므로 샐러드나 녹즙 재료로도 빠질 수 없다.

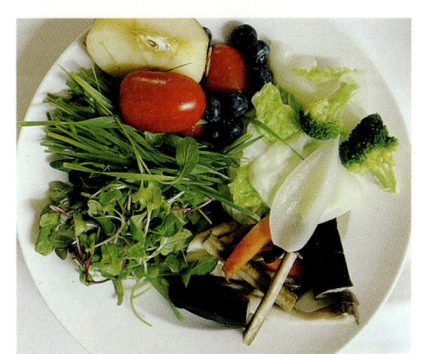

일상적인 밀순을 포함한 식단

각종 소스류 - 올리브유, 생선 오일, 아마씨 오일, 생강, 마늘, 커큐민 가루, 된장, 양파

익숙한 소스들일 것이다. 올리브유, 어유, 햄프시드 오일, 생들기름은 모두 염증 억제에 뛰어나다. 특히 햄프시드는 오메가3가 다량으로 함유되어 있는데 DPA나 DHA로 전환되어 강력한 항염증 효과를 낸다.

샐러드를 준비하고 나면 드레싱을 만드는 것이 즐거워진다. 드레싱은 3~4 가지 오일을 혼합하여 생들깨 가루와 참깨 등을 넣고 만든다.

여기에 다진 마늘, 커큐민 가루, 생강, 양파 등을 다지거나 얇게 채 썰어서 나한과(단맛)와 토판 죽염으로 간을 한 다음 몇 가지 오일을 섞어 만든다. 오일류는 상온에 냉장 보관해도 일단 공기 중에 나오면 산패 위험이 있어 그때그때 만들어 사용하는 것이 좋다.

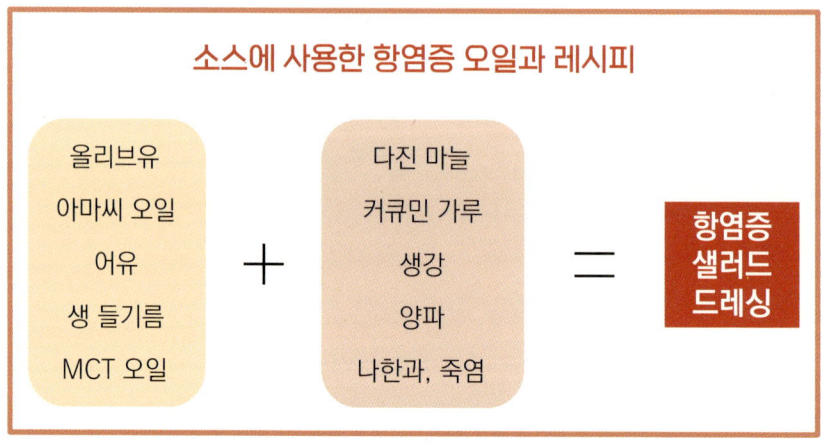

항염증 차 – 녹차, 유근피, 예덕나무, 삽주 뿌리, 머위 뿌리

우습게 들릴지 모르겠지만 녹차만큼 체내 활성산소를 제거하는 데 효과가 큰 성분도 드물다. 녹차에 함유된 카테킨 성분은 염증 물질인 사이토카인 분비가 증가할 때 항산화 작용, 강한 항염증 작용이 강력하다.

한방에서 추천하는 염증을 다스리고 위암에 효과 있는 유근피, 예덕나무 껍질, 삽주 뿌리, 참 옷 껍질, 머위 뿌리와 꽃송이버섯, 노루궁뎅이버섯을 가루녹차와 함께 차로 만들어 수시로 마셨다.

참고로 녹차는 탄닌을 많이 함유하고 있다. 탄닌은 칼슘의 대사 이상을 일으켜 석회화를 유발할 수 있기 때문에 감, 밤을 포함해서 위암 수술한 환자는 조심해야 한다.

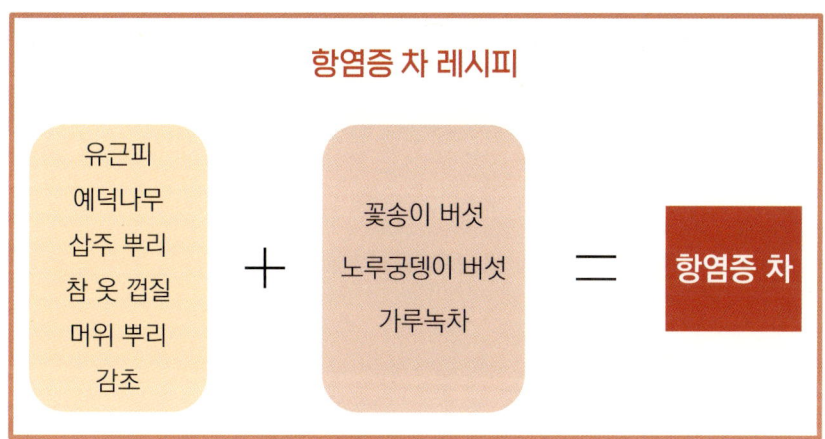

특히 녹차는 위암 발생을 줄인다는 보고도 있고 방사선 치료 효과를 높인다는 연구 결과도 있어서 발병 초기부터 가루 녹차를 자주 마셨다. 그러나 아무리 몸에 좋아도 약차를 장복하면 좋지 않다. 일주일에 4일은 마시고 3일은 쉬는 방식으로 과음용을 피했고, 5~6가지 재료를 약탕기에 물과 함께 넣고 끓자마자 불을 끄고, 온도를 60도 정도에 맞춰 놓고 아침저녁으로 200ml 정도씩 마셨다.

항암 식이요법을 실천할 때 중요하게 생각해야 하는 부분은 반드시 규칙을 세워 실행하는 것이 좋다.

항암 케톤 생성 식이요법을 실천하기 위한 핵심 요소들
① 반드시 항암 영양소들을 공급할 수 있는 재료를 선택한다.

② 암 성장을 촉진하는 성분을 함유하거나 암세포를 자극하는 성분을 함유한 재료들은 배제한다.

③ 주변에서 구하기 쉬운 재료와 산과 들에 나는 제철 산나물과 약초들을 식단의 중심에 둔다.

④ 익히지 않은 상태의 자연식 위주로 최대한 영양분이 소실되지 않은 상태에서 섭취한다.

항암 케톤 생성 식이요법을 실천하기 위한 핵심 규칙들

① 총량을 줄인다.

② 당류를 제한한 식단을 위주로 한다.

③ 고탄수화물 재료를 삼간다.

④ 동물성 식품을 대체로 삼간다.

⑤ 생 들기름, EPA, 햄프시드 오일, 선별된 올리브오일 등 양질의 오일 섭취를 늘린다.

⑥ 모든 종류의 동물성 단백질 섭취를 줄인다.

⑦ 과일, 잎채소, 뿌리채소를 합하여 식사마다 10가지 이상의 채소 생식을 원칙으로 한다.

⑧ 곡물은 8종류 이상, 통곡물로 최소한 정미 처리해서 생 가루나 밥으로 섭취한다.

⑨ 저공해 유기재배 채소와 유기축산 식품 선택한다.

⑩ 부족한 영양을 보완하는 서플리먼트를 선택적으로 섭취한다.

⑪ 하루 물 섭취량을 2L 이상으로 늘린다.

⑫ 약차를 자주 마신다.

⑬ 염장하지 않은 제철 해초류를 섭취한다.

⑭ 고품질의 죽염을 섭취한다.

자기 치유 기간에 실천한 케톤 생성 식이 식단을 위한 재료 구성

① **잎채소류** : 브로콜리, 양배추, 케일, 시금치 등 십자화과 채소 위주로 선택하고, 밀 순과 보리 순을 사용한다.

② **뿌리채소류** : 생강, 마늘, 양파, 마, 당근, 우엉은 필수적으로 매일 식단에 포함하고, 야콘이나 무 등은 계절에 따라 섭취한다.

③ **과일류** : 과일은 그다지 많이 먹지 않았기 때문에 제철 과일 위주로 조금씩 섭취하거나 베리류를 많이 섭취한다.

④ **버섯류** : 표고버섯, 만가닥버섯, 새송이버섯 등은 찜을 해서 섭취하고 오래 보관해야 하는 꽃송이버섯과 노루궁뎅이 버섯은 건조시켜 차로 마신다.

⑤ **해조류** : 건조된 미역이나 미역귀, 다시마 등과 제철 해조류를 섭취하고 염장 해조류는 섭취하지 않는다.

⑥ **육고기류** : 자연 방사 유황 오리와 흑염소를 소량씩 가끔 섭취했다.

⑦ **오일류** : 생들기름, 올리브오일, EPA, MCT 오일을 주로 사용한다.

⑧ **견과류** : 견과류는 산패 여부를 확인하기 어렵기 때문에 많이 섭취하지 않는다. 먹을 때는 뜨거운 물에 살짝 익힌 다음 섭취했고 햄프씨드

생 가루와 생들깨 가루를 주로 섭취한다.

⑨ **장류** : 된장과 간장은 직접 담가서 준비한다.

⑩ **양념류** : 될 수 있는 한 양념을 하지 않고 죽염과 간장으로 간을 했으며 설탕 대신 나한과를 사용한다.

음식으로 암세포를 사멸하자

　음식으로 암세포를 사멸시킬 수 있을까? 치유과정에서 이 방법을 선택할 수 있었던 이유는 이론적으로 근거가 확실했기 때문이다. 인체의 에너지 대사과정은 탄수화물과 지방 그리고 단백질 순으로 분해해서 에너지로 사용하는 것이 일반적이다. 케톤 생성 식이 방법은 탄수화물 공급을 차단하고 지방을 태워 에너지원으로 사용하도록 에너지 대사과정에 인위적인 변화를 주는 것이다. 이때 **지방산에서 케톤체로 에너지원을 전환시키는 미토콘드리아의 생산 여부가 중요**하다.

　정상세포는 미트콘드리아의 기능이 정상이기 때문에 포도당 사용을 줄이고, 지방산을 분해하여 ATP를 얻는 구조를 만들어도 생존할 수 있다. 그러나 **암세포는 미토콘드리아의 작동 시스템이 망가져 ATP 생산이 어렵기 때문에 케톤체 사용이 어려워져 에너지가 고갈되므로 세포사멸로 이어진다.** 케톤 생성 식이요법이 암 예방과 진행 암 억제 또는 암세포의 사멸을 위한 식단으로 인정받는 이유이다.

인체의 에너지 대사과정에서 케톤체의 생성과 암세포의 사멸 과정

* 인체의 에너지 대사과정은 탄수화물 → 지방 → 단백질 순으로 분해
* 케톤 생성 식이 식단은 탄수화물 공급을 차단하고 지방을 태워 에너지원으로 사용하는 방식
* 미토콘드리아의 ATP(Adenosine-tri-phosphate)의 생산 여부가 중요
* 정상세포는 미트콘드리아의 기능 정상 → 지방산을 분해하여 ATP 생성구조를 만들어 생존
* 암세포는 미토콘드리아의 작동 시스템 붕괴 → ATP 생성 불가능 → 케톤체 사용 불가능 → 에너지가 고갈 → 암세포 사멸

독일 뷔르츠부르크대학의 멜라니 슈미트 박사팀은 말기 암환자 16명을 대상으로 케톤 생성 식이요법이 진행성 암에 미치는 영향을 연구하였다. 이들은 탄수화물을 하루 70g 이하로 제한하고 지방과 단백질을 풍부하게 섭취하면 장기 기능을 개선하는 효과가 있다고 발표하였다.

특히 암세포는 탄수화물 이용도가 높지만, 근육 같은 정상조직에서는 지방산의 수요가 크기 때문에 **탄수화물이 적고 지방이 풍부한 식사가 진행성 암환자의 상태를 호전시키는 효과**가 높다고 보고 하였다.

자궁, 난소, 유방, 육종, 췌장, 갑상샘, 결장, 폐 등의 암에 오일과 단백질 쉐이크를 활용한 케톤 생성 식이요법을 활용한 실험에서 2.9% 정도의 체중감소 이외에 부작용이 없었다.

해석하면, **케톤 생성 식이요법은 정상세포의 경우는 포도당이나 케톤체 양쪽 모두 에너지원으로 사용할 수 있다. 반면 암세포는 포도당이 주 에너지원이기 때문에 케톤체는 사용할 수 없다.** 케톤 생성 식이 방법을 활용해 암세포의 주식인 포도당을 극도로 줄여 암세포를 굶기고 사멸시키는 전략으로 암을 호전시킬 수 있다는 이론이다. 더 많은 연구가 필요하지만 케톤 생성 식이요법과 표준 화학요법 및 방사선 요법 옵션을 결합하면 종양 반응을 개선하는 데 도움이 될 수 있다.

케톤 식이요법을 실행하면서 네 가지 수칙만 잘 지켜도 성공 확률은 높아진다.

첫째, 탄수화물과 같은 혈당을 높이는 음식 섭취를 줄이는 것이 제일 중요하고, 품질이 좋은 바른 먹거리, 영양이 풍부한 제철 재료를 선택하는 것이 케톤 생성 식이요법의 결과를 좋게 만든다.

둘째, 혈중의 케톤체를 높이는 식이치료 방법이기 때문에 오일의 선택이 중요하다. 염증 제거에 탁월한 오메가3가 풍부한 지방산을 섭취해 주로 햄프시드 오일, 생 들기름, 올리브 오일, EPA, MCT를 활용하되 신선도가 중요하다.

셋째, 주기적으로 케톤체 진입 여부를 확인하기 위해 케톤 수치를 측정하여 음식을 조절하면 효과적이다.

넷째, 케톤 생성 식단을 계획하고 실행할 때는 몸에 좋다고 하는 음식이 아니라 피해야 하는 음식에 초점을 맞추고 양질의 재료를 선택한다면 전략적으로 실패 확률이 현저하게 낮아질 것이다.

오랫동안 케톤 식이 식단을 유지하면 완전한 케토시스 상태가 유지되어 아래 사진에서처럼 측정치가 항상 0.2~0.5 사이로 나온다. 하지만 처음 시도할 때는 2~3 정도의 수치가 나오거나 그 이상도 나올 수 있는데, 수치가 너무 높아 4 이상 넘어가면 케톤 산증에 걸려 위험할 수도 있다. 2~3 정도면 좋다.

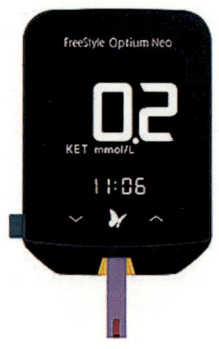

2023년 7월 케톤체 검사 수치

식이 방법을 바꾸는 것은 준비를 철저히 하더라도 실행 과정에서 여러 재료를 변경하거나, 중간에 식단에 어긋나는 음식을 섭취할 수도 있다. 인내심이 필요한 만큼 분명 극적인 건강의 전환점을 경험하게 될 것이다

참고로 당 섭취를 제한하는 항암 케톤 생성 식이요법이 목적이기 때문에 먼저 잎채소와 뿌리채소를 제외하고, 과일을 포함한 모든 탄수화물을 극도로 제한하는 것에 초점을 두었다. 채소든, 과일이든, 생선이든 우리가 섭취

할 모든 재료를 저공해 유기농법과 유기축산으로 수확한 재료를 선택할 것을 권한다.

특히 해조류는 가을부터 많이 생산되기 때문에 여름까지는 많이 섭취하지 못하는 아쉬움이 있지만 건조 미역귀 등은 계절에 상관없이 활용할 수 있어 좋다. 우스갯소리로 이 식단을 준비하다 보면 채소가 고기보다 비싸다는 말을 실감할 수 있다.

광고 속의 서플리먼트와 음식

건강증진을 위해 개발된 서플리먼트(supplement) 제품들은 매우 수익성이 높은 사업이다. 하지만 암세포에 효과가 좋다고 알려진 제품 중에는 배양한 암세포 또는 동물실험 연구 결과 효과가 있었지만, 인간을 대상으로는 검증되지 않은 종류들도 많이 있다. 이 정도의 실험 결과만 가지고 인간에게 효과가 있을지는 의문이 든다. 예를 들어 배양된 암세포의 시험관 실험에서 암세포에 타격을 주는 효과가 있을 수 있지만, 인간의 경우 대사과정을 거치면서 흡수되지 않거나 분해되어 효과를 못 볼 수 있다. 실험 쥐의 경우는 인간과 섭취 음식이나 대사과정이 달라서 쥐의 암세포에는 효과가 있더라도 인간에게서 같은 효과가 나타나리라는 보장이 없다.

비타민은 독감 예방, 피부노화 예방, 신생아의 성장을 위한 목적, 남성의 능력 향상을 위한 목적뿐만 아니라 고용량 비타민 C 요법을 통한 암 예방 목적까지 다양한 목적으로 활용되고 있다. 심지어 채소나 과일을 선택할 때도 비타민의 함유량에 따라 좋은 것 혹은 나쁜 것으로 분류되기도 하고 비타민이 많이 함유된 식품이 더 잘 팔리기도 한다.

우리는 하루에 비타민 종류대로 몇 알만 먹으면 건강이 좋아질 수 있다는 광고에 익숙해져 있다. 수험생의 집중력이 저하되면 비타민 B 알약, 독감에 걸리면 비타민 C 알약, 심장마비를 예방하기 위해서는 비타민 E 알약을 먹으면 해결할 수 있다는 식으로 감기에서 말기 암까지 만병통치약처럼 비타민이나 다른 서플리먼트들을 광고한다. 비타민만 예로 들었지만, 그 외에도 수없이 많은 건강증진 보충제들을 종류별로 광고하고 또 판매하고 있다.

많은 연구에서 다양하고 많은 양의 서플리먼트들을 복용하면 질병으로부터 보호받을 수 있다고 하지만, 서플리먼트의 효능에 대해 의문을 제기하는 연구들도 많다. 일반적인 성인이 하루 어느 정도의 서플리먼트를 먹어야 하는지, 암환자가 하루에 어느 정도까지 서플리먼트를 먹어도 괜찮은지 의문투성이다. 의사도 영양 전문가도 우리 몸이 비타민을 얼마나 자주 필요로 하고 1회 섭취량이 정확히 얼마인지 의견이 분분하기만 하지 정확히는 모른다. 자신에게 필요한 비타민이 얼마인지, 체질이나 흡수에 어떤 문제가 있는지 알지 못하는데 광고에 혹해서 섭취하는 것이 과연 적절한지 생각해 보아야 한다.

환자의 입장은 아직 암환자가 되기 전까지의 식습관과 생활 습관이 완전히 정비되어 있지 않은 생태이고 영양 균형이 잡혀 있지 않은 경우가 대부분이다. 따라서 항암치료 효과를 보고 부작용을 줄이기 위해서 합성 영양제 섭취가 필요할 수도 있고 일상적으로 적정량을 섭취하면 부작용도 거의 없다. 하지만 서플리먼트로 완전히 암 재발을 예방하거나 항암 부작용을 예방할 수는 없다.

스스로 암의 발병 메커니즘이나 암의 재발, 전이 과정에 관한 의학적 배경과 예방법 등을 충분히 숙지하여 서플리먼트를 선택하는 것이 과대광고에 속지 않는 길이다.

근본적으로는 서플리먼트에 의존하기 이전에 암 예방, 재발, 방지를 위한 식생활과 생활 습관 계획을 세워 실천하는 것이 좋다. 그러나 우리는 편리함에 익숙해져 있어 음식으로 섭취하는 것에 불편함을 느낀다. 무조건 영양제가 우리 몸에 이롭다고 생각하는 것도 편견이다. 가장 잘 알려진 비타민을 예로 들어 보자. 비타민 과잉 섭취에 대한 의견은 다양하다.

비타민 C의 경우 성인의 권장 섭취량을 남성은 90mg, 여성은 75mg 정도로 규정하고 있지만, 과잉 섭취하면 비타민 B12를 파괴한다는 연구 보고도 있고, 질병의 위험을 낮추는 데 도움이 되는지 의견도 분분하다. 가장 인기가 많은 서플리먼트이지만 비타민 C가 결핍되면 상처 치유를 느리게 하고, 혈관 손상을 일으키기도 하며 다발성 출혈도 일으킨다고 한다. 비타민 C는 감잎차를 비롯해 빨간 고추, 감귤류, 베리류에 많이 함유되어 있어서, 이들을 섭취하면 어렵지 않게 혈관 손상 등을 치료할 수 있다고 알려져 있다.

비타민 A를 과잉 섭취하면 태아의 기형을 일으킨다는 사실이 잘 알려져 있다. 극단적으로는 비타민 A 유도체를 함유하는 화장품을 금지하거나 식품 첨가를 제한하는 나라도 있다. 원래는 비정상적인 세포 분화를 조절하여 암 발생을 억제하는 생리적 기능을 갖는 항산화 비타민으로 알려져 있다. 버터, 달걀노른자, 연어 등의 동물성 식품과 푸른 잎 채소, 당근, 감, 귤 등에 많이 들어있으며, 육식을 선호하면 쉽게 부족해질 수 있는 영양소이기 때문에 신경써야 한다.

성인 대다수는 혈액검사에서 비타민 D가 부족하다는 결과가 나온다. 시중에 수많은 비타민 D 서플리먼트가 판매되는 이유이다. 하지만 품질이 좋은 비타민 D를 얻는 가장 저렴한 방법은 햇빛을 온몸으로 받는 것이다. B12는 장내 미생물에 의해 합성 흡수되는데, 육류, 생선, 김, 다시마, 매생이나 발효 식품을 통해서도 섭취할 수 있다.

토코페롤이라고도 불리는 비타민 E는 생리 활동에 영향을 가장 많이 미치는 대표적인 항산화제로 활용도가 높다. 항암 과정에서 일어나는 근육 손실 예방에 도움을 주고 면역체계를 강화시켜 종양 세포의 성장을 막는다. 특히 유방암, 대장암, 전립선암에 효과가 우수하다고 알려져 있다. 자연 재료에서는 늙은 호박, 시금치, 아보카도, 아몬드, 해바라기 씨에 많이 포함되어 있다.

채소와 고기만으로 균형 잡힌 영양소를 섭취하기 쉽지 않은 현실에서 질 좋은 서플리먼트들을 잘 활용할 수 있다면 암 치료 전 과정에서 영양 균형을 이루기 위해 큰 도움을 받을 수 있다. 하지만 거의 모든 서플리먼트는 음식으로 대체할 수 있다. 자기 치유 과정에서는 비타민이나 특정 미네랄이 부족하다면, 인공 합성 제품보다 완전한 영양을 함유한 음식을 통해 필요한 영양분을 섭취하려고 해야 한다. 그것이 우리 몸의 생물학적 균형을 유지하는 데 훨씬 더 도움이 된다.

내가 아는 한, **세상에는 암환자가 필요로 하는 단일 완전식품은 없다고 생**

각한다. 암에 걸리면 균형있는 영양을 위해 무엇을 얼마나 섭취해야 할지 고민이 크다. 항암 부작용을 겪고 있는 경우라면 더더욱 그렇다. 하지만 식이요법만으로 만족할 만한 효과를 내기 어려운 측면도 있으므로 체력과 면역력이 상당 수준으로 오르기까지 서플리먼트를 활용하는 것도 좋은 방법이다.

나도 자기 치유 초기에는 서플리먼트를 집중적으로 복용하였다. 고용량 비타민C 주사 요법과 미슬토 요법을 집중적으로 1년 정도 실행했고, 자기 치유 과정이 2, 3년차에 들어서자 체력이 정상으로 돌아오고 면역력도 좋아지면서 자연스럽게 케톤 생성 식단에 집중하였으며, 주사 요법이나 서플리먼트 섭취는 하지 않고 음식으로 섭취하는 방법을 선택했다. 그 과정에서 혈액 검사상 크게 문제가 될 만한 영양 부족이 발견되지 않았고, 식단을 바꾸고 생채식과 균형 잡힌 식단을 유지하면서 혈액검사를 해도 문제가 발견되지 않아 서플리먼트는 중지했다. 그 대신 상당한 양의 채소, 과일을 섭취했다. 생채식이나 녹즙 그리고 약간의 육식을 통해 영양 불균형을 해소하였다.

직접 실천했던 건강 식단의 예

5대 영양소를 함유한 건강식= 균형 잡힌 식단 + 서플리먼트
채소, 과일 + 현미를 포함한 잡곡류 + 저공해 유기농법으로 만든 식물성 오일류 + 검증된 유기축산 육류 + 버섯류, 해조류와 생선 등 항암 부작용 등으로 영양 부족이 가속화되는 환자이거나 평상시 혈액검사 결과에 따라 보충해야 할 부분이 있다면 주사 요법이나 서플리먼트를 활용하는 것이 큰 도움이 될 수도 있다. 미국암연구소와 세계암연구기금에서는 모든 암의 30~40%가 적절한 식이요법, 신체활동 및 적절한 체중 유지로 예방될 수 있다고 했으며, 일부 개별 암의 경우 이보다 더 높은 가능성이 있다고 추정했다. 특히 암 예방 식단 구성에서 반드시 포함되어야 하는 성분에는 셀레늄, 엽산, 비타민 B12, 비타민 D, 엽록소 및 카로티노이드(알파카로틴, 베타카로틴, 리코펜, 루테인, 크립토잔틴), 아스코르브산(비타민C) 등을 제안했다.

미국암연구소에서 제안하는 식단을 지침에 따라 실천하면 유방암, 결장직장암, 전립선암이 최소 60~70% 감소하고, 폐암도 40~50% 감소할 가능성이 있으며, 그 이외의 암종에서도 암 예방과 회복에도 도움이 된다고 보았다.[6]

암 발견 초기에 항암, 항염증 억제를 위해 집중적으로 복용했던 10가지 서플리먼트와 효과가 좋다고 생각했던 성분들을 소개하면 다음과 같다.

생채소, 설포라판, 셀레늄, 엽록소, 비타민 B12, 엽산, 비타민 A, 비타민 C, 비타민 D, 항산화제 알파 및 베타카로틴, 기타 카로티노이드, 라이코펜, 프로바이오틱스, 비타민 E, 커큐민, 구강 효소, 아마씨 오일, 마그네슘 글리시네이트, 에이코사펜타엔산 이 중에 생채소, 셀레늄, 비타민 A, 비타민 C, 비타민 D, 프로바이오틱스, 비타민 E, 커큐민, 구강 효소, 아마씨 오일을 주로 섭취했다.

셀레늄

셀레늄은 강력한 항암 특성을 가진 미네랄이다. 지난 몇 년간 많은 연구에서 셀레늄이 일부 형태의 암에 대한 강력한 보호 영양소라는 사실이 밝혀졌다. 그중 한 연구에서 밝힌 셀레늄의 주요 기능을 나열한 셀레늄 팩트시트가 있다.

① 셀레늄은 산화-환원 반응을 촉매하는 티오레독신 환원 효소의 활성 반응이 암세포의 세포 사멸에 도움이 된다.
② 셀레늄은 항산화 효소로 알려진 글루타치온 퍼옥시다아제의 성분이다.
③ 셀레늄은 감염에 반응하는 면역체계의 능력을 향상시킨다.
④ 셀레늄은 자연살해세포(NK세포)의 형성을 유발한다.
⑤ 간에서 P450 효소는 셀레늄에 의해 유도되어 일부 발암성 분자의 해독을 돕는다.
⑥ 셀레늄은 염증을 일으키는 프로스타글란딘을 억제한다.
⑦ 셀레늄은 정자의 운동성을 증가시켜 남성 생식력을 향상시킨다.
⑧ 셀레늄은 종양 성장 속도를 감소시킬 수 있다.

※ 출처: 셀레늄 정보 시트. http://www.selenium.arizona.edu/INFOse.htm)

특히 남성의 경우 셀레늄 수치가 낮으면 암 위험이 있는 것으로 알려져 있는데, 셀레늄 수치가 낮고 다른 항산화 방어력도 낮으면 더 높아진다.[7]

셀레늄이 풍부한 음식 재료는 토양에서 자란 통곡물과 콩류, 브라질 너트, 영양 효모, 맥주 효모, 해바라기 씨 등이다. 그중 브라질 너트는 셀레늄의 가장 조밀한 공급원으로 알려져 있다.

엽록소

모든 녹색식물에는 집광 분자에 엽록소가 포함되어 있다. 그중에 밀 순과 보리 순에 풍부하게 포함되어 있다. 밀 순과 보리 순은 생채 그대로 먹어도 되지만 즙을 짜서 섭취하면 편리하다. 엽록소는 발암물질을 결합하는 기능이 뛰어나 육류나 어류를 구울 때 생성되는 발암물질인 헤테로사이클릭아민이나 곰팡이 독소인 아플라톡신을 결합하는 데 매우 효과적이다. 이렇게 결합한 엽록소와 발암물질

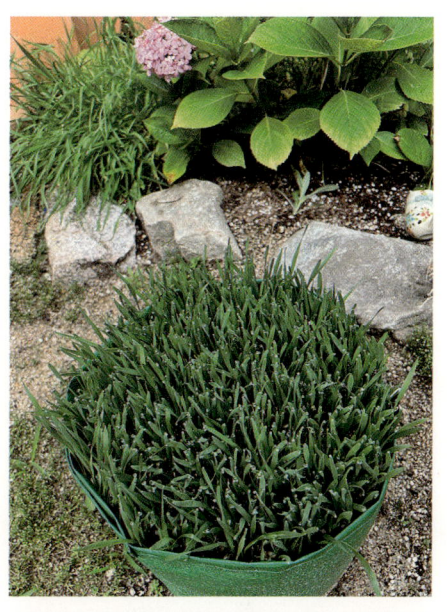

마당에서 사계절 내내 밀 순을 키워 섭취하였다

이 결합한 복합체는 인체에서 흡수하기 어렵기 때문에 대부분 대변과 함께 제거된다.8) 그중 옥수수, 땅콩, 간장, 발효 콩 등으로 만든 보충제는 아플라톡신-DNA 부가물을 감소시키는 효과가 크다.

최고의 해독 항산화제로 불리는 이유는 발암 독소 즉, DNA 변이를 억제하기 때문이다. 엽록소의 유도체인 클로로필린은 직접 항산화 작용하여 암으로 악화되는 정상세포를 보호한다. 특히 손상된 DNA를 재생하고 혈당을 억제하는 베타카로틴, 폴리페놀, 폴리코사놀이 풍부하다.

비타민 B12

채식에 편향된 식단은 비타민 B12가 결핍될 수 있다. 비타민 B12는 육류와 가금류의 간, 심장, 신장, 우유 그리고 해산물에 많이 함유되어 있으며, 세포 재생과 성장, 조혈작용과 면역기능 강화, 세로토닌 생성 촉진 등 다양한 효능을 갖는다. 음식으로 섭취된 단백질에서 위산에 의해 분리되기 어려운 경우에는 서플리먼트를 통해 비타민 B12를 섭취해야 한다. 특히 위암으로 위를 전절제하거나 항암으로 위장에 부작용이 심하면 위산 분비가 어려워 단백질에서 비타민 B12를 분리하기 어렵다.

엽산

엽산은 짙은 녹색 잎에 많은 식물성 비타민으로 DNA 메틸화 및 DNA 합성에 필수적인 역할을 한다. 엽산은 비타민 B6 및 비타민 B12와 함께 작용하는데, 많은 연구에서 엽산 및 관련 영양소인 비타민 B6 및 B12를 많이 섭취하면 결장암, 직장암 및 유방암이 크게 감소하는 것으로 알려졌다.

엽산은 결장 점막과 같은 조직에서 빠르게 분열하기 때문에 엽산이 부족하면 결장암 발병이 높게 나타난다고 볼 수 있다. 한 연구에서 술을 마시지 않고, 비타민 서플리먼트를 섭취하지 않고, 가공되지 않은 음식을 먹은 상하이 여성들 중에 엽산을 가장 많이 섭취한 여성은 유방암 위험이 29% 감소한 연구 결과가 있다.[9] 항암 식단에 짙은 녹색 잎의 채소를 충분히 포함해야 하는 것은 이제 더 이상 논쟁할 필요가 없다고 본다.

비타민 D

비타민 D는 주로 피부가 햇빛에 노출될 때 생성된다. 여름에 얼굴, 손, 팔을 일상적으로 노출해도 많은 양의 비타민 D가 생성된다. 햇빛이 없을 때 적절한 수준의 비타민 D를 유지하는 데 필요한 최소량은 하루 1,000IU이며 하루에 최대 4,000IU인 것으로 추정하고 있다.[10]

비타민 D는 강력한 항암 특성이 있다. 생태학적 연구에서 햇빛은 전립선암, 난소암 및 유방암에 보호 효과가 있는 것으로 밝혀졌고, 햇빛이 방광암, 자궁내막암, 신장암, 다발성 골수종 및 비호지킨스 림프종, 식도암, 폐암, 췌장암, 직장암, 위암, 자궁체부 암종을 보호한다는 사실이 밝혀졌다.[11]

그러나 비타민 D가 결핍되면 칼슘과 인산염의 체내 흡수가 감소되어 골연화증, 골다공증 등의 뼈 질환을 유발할 수 있고, 비타민 D와 칼슘을 함께 과하게 섭취하면 체내에서 칼슘 흡수율이 과해져 고칼슘혈증 등을 유발할 수 있으므로 동맥경화가 있는 환자는 더욱 조심해야 한다.

항산화제 알파 및 베타카로틴, 기타 카로티노이드

알파카로틴이 가장 풍부한 재료는 우리 주변에서 쉽게 구할 수 있는 당근과 겨울 호박이고, 감귤류와 붉은 고추에도 많이 함유되어 있다. 식이 카로티노이드가 암을 예방한다는 것은 많은 연구와 문헌에서 찾아볼 수 있는데, 알파카로틴은 잘 알려진 베타카로틴보다 더 강력하고 우수한 효과가 있다. 베타카로틴은 과일과 채소 섭취의 지표가 될 수 있지만 약리학적 용량에서의 보호 효과는 알파카로틴에 비해 적다.[12] 이는 높은 함량의 카로티노이드를 함유한 단일 채소보다 다양한 채소의 섭취가 더 효과 있다는 의미이다.

라이코펜

여러 카로티노이드 중에서 라이코펜은 전립선암에 매우 효과적인 성분으로 알려져 있다. 라이코펜의 주요 공급원은 토마토인데, 익힌 토마토의 라이코펜은 생 토마토보다 생체 이용률이 더 높다.

전립선 절제술 전에 짧은 기간 동안 라이코펜을 보충하기 위한 두 가지 임상 시험에서 남성 15명에게 하루 30mg의 라이코펜을 3주 동안 투여하고, 대조군의 남성 11명은 매일 최소 5인분의 과일과 채소를 섭취하게 한 결과, 라이코펜을 3주 동안 복용한 환자의 경우는 과일과 채소를 섭취한 비교군에 비해 종양이 더 작아졌고, 수술 절제면 침범이 적었으며, 전암성 고급 전립선 상피내 신생물에 의한 전립선의 확산 침범이 적어진 것을 확인했다. 라이코펜이 전립선암의 진행 단계에서도 성장 위험을 53% 감소시켰다.[13]

비타민 C

비타민 C를 자연적으로 섭취하기 좋은 음식은 감잎차이다. 레몬의 20배 정도의 비타민 C를 함유한 것으로 알려져 있다. 비타민 C를 암 치료에 효과적으로 활용하는 방법은 일반적으로 우리가 일상에서 섭취할 수 있는 양을 넘어서는 수준이기 때문에 적정량을 정맥 주사를 통해 투여해야 큰 부작용 없이 암에 유익한 효과를 볼 수 있다.

비타민 C는 건강과 관련하여 많은 연구가 진행되었는데, 암 예방과 관련이 깊은 것으로 알려져 있으며 최근에는 많은 암환자들이 고용량 비타민 C 요법을 통해 암 치료에 활용하고 있다. 고농도의 비타민 C를 여러 번 나누어 경구 투여하거나 정맥에 주사하여 암 치료에 효과를 보고 있다.[14]

프로바이오틱스

장에 상주하는 박테리아는 일반적으로 숙주와 공생 관계를 맺는다. 유익한 박테리아는 천연 항생제를 생산하여 설사와 감염을 예방하는 병원균을 억제하고, 알러지를 예방하며, 미네랄 흡수를 좋게 한다. 소장에서는 락타아제와 같은 추가 효소를 공급하여 소화를 돕고, 장의 면역체계를 강화하여 암 예방에 도움을 준다. 그 외에도 유익한 박테리아는 다양한 발달 단계에서 암을 예방하는 데 도움이 된다. 장내 유익한 박테리아는 잠재적 병원성 박테리아와의 균형이 중요한데 섭취하는 식단에 따라 달라질 수 있다. 그중에 식물성 섬유질은 유익한 프로바이오틱스 박테리아의 성장을 촉진하여 베타-글루쿠로니다제, 니트로리덕타제, 아조리덕타제와 같은 암 유발 효소의 수준을 감소시킨다.[15] 음식으로는 마늘, 양파, 김치, 베리, 콩, 요구르트, 사골국 등에 풍부하다.

프로바이오틱스와 암에 대한 연구는 여전히 새로운 분야라고 생각한다. 이미 결장암 발병률을 낮추는 효과가 입증되었고, 다양한 종류의 박테리아 간에 건강상의 이점은 매우 다양하기 때문에 앞으로 다른 암종과의 연구를 통해 프로바이오틱스의 항암효과를 증명해내길 기대한다.

구강 효소

암 진단을 받은 사람들은 소화 장애와 장관 장애를 가지고 있는 경우가 많다. 소화 기능이 손상되면 영양소의 흡수가 제한된다. 영양소를 음식에서 추출하지 못하고 몸에 흡수되지 않으면 훌륭한 음식은 그냥 낭비되는 것이다. 생채소의 경우에 소화를 돕기 소화 효소를 많이 포함하고 있지만 생채소를 섭취하기 부담스러운 장관 장애나 소화 장애가 있는 경우 보조적으로 소화 효소 서플리먼트를 사용하면 소화 기능을 높이는 데 도움이 된다. 보조적으로 사용하는 소화 효소도 전신 순환계에 도달할 수 있는 메커니즘을 갖고 있고, 소장 내강에 있는 단백질과 탄수화물의 소화율과 흡수율을 향상시킨다.[16] 그 외에도 방사선 요법을 받은 자궁경부암, 경부암, 유방암과 기존의 암 치료 중인 대장암 환자의 통증을 제외한 부작용이 줄었으며, 재발과 전이가 적어 생존 기간이 늘어났다. 이런 소수의 연구가 경구용 효소 서플리먼트 효과의 완진한 증서를 제공하지는 못하지만, 효소를 보충하는 것은 부작용의 위험이 거의 없으며 소화를 개선하여 직접적인 항종양 활동의 가능성을 높이는 것만은 분명하다.

비타민 E (Tocopherol)

비타민 E의 가장 큰 효과는 항산화제로서 역할이 우수하다는 것이다. 식물성 오일, 호두, 아몬드, 브로콜리, 무 등에 많이 포함되어 있다. 서플리먼트로 섭취할 때는 지용성 비타민이므로 올리브유나 생들기름과 같이 섭취하거나 햄프시드 등과 같이 먹으면 흡수율 높아진다. 고용량의 비타민 E를 장

기간 섭취하는 경우 출혈 위험과 설사, 메스꺼움, 근육 쇠약, 피로 등을 유발할 수 있는데, 그런 경우에는 즉시 복용을 멈추어야 하며, 필요시 비타민 K를 복용하면 증상이 해결되는 경우가 있다.

커큐민(Curcumin)

커큐민 성분이 가장 풍부한 음식은 강황이다. 강황 속의 폴리페놀 성분의 여러 가지 약리학적 효과 중에 최고의 효능은 단연 강력한 항염 작용과 항산화 작용이다. 강황 가루를 그대로 섭취하거나 강황 밥이나 카레로 어렵지 않게 섭취할 수 있지만 체내흡수율이 떨어지는 단점도 있다. 만성염증 유발인자를 억제하는 효과도 뛰어나며 우리 몸을 늙고 병들게 하는 활성산소 억제 효과도 여러 연구에서 입증되었다.

아마씨 오일(flaxseed oil)

아마씨는 기초 면역력을 키우는데 효과가 우수한 식품이며 항염 작용이 뛰어난 성분이다. 대표적인 성분은 알파리놀렌산*(Alpha-Linolenic acid)*과 리그난*(Lignan)*이다. 식물성 오메가3 성분인 알파리놀렌산은 치아*(Chia)*, 들깨, 유채, 쇠비름, 유채 등의 씨앗이나 씨앗에서 채취한 오일에도 많이 함유되어 있고 채소류에는 브로콜리와 시금치에도 들어있다.

섬유질이 풍부하여 장 건강 개선에 큰 도움을 주며 LDL 콜레스테롤을 낮추고, HDL 콜레스테롤을 증가시키는 등 혈관 건강에도 좋은 영향을 미친다.

마그네슘 글리시네이트(Magnesium glycinate)

마그네슘은 300가지 신진대사 과정에서 관여하는 성분으로 마그네슘 부족의 첫 번째 징후가 불안, 우울, 혼란, 불면증 등이다. 암에 걸리면 불안과 우울증이 찾아오는 경우가 잦다. 이는 뇌에서 분비하는 세로토닌 호르몬의 영향 때문이다. 마그네슘은 이 세로토닌 호르몬의 생성을 도와 불안을 잠재우고 행복을 느끼는 데 긍정적인 영향을 미친다. 또한 염증을 억제하는 데 도움이 되고 만성염증에 시달리는 경우 효과를 얻을 수 있다. 반면 마그네슘 자체가 강력한 완화제이기 때문에 과도한 미네랄을 배출하므로 단식하는 경우 역효과를 유발할 수 있기 때문에 조심해야 한다. 마그네슘은 엽록소가 많은 녹황색 채소와 밀 배아, 곡류, 해조류 완두콩 등에 많이 들어 있다.

에이코사펜타엔산(EPA)

보통은 등 푸른 생선에서 보충이 가능한 성분이지만 항암 부작용이 있는 경우 비릿한 냄새를 역겨워해서 먹기 어려워하는 경우가 많다. 오메가3는 불포화지방산이고 건강한 지방이라고 알려져 있다. 그러나 우리 몸에서 직접 생성이 불가능해 외부에서 섭취해야 하는 성분이다. 오메가3 지방산 성분 중에 하나로 EPA는 생리 활성을 촉진하는 기능이 있어 세포 염증을 억제하거나 없애는 효과가 탁월한 항염 식품이고 심장 건강에도 효능이 있다고 알려져 있다. 어유를 통해 섭취하면 수월하다. 비릿한 냄새가 나지만 익숙해지면 고소한 맛이 나며, 케톤 식이요법에서 올리브 오일이나 아마씨 오일 등과 함께 자주 사용할 수 있는 아이템이기도 하다.

제5장

회복의 리듬 수면과 운동

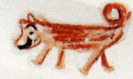

생명력을 살리는 리듬 되찾기 전략

면역력 재건을 위한 운동과 수면

 몸을 키우는 운동을 해온 사람들은 균형 잡힌 음식으로 체중을 감량한다는 이야기에 의아할지도 모른다. 하지만 몸도 건강하고 마음도 건강하게 할 수 있는 식사법이다. 체력을 키우는 사람과 건강을 키우는 사람의 차이는 음식과 운동 그리고 수면의 균형을 얼마나 잘 맞추고 유지하느냐의 차이라고 생각한다. 인스턴트 단백질 쉐이크를 마구 섭취하고, 근육을 성장시키기에 집착하여 다량의 영양제와 성장 호르몬을 섭취한다면 체력은 좋아질지 모르나 건강을 잃을지도 모른다.

 최근 재미있는 조사 결과가 발표되었다. 국립암센터가 조사한 결과에 따르면 암 발생의 원인을 신체활동과 수면 등을 포함하는 생활 습관이 전체 암 발생 비율의 64% 차지했고, 휴대폰을 10년 이상 사용하는 경우 암 발생 비율 30% 증가, 휴대폰 5년 이상 하루 30분 이상 사용하면 뇌종양 발생 2배 증가라는 무시무시한 결과를 내놓았다.

 휴대폰 사용은 우리의 면역력 재건에 가장 크게 방해되는 요소로 떠올랐다. 휴대폰 사용으로 인한 암 발병 이유는 우리가 알던 암 발병 원인으로 지목했던 요인들과는 다소 차이가 있음을 알 수 있다. 그만큼 현대 사회의 잘못된 생활 습관과 미디어기기의 사용이 암 발생 비율을 높이고 현대인들의 건강 위기를 가져온 것은 분명하다. 그중 가장 영향을 미치는 것이 음식 이외에 운동과 수면일 것이다.

매일 규칙적으로 산책이나 가벼운 운동을 해야 한다. 건강 자립을 위해 운동기능을 높이고, 몸을 충분히 쉬어주고, 수면을 통해 다음 날 필요한 에너지를 얻어야 한다. 그러나 운동을 해야 할 시간에, 잠을 자야 할 시간에 스마트폰으로 동영상을 보거나 SNS에 몰두하고 있다. 자기 치유의 최대의 적은 스스로 움직이지 않고, 쉬지 않는 것이다. 휴대폰 사용 시간은 우리의 운동과 수면 시간을 갉아먹고 있다. 빨리 손에서 내려놓아야 한다. **삶을 바라보고 행복을 느껴야 할 시간에 문명사회가 던져준 각종 퍼즐을 맞추느라 시간을 낭비하고 있다.** 암에 걸렸다면 이런 생활 습관은 치명적인 결과로 다가올지도 모른다.

암환자의 대부분은 몇몇 예외를 제외하고 보통 수술, 항암, 방사선 등의 외과적 치료와 화학적 요법 치료를 반복하여 받게 된다. 이와 같은 치료법들은 신체적으로 엄청난 스트레스를 준다. 체중과 근육이 감소하고 체력 고갈되어 부상 위험도 높아진다. 근육이 소실되면 근육이 하던 기능을 뼈가 그대로 부담해야 하므로 관절, 인대의 손상과 골절 위험도 올라간다. 근력 손실이 심해지면 전신 균형감각이 흐트러지고 마비나 저림 증상과 같은 부작용이 생기기 쉽다. 특히 하체 근력을 키우지 못하면 몸의 균형감각이 부족해

낙상 위험에 노출된다. 그러므로 유산소운동과 근력운동을 병행해야 한다.

적당한 운동량은?

나는 암 발병 당시 체지방이 30%를 갓 넘긴 비만이었다. 발병 후에도 뚜렷한 운동 계획을 세우지 못했다. 무작정 '하루 1만 보 이상 걷자.' 혹은 '하루 2시간 이상 운동하자.' 이런 식으로 운동을 시작했다. 달리기와 걷기, 등산이나 자전거 타기 등 평소에 해보고 싶었던 운동을 위주로 그날 그날 기분과 컨디션에 따라 시도했지만 번번이 성공하지 못했다. 운동 계획을 무리하게 세운 것이 화근이었다.

유산소운동, 근육운동, 자전거 등 운동 계획과 수면 계획을 세우는 과정에서 처음부터 **자신을 과대평가한 결과**였고, **방대하게 무리한 계획**을 세운 것이 가장 큰 실패의 원인이었다. 암 치유에 목숨을 거는 것이 아니라 운동에 목숨을 거는 꼴이 되었던 것 같다.

암 발병 1년 정도 지난 후에야 자기 치유가 익숙해졌고, 본격적으로 체력 재건을 위해 필요한 계획을 세우게 되었다. '**2년간의 면역력 재건을 위한 운동과 수면 계획**'이라는 제목까지 만들어 책상 앞에 붙이고, 사무실에도 책상 앞에도 붙여서 반드시 이루어 내겠다는 의지를 불태웠다.

처음 시도한 계획은 내 능력으로 가능하다고 생각하는 수준으로 세웠다. 하루에 30분 스트레칭, 두 시간 동안 등산, 걷기, 달리기 한 후 명상 30분 정도였다. 총 운동시간은 명상까지 합치면 3시간이다. 그 당시에는 직업을 갖

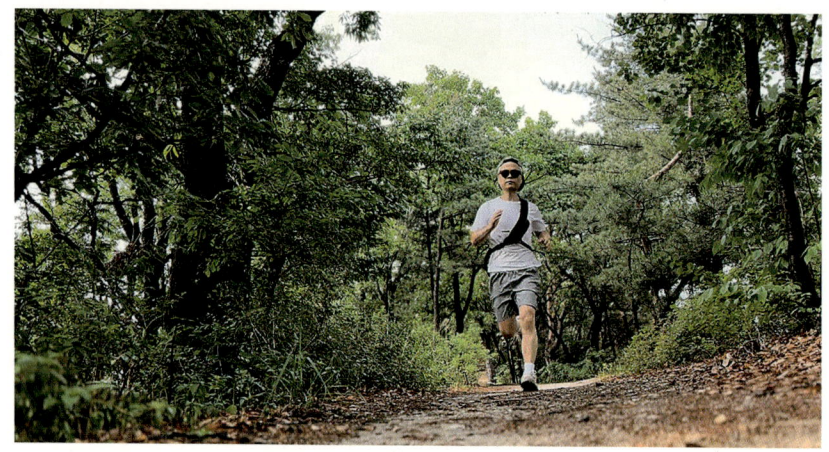

아침 트레일러닝을 수년째 해오고 있다

고 있지 않았기에 어려운 수준은 아니라고 생각했다.

하지만 엉뚱한 곳에서 문제가 생겼다. 갑자기 비가 오거나 컨디션이 좋지 않아 운동을 못할 날이나 혹은 운동량을 채우지 못하는 날에는 심리저으로 운동하지 못한 미련이나 죄책감 또는 불안감이 몰려왔다. 건강에 균형을 맞춘 계획이라기보다 왜곡된 의지에 매몰된 계획이었다는 것을 금방 깨달았다. 예전의 습관처럼 멋지게 보이려는 운동, 몸 가꾸기에만 치중하는 운동이라는 잘못된 습관을 버리지 못했다. 이런 이유로 기대와 달리 다시 1개월 만에 계획을 변경하게 되었다. 이 경험은 건강에 치중하는 운동, 체력이 허용하는 한도 내에서 마음이 편안한 일상생활이 가능한 운동 그리고 수면에 도움을 주는 운동의 일차적인 목적을 견고하게 해 주었다.

기존에 해오던 루틴을 대대적으로 변경하였다. 멋진 운동보다는 필요한 운동, 체력보다는 건강에 초점을 맞추는 운동에 집중하였다. 1주일에 운동

2년간의 운동 수면 계획 (첫 계획표)

6가지항목 기간(3개월별)	음식 (생채식)	운동	수면	명상	취미	기부 (봉사)
1~3개월	1일2식 /7일					
4~6개월	1일 2식 /7일	6회 /주				
7~8개월	1일 2식 /7일	6회 /주	pm10시~ am 6시			
10~12개월	1일 2식 /7일	6회 /주	pm10시~ am 6시			
13~16개월	1일 2식 /7일	6회 /주	pm10시~ am 6시	30분 /1일		
16~18개월	1일 2식 /7일	6회 /주	pm10시~ am 6시	30분 /1일	1시간 /1일	
19~22개월	1일2식 /7일	6회 /주	pm10~ am 5시	30분 /1일	1시간 /1일	1회 /1년
22~24개월						

※ 위 계획표는 사이먼튼 심리상담 중에 사용하는 2년간의 건강 계획표를 기초로 작성하였다.

2년간의 운동 수면 계획 (변경 후 계획표)

6가지항목 기간(3개월별)	음식 (생채식)	운동	수면	명상	취미	기부 (봉사)
1~3개월	1일 2식 /4일					
4~6개월	1일 2식 /4일	3회/주				
7~8개월	1일 2식 /4일	3회/주	pm10시~ am 7시			
10~12개월	1일 2식 /4일	3회/주	pm10시~ am 7시			
13~16개월	1일 2식 /4일	3회/수	pm10시~ am 7시	15분 /1일		
16~18개월	1일 2식 /4일	3회/주	pm10시~ am 7시	15분 /1일	2시간 /1일	
19~22개월	1일 2식 /4일	3회/주	pm10~ am 7시	15분 /1일	2시간 /1일	비 정기적 기부
22~24개월						

3회, 명상 15분으로 여유롭게 계획을 변경하고 '운동을 주 3회 이상 하거나 명상을 15분 이상 하더라도 상관없다.'라는 계획을 세웠다. 또 폭우, 폭설, 태풍 등 날씨가 안 좋을 때는 그때그때 상황에 바꾸어도 된다고 변경하였다. 계획을 거의 1/2 수준으로 낮춰 세운 셈이다. 무리한 계획보다는 필요한 종류나 목적에 맞는 운동을 정하려고 했다. 몸이 피곤할 때까지 매일 운동을 하거나, 진이 빠질 정도로 땀을 빼는 행위는 운동은 계획에서 제외했다. 무리한 운동 방식은 결코 면역력 증진에 도움이 안 되며 심리적인 부분에도 안 좋게 작용했기 때문이다.

식단도 매일 생채식을 1일 2식으로 실천했으나 생채식으로 하되 주 4일로 바꾸었더니 음식에 대한 스트레스가 완전히 사라졌다. 또한 외식이나 피치 못해 가공식품을 먹었을 때도 그다음 날 1식을 단식하는 방법으로 심리적 부담을 줄여 나갔다.

같은 시기에 수면 시간도 바꾸어 아무것도 하지 않고 노는 시간을 늘렸다. 한 시간을 줄인 수면 시간을 하루 8시간에서 9시간으로 늘리는 것만으로도 취미 시간과 여유로운 아침을 준비할 수 있게 되었다. 수면 시간을 한 시간 늘리는 것은 시간적인 여유로움을 찾으려는 것보다는 '조금 늦잠 자도 괜찮아~.'라는 심리적 안심을 주기 위한 목적이 더 컸다. 일상을 항상 여유롭게 만드는 것이 자기 치유의 기본이 되어야 한다.

건강한 운동 습관이 만들어지기까지 끈기와 꾸준함이 필요하다. 내 몸 자체의 기능이 정상적으로 발휘되도록 건강 자립을 하는 것이 목표였기 때문에 몸에 무리 없는 운동이 대부분이다. 초기에는 충분한 스트레칭과 맨몸운동을 시작으로 여러 가지 근육들을 발달시키고 체력을 키워나가는 체력 재건에 신경을 집중했다. 유산소운동은 걷기와 등산 그리고 자전거 타기 위주로 했고, 근력운동은 기구나 중량을 다루는 운동보다는 맨몸운동 위주로 팔 굽혀 펴기와 턱걸이 또는 스쿼트, 런지 등 체력과 체중만 활용하면 되는 운동 위주로 하였다. 생채식 식단을 실천하고 있었기 때문에 운동량과 균형이 맞는지, 운동 후 진이 빠져 컨디션이 무너지지는 않는지 등을 체크하고 치유를 방해할 수 있는 음식 재료들도 적절히 조절하려고 했다.

대부분 중강도 유산소운동 위주로 실천했다. 중강도 유산소운동은 조직에 산소를 충분히 공급하고 면역기능을 돕는 T세포의 생산을 폭증시킨다. 이러한 운동방법은 우리의 몸을 항산화 체질로 바꿔주고 엔도르핀 분비량이 많아지면서 기분을 좋게 만들어 우울증이 심한 암환자에 반드시 권하고 싶은 방법이다.

계획을 수정한 다음 날부터 마음이 편안해졌고 시간에 쫓기지 않으니 매일 아침이 여유로워졌다. 운동을 일주일에 3회 하다가 계획보다 하루 이틀 더 한 경우에는 오히려 목표 이상으로 달성했다는 안도감와 자부심을 느끼면서 불안감이 사라졌으며, 부득이하게 운동하지 못했을 때 받는 스트레스에서도 완전히 벗어날 수 있었다. 그 결과 운동이 즐거워지고 그 시간이 기다려지게 되었다.

운동 전 스트레칭과 기초 리바운딩 운동

일반적인 산책이나 가벼운 달리기만으로도 운동으로서 손색이 없지만, 운동 전후에 몸의 균형을 유지하고 부상을 줄이기 위해서 필수적으로 사전 운동으로 스트레칭이 필요하다. 표준치료 중에 여러 가지 부작용이 나타나는데, 그중에 체중 감소로 인한 근육 소실은 운동기능을 떨어뜨려 크고 작은 부상을 일으키는 원인이 된다. 나는 운동을 전문적으로 해본 적이 없어서 여러 서적을 통해 기초 지식을 쌓았는데, 운동의 순서도 그중 하나였다. 치유과정에서 산길 달리기는 가장 좋아하는 운동이었다. 그래서 운동 전 부상을 예방하기 위해 동적 스트레칭을 실시했다. 동적 스트레칭은 유산소운동뿐만 근육운동 전에도 근육과 관절을 부드럽게 하고, 몸 전체의 움직임을 준비시키기 위해 꼭 필요하다. 5~15분 정도 실시하는 것으로 충분하고, 근육이 살짝 따뜻해질 때까지 숨을 참지 않고, 자연스럽게 호흡하면서 움직이는 정도의 사전 운동만으로도 운동 효율을 높이고 부상 위험을 현저히 줄일 수 있다.

사전 운동을 순서대로 나열하면 다음과 같다.

① **목 돌리기** : 고개를 천천히 좌우로 돌려주기 *(10바퀴씩)*. 너무 빨리 강하게 돌리면 안 된다.

② **어깨 돌리기** : 어깨를 앞, 뒤로 크게 10바퀴씩 돌리기

③ **팔 돌리기** : 팔을 앞뒤로 크게 흔들기 *(20회)*. 팔을 가로로 교차하며 흔

들어도 좋다.

④ **허리 이완시키기** : 허리와 복부를 천천히 풀어주는 느낌으로 양손 허리에 대고 몸통만 좌우로 부드럽게 트위스트(20회)한다.

⑤ **무릎 올리기** : 팔을 스윙하면서 제자리에서 무릎을 가슴 높이까지 번갈아 들어 올리기(30초) 한다.

⑥ **런지 스트레칭** : 팔을 위로 뻗으면서 한 발 앞으로 크게 내딛고, 무릎을 굽혔다가 돌아오기(좌우 10회씩) 한다.

⑦ **발목 돌리기** : 발끝을 들어 발목을 시계방향, 시계 반대 방향으로 20바퀴씩 돌리면서 20~30초 정도 반복하면 좋다.

외부에서 운동을 하지 못하는 상황이라면 실내에서 트램폴린 위에서 점핑을 하는 것만으로도 심장과 폐에 부담을 주지 않으면서 유산소운동의 효과를 높일 수 있다. 점핑은 전신을 계속 움직이게 하는 특성상 심장을 규칙적으로 자극한다. 점핑할 때마다 근육 수축과 이완이 일어나게 하여 심장의 펌핑 작용을 지원하고, 전신의 혈류량을 증가시켜 혈액순환 촉진과 심폐지구력을 개선한다. 이외에도 점핑 운동은 트램폴린에서 위아래로 움직이는 동안 중력 가속도가 변하면서 림프액을 강력하게 순환시켜 노폐물 제거하고, 정맥 순환을 원활히 하여 림프부종 같은 순환 장애 개선에도 도움을 준다.

트램폴린 위에서는 미세하게 균형을 잡기 위해 복부, 허리, 골반 근육이 끊임없이 강화되어 하체 근력도 자연스럽게 좋아진다. 이처럼 반복적으로 균형을 잡으려 하다 보면 눈을 감고도 중심을 잡을 수 있게 되고, 낙상 예방,

고령자의 균형력 유지에 탁월한 효과가 있다. 트램폴린은 무릎과 관절에 충격이 덜하면서도 10분 정도의 리바운딩으로도 30분 조깅한 것과 비슷한 운동 효과를 낸다는 연구도 있다.

아래와 같은 순서로 하면 무릎이나 허리에 부담에 큰 부담 없이 초보자도 안전하게 할 수 있다.

트램폴린 위에서 제자리 걷기 → 가볍게 점핑하기 → 살짝 뛰면서 팔을 함께 움직이기 → 양발을 모았다 벌렸다 하면서 점핑하기 → 트램폴린 위에서 중심 잡기

수면장애가 곧 치유 장애

수면은 정신적인 면과 신체적 활동 면에서 동시에 작용하며 수면 부족으로 인한 피로감은 정신 활동과 육체 활동 모두의 기능을 떨어뜨린다. 대다수의 암환자들은 병에 대한 두려움과 불안함으로 인해 수면의 질이 낮은 편이다. 암 자체의 증상 중 하나일 수도 있지만 암에 걸린 것에 대한 스트레스 반응이거나 통증과 같은 치료의 과정의 부작용일 수도 있다. 수면을 방해받거나 수면의 질을 떨어지는 것만으로도 자가치유력에 손상을 입을 수 있다.

이처럼 암의 부작용이 수면의 질을 악화시키는 사실은 우리 모두 잘 알고 있다. 수면장애의 유병률과 특성에 대한 단면을 조사하기 위해 3개월 동안 유방암, 위장관 암, 비뇨생식기암, 폐암 등의 환자에게 설문 연구를 진행했다. 최종 표본 크기는 982명 중에 응답률 87%였고 응답자의 평균 연령은 64.9세였다. 그 결과 가장 흔한 문제는 과도한 피로(환자의 44%), 안절부절못하는 것(41%), 불면증(31%)이었다. 폐암환자들에게서 문제 발생률이 가장 높았으며, 유방암환자는 불면증과 피로의 유병률도 높았다.[17]

수면의 중요한 역할 중의 또 하나는 뇌의 노폐물을 청소하는 것이다. 림프계는 에너지를 생성하는 과정에서 부산물로 생산되는 노폐물을 처리하는 기관이다. 세포 사이사이에서 찌꺼기들을 수거하여 혈관으로 옮기는 역할을 한다. 그러나 뇌에는 이런 림프계가 없기에 수면을 통해서만 노폐물을 처리한다. 수면 중에 뇌 안쪽에 있는 노폐물이 뇌 바깥쪽의 공간을 채우고 있는 뇌척수액으로 이동하여 다시 혈관으로 옮겨진다. 뇌척수액은 혈관을 통해 뇌를 통과하면서 뇌세포 사이사이에 쌓인 노폐물까지도 청소한다. 깊고 편안한 잠을 자고 나면 머리가 맑고 개운한 기분이 드는 이유이다.

수면은 그 깊이에 따라, 깨어는 있지만 멍한 휴식 상태의 얕은 잠과 뇌의 활동이 거의 없는 숙면의 단계로 나뉜다. 수면이 이루어지는 시간은 약 90분 정도이지만 5~20분의 얕은 수면을 거쳐야 깊은 잠으로 넘어간다. 잠을 자도 잔 것 같지 않고, 자다가 잠깐 깨도 잠에서 깼는지 느끼지 못하는 이유는 잠깐 깨어있는 시간, 그 몇 초간 각성되어 계속 잠을 잔다고 착각하기 때문이다. 이런 사람들은 늘 피로감을 안고 산다.

깊은 잠 단계에서는 모든 장기가 휴식을 취하는 수면 시간이고 광 자극이 완전히 차단되어 멜라토닌이라는 치유 호르몬이 엄청나게 방출되는 시간이다. 깊은 잠은 신체를 자연스럽고 활발하게 회복시키는 과정이 일어나는 시간이며, 인체는 이 시간 동안 손상된 세포를 보수하고, 부족한 에너지 저장량을 확충하며 면역 시스템을 강화한다. 잠을 자는 시간 동안 숙면하지 못하고 얕은 잠 수준에 머무른다면 육체 활동뿐만 아니라 신진대사에도 악영향을 미쳐 인체의 자가복원력이 망가진다.

깊은 잠을 유도하기 위해서 아주 간단한 변화만 주어도 효과를 크게 볼 수 있다.

- ✱ 전자기기 내려놓기
- ✱ 햇빛 쬐기
- ✱ 방 청소하기
- ✱ 침대 교체하기
- ✱ 베개, 이불을 자주 교체하기
- ✱ 밤늦게 음식 섭취하지 않기
- ✱ 족욕이나 온욕, 이완 요법 활용하기 등

이처럼 생활 습관을 교정하면 훨씬 수월해진다. 수면장애가 곧 치유 장애이다. 잠이 보약이라는 말처럼 수면은 신체의 충분한 휴식의 방법이며, 몸과 뇌를 회복시켜 준다. 수면 수준을 높이려면 우선 수면 환경에 변화를 주어야 한다.

잠을 자지 않으면 몸에 빚이 생긴다

　수면 부족이 생기면 뇌 기능, 운동기능, 감정, 정서적 문제, 외모에도 영향을 준다. 잠을 충분히 자지 못한 다음 날 얼굴을 보면 피부가 가장 먼저 반응한다. 잔주름이 생기고, 얼굴이 붓고, 눈동자의 총기도 사라진다. 수면 부족이 계속되면 주름은 깊어지고, 다크서클이 생기기도 한다. 감정적으로는 우울증이 오고, 면역력이 떨어지고 다양한 질병으로도 연결될 수 있다.

　잠을 자는 동안 분비되는 멜라토닌이나 사이토카인은 우리의 신체활동과 면역기능에 도움을 주는 호르몬이다. 수면 시간과 암 관련성을 연구한 한 연구에서 인간의 인체 기관이 생리적으로 재충전하기 위한 가장 적절한 시간대는 밤 11시에서 2시까지라고 밝혔다. 이 시간대가 신체의 멜라토닌이 가장 왕성하게 생성되는 시간대라는 것이다. 수면 시간에 우리 몸에 침입하는 여러 가지 감염 요소들과 싸울 수 있게 힘을 기를 수 있는 호르몬을 배출하는 시간이 세 시간 정도라고 하니 무슨 일이 있어도 그 시간에는 잠이 깊이 들어야 할 것 같다. 11시부터 깊게 잠을 자려면 최소한 10시에는 잠을 자야 한다는 결론이다. 일찍 자고 일찍 일어나야 한다는 이야기다. 늦게 자면 잘수록 몸에게 빚을 지는 것이기에 지금까지 몸에 빚을 지고 있다면 지금부터는 몸에 빚을 갚으며 살아가면 어떨까?

사람마다 생물학적 시간이 다르겠지만 멜라토닌이 가장 활발히 분비되는 시간에 맞춰 신체 시계를 앞당기는 것을 고려하면 좋겠다. 옛 조상들처럼 해시계의 흐름과 조화를 이루는 삶을 사는 것은 어떨까? 낮에는 태양의 빛을 맞고, 해가 짧은 여름에는 덜 자고, 해가 길어지는 겨울에는 더 잔다. 저녁이면 휴대폰 사용을 줄이고 가족들과 어울리고, 혼자만의 조용한 시간을 가져보는 것도 좋다. 만약 질병에 노출되어 있다면 건강 회복을 위한 최대한 빨리 생리 시계를 리셋하여 일주기 리듬을 최적화해야 한다.

현대 사회에서 해가 지자마자 잠자리에 드는 것은 무척 어려운 일이다. 하지만 질병을 극복하고 건강을 되찾고 싶다면 어떤 어려운 상황에 놓여 있더라도 일상의 모든 스케줄을 재조정할 필요가 있다. 암환자라면 가족들의 도움이 절실하다. 편안하고, 행복한 기분으로 잠이 들면 다음 날 아침에는 기분도 좋다. 자기 전 마음을 편안하게 해주는 족욕이나 명상이 큰 도움이 된다. 일어난 직후에도 기도와 묵상, 명상, 이완 스트레칭, 따뜻한 물 마시기, 하루 일정 되짚어 보기 등을 하면서 아침을 보내면 여유로운 오전 시간과 기대되는 오후를 준비할 수 있다. 특히 암환자들은 실내 활동이 많다. 생체시계의 동력은 햇빛에서 비롯된다. 충분한 햇빛을 받아야 한다. 외부 활동이 어려운 환경이라면 창가에 앉아서라도 햇빛을 받아야 한다.

내 치유과정은 계획의 연속이었다. 지키지 못한 계획들도 많았지만 지키려고 노력했고 그 결과로 뒤에 서술할 일일 자기 치유 생활 습관처럼 여러 가지를 일상화시켜 유지하고 있다. 기본적으로 치유과정에서 수면 관리를 위해 제일 먼저 수면 환경을 바꾸고 취침 시간과 기상 시간을 정하였다. 밤 10시에 취침하여 아침 7시 기상을 기본으로 정했다. 취침 한 시간 전에는 전신 이완을 위한 족욕을 하거나 따뜻한 물로 샤워하고 취침을 준비했으며 일어나면 따뜻한 물 한 잔을 마시고 냉온욕을 실천했다.

재미있고 독특한 경험이 있는데, 푹신한 침대와 베개를 없애고 오동나무 **평상과 경침을 사용하여 목과 척추의 균형을 잡기 위한 시도**를 시작했다. 처음에는 불편했지만, 이제는 물컹한 침대가 오히려 불편하다. 딱딱한 침대와 경침을 사용하기 시작한 이유는 니시의학에서 제안하는 수면 환경에 힌트를 얻었다. 푹신하고 두꺼운 이불이 깊은 잠과 편안한 잠을 잘 수 있다고 말씀하시는 분들도 많을 것이다. 이해한다. **경추와 척추의 변형이 잘못된 잠자리에서 비롯되는 경우가 많다**는 니시의학의 수면법에 따르면 평상침대와 경침은 하루 8시간 정도 잠을 자는 시간 동안 틀어진 경추와 척추를 편안하게 원래대로 이완시켜 교정해 준다고 강조한다.

니시 의학에 의하면 척추의 변형이야말로 혈액순환에 문제를 일으켜 간장과 신장에 병이 오는 문제의 원인이라고 한다. 그리고 경추는 척수신경과 뇌신경이 지나가는 예민한 부위이므로, 틀어지거나 신경망이 눌러지면 위, 갑상선, 심장, 폐 등의 문제를 일으키고 동맥경화나 만성 두통을 유발한다고 한다.

척추는 위로는 경추와 연결되어 있고, 밑으로는 요추와 연결되어 있다.

경추는 위로는 두개골과 연결되어 있는데 밑으로는 흉추와 연결되어 있고, 척추 아래로는 요추와 연결되어 있다. 척추 구멍을 통해 척수가 지나가며 두개골 속의 중추신경 조직과 연결되어 있고, 경추 양옆으로는 동맥이 지나고 대뇌에 혈액을 공급한다, 니시의학에서는 척추와 경추의 변형이 혈액순환 장애를 일으켜 중추 신경망을 계속해서 압박하면 질병의 원인이 된다고 한다. 딱딱한 침상으로 바꾼 결과 골반 통증과 허리 통증, 대퇴부 외측 경피 마비 증상, 어깨 결림, 두통이 완전히 사라지는 경험을 했다. 나는 딱딱한 침상을 7년째 사용해 오고 있다.

　그 외에 수면을 방해하는 **가장 큰 문제는 휴대폰 사용**이며 바로 해결해야 할 문제이다. 다수의 사람은 휴대폰을 보다 자는 경우가 허다하고, 아침에도 눈을 뜨자마자 휴대폰을 확인하는 습관이 굳어 있다. 휴대폰을 내려놓을 수

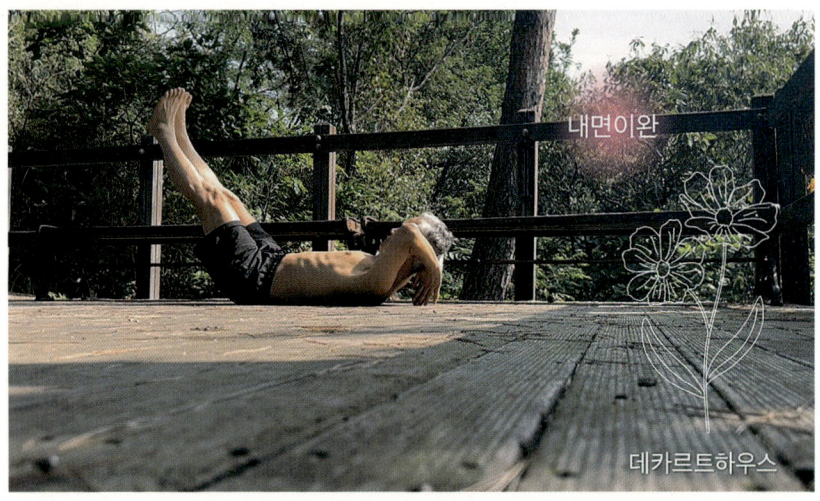

아침 산에 올라 햇빛을 맞으며 하는 이완 명상 전 스트레칭

있고 그 시간을 편하게 해줄 대체재를 찾아야 한다. 나는 그 대안으로 매일 자기 전 **족욕과 명상**으로 수면을 준비하고, 아침에 눈을 뜨면 바로 일어나지 않고 누운 상태에서 **바디 스캔과 함께하는 스트레칭**을 생활 습관으로 만들었다. 휴대폰과의 싸움에서 승리하면 저녁 시간과 아침 시간이 여유로워지고 편안함을 만끽할 수 있다. 당연히 수면의 질은 높아지고, 여유 시간을 얻을 수 있으며 다음 날 운동의 결과도 좋아진다.

일상의 생활 습관을 고칠 때 치유는 더 가까워진다. 정말 간단한 행동들이다. 생활의 피로도를 높여 치유 활동을 방해하고 삶의 질을 끌어내리는 비정상적이 수면 방해 활동을 하루빨리 끝내야 한다.

아래는 내가 실천했던 하루 일과표를 정리한 것이다.

하루의 자기 치유 생활 습관

① 7시: 기상
- 눈을 뜨면 침대에서 내려오지 않고 누운 상태로 "아~ 기분 좋다"라고 5번 잔잔하고 여유롭게 말한다.
- 누워있는 상태에서 명상적 바디스캔을 5분 정도 한다.
- 니시 6대 운동과 5분 정도 가벼운 전신 스트레칭을 한다.
- 풍욕을 1회**(약 30분)** 한다.
- 이불을 정리한다. 침대를 정리하는 것이 하루의 시작이라고 생각한다.

② 8시: 일상 시작

- 죽염 가글을 5분 정도 한다.(5분은 짧은 시간이 아님을 기억하자).
- 구운 소금으로 양치한다. 검지손가락으로 잇몸 마사지를 꼼꼼히 한다.
- 따뜻한 물 30ml 정도를 마시고, 유근피, 삽주, 예덕나무, 머위 뿌리, 감초로 만든 약차를 250ml 정도 마신다. 차는 매일 조금씩 다른 종류를 마시지만 직접 채취하고 만들어 마신다.

③ 8시 10분: 아침 운동 시작

- 걷기를 할 때는 대부분 어싱을 하면서 걷기 명상을 자주 한다. 달리기 할 때는 가벼운 속도로 매일 실천한다. 합해서 1.5~2시간 정도 한다.
- 아침 운동 중 15분 정도 매일 알아차림 명상 시간을 갖는다. 가장 행복한 시간을 준비하게 해주는 특별한 시간이다.
- 명상은 최대한 항시 바른 곳에서 일광욕을 하면서 실시한다.
- 귀가 후 바로 냉온욕을 한다. 그리고 월 1회 25분 냉욕을 실시한다.
- 유산소운동과 근력운동을 분배하여 실시한다.
- 동네마다 공원에 있는 운동기구를 활용해서 근력운동을 하고 유산소 운동은 매일 아침에 산을 걷거나 뛰면서 한다.
- 조금이라도 피곤하거나 컨디션이 안 좋은 날은 휴식을 취한다.

④ 9시 30분: 도시락 준비

- 1일 2식을 한다.

- 매일 현미밥과 10~20가지 정도의 과일을 포함한 채소를 준비한다.
- 모든 채소와 과일은 생채식으로 식단을 꾸린다(양질의 오일 베이스로 소스 준비).
- 암 발병 후 3년간 생채식을 99% 실행했다.
- 채소 비율은 잎채소 50%, 뿌리채소 50%로 800g 정도이고, 과일은 전체 채소 비율에 10%, 곡물은 한 끼 당 70g(생 곡물가루 기준)
- 간식은 암 발병 후 3년간 산야초 조청을 물에 타서 조금씩 나누어 마시거나 견과류 정도만 먹었다. 현재도 간식은 거의 먹지 않는다.

⑤ 10시: 취침
- 취침 1시간 전에는 휴대폰 등 미디어 기기를 멀리한다.
- 취침 전까지 오늘 있었던 일들을 정리하고 내일 할 일을 계획한다.
- 가벼운 명상적 바디 스캔을 통해 이완하면서 잠이 든다.
- 혈액순환을 위해 발을 20~30cm 높이로 올려놓고 잔다.
- 반드시 경침과 평상을 사용한다.
- 저녁 8시 이후의 늦은 저녁을 먹지 않는다.
- 저녁 늦게 물을 마시지 않는다.
- 몸을 따뜻하게 유지하기 위해 족욕, 쑥뜸을 하고, 취침 시 유단포를 단전에 올리기를 매일 실천한다.

단련 운동보다 무너진 체력 세우기

　암환자에게 운동은 신체의 어느 한 부분을 단련하기 위한 것이 아니다. 평소 건강 상태가 좋았더라도 암 치료과정에서는 활발한 신체활동이 가능한 체력이 필요하다. 궁극적으로는 면역기능을 증진시켜 항암효과를 높이고 부작용을 완화하기 위한 것이어야 한다. 이미 수술, 항암, 방사선 치료가 진행 중이라면 체력 저하로 신체 기능이 약화된 상태이기 때문에 더더욱 건강 자립을 위해서 무너진 체력을 세워야 한다. 규칙적인 운동과 신체활동은 암환자의 체력은 물론 삶의 질을 높이고 치료 효과와 생존 기간에도 영향을 미치기 때문이다.

　암환자라고 하더라도 건강한 사람에 비해 결코 신체활동량이 적지 않으므로 환자의 암종이나 그와 관련된 증상까지도 고려한 건강 상태에 따라 운동의 형태나 강도와 시간을 조절해야 한다. 환자의 체력적 한계를 고려하지 않은 과도한 운동은 오히려 해롭다.

　암환자의 신체 기능의 저하를 막기 위해서는 다음과 같은 핵심적인 요소를 참고할 필요가 있다.

첫째, 간헐적이고 고강도의 운동보다 정기적이고 지속 가능한 강도의 운동이 효과적이다.

둘째, 낮은 목표에서 시작하여 체력을 키워나가면서 조금씩 목표를 상향시키는 것이 좋다.

셋째, 준비운동으로 이완을 위한 스트레칭을 예비 운동으로 하는 것이 좋다.

운동을 꾸준히 해오던 사람들도 암을 진단받으면 운동을 어떻게 시작해야 할지 막막하다. 항암 치료로 체력이 많이 고갈된 상태에 있는 사람들은 무엇이든 해야 한다는 심정으로 무리하게 운동을 하여 역효과를 경험하는 사람들도 많다. 앞에서도 언급했듯이 **전신 체력 재건과 면역력을 높이는 운동에 집중**해야 한다.

처음부터 무리한 계획을 수개월 동안 매일 빠짐없이 실행하다 보면 어느 순간 운동을 위해 일상을 변경하고 운동을 위한 집착에 빠지는 모순을 경험하게 된다. **계획한 운동을 모두 하지 못하는 것에 대한 심리적 위축**이 오히려 무리한 운동에 집착하게 하는 부작용으로 인해, 건강을 위한 운동이 오히려 정신적으로도, 육체적으로도 피해를 주고 치료에도 역효과가 날 수 있다. 자신의 현재 상태와 체력을 판단하고 처음에는 가능한 한 **무리하지 않는 운동을 목표로 세워 실천**하면서 점점 횟수와 강도를 높이는 것이 훨씬 효과적이다.

미국스포츠의학회(ACSM)에서 제안하는 전신 체력 재건과 면역력 증진을 위한 운동 가이드라인을 토대로 계획을 세우면 더욱 좋다. 2018년 미국 스포츠의학회(ACSM)와 미국암학회(ACS)에서는 암환자의 생명 연장 관련 운동의 효과와 암의 예방 및 처방을 분석하여 실증적인 검증을 거쳐 암환자를 대상으로 하는 최소 운동 가이드 라인을 제시했다.

✸ 유산소운동 : 주당 최소 3회, 최소 30분, 최소 8~12회 정도
✸ 저항운동 : 주당 최소 2회, 최대 1회 반복, 최소 8~15회, 최소 2세트 정도
✸ 맞춤형 항암 운동 : 유산소운동은 주당 150~300분간 실시, 중간 강도, 강도 높은 유산소운동을 주당 75~150분간 실시

특히 맞춤형 운동 처방으로 중간 강도의 유산소운동을 주당 150~300분 동안 하고, 강도 높은 유산소운동을 주당 75~150분을 실시한 결과 유방암과 전립선암, 결장암의 생존율이 높아졌고, 림프 수종이 더 이상 악화되지 않았다고 발표했다. 그 외의 식도, 위, 신장, 자궁, 방광암 환자에서도 효과를 인정했다.

운동의 강도에 대해서 어느 정도의 신체활동 인지 수준을 이해하면 도움이 된다. 일반적으로 심박수 범위에 따라 최대 심박수의 50~70% 범위에서 심박수가 증가하거나 호흡이 빨라지더라도 대화가 가능한 수준이 중간 강도, 최대 심박수의 70~85%를 초과하고 대화가 어려울 정도로 호흡이 빨라지는 수준은 고강도 운동이라고 할 수 있다. 예를 들면 등산, 수영, 웨이트 트레이

닝, 배드민턴 등은 고강도 신체활동, 자전거, 골프, 가벼운 조깅 등은 중간 강도 신체활동이라고 할 수 있다.

미국스포츠의학회에서는 암환자들의 건강을 개선하기 위해서 6가지 영역에서 구체적인 운동법과 운동 처방을 제안하고 있다.

① **피로 회복**을 위해서는 최소 12주 동안, 주 3회, 중간 강도 및 고강도로 유산소 훈련을 30분 동안 하고, 근력운동은 주 2회, 주 근육운동을 중간 강도로 2세트씩, 8~15회 정도 주 2회를 하면 치료과정이나 치료 후에도 암 관련 피로를 크게 줄일 수 있다.

② **신체 기능향상**을 위해서는 8~12주 동안, 주 2회씩, 중간 강도의 유산소운동과 저항 운동 30~40분씩, 중간 강도로, 2세트씩 하고, 근육운동은 주 근육 8~15회씩 중간 강도로 주 3회씩 하면 신체 기능이 크게 향상된다.

③ **불안감 감소**를 위해서는 유산소운동 30~40분씩, 12주 동안, 주 3회, 중간 강도 및 고강도의 유산소운동을 하거나 6~12주 동안, 주 2회, 복합 유산소운동과 저항 운동을 하고, 근육운동은 주 2회, 2세트씩, 8~15회를 중간 강도로 하면 암 생존자의 불안을 크게 줄일 수 있다.

④ **우울증 감소**를 위해서는 최소 12주 동안, 주 2회, 유산소운동과 저항 운동을 결합한 중간 강도의 운동은 치료과정이나 치료 후에 암 생존자의 우울 증상을 크게 줄일 수 있다.

⑤ **삶의 질 향상**을 위해서는 최소 12주 동안, 주 3회씩, 2세트 정도하고, 유산소운동 30~60분씩, 중간 강도 및 고강도로 하고, 주 근육운동을

12~15회, 주 2회 2세트씩, 중간 강도와 고강도로 훈련하면 치료 중이거나 치료가 끝난 후에도 암 관련 피로를 크게 줄일 수 있다.

⑥ **화학요법(항암)으로 인한 말초신경병증을 해결**하기 위해 현재까지 화학요법으로 유발된 말초 신경병증 및 균형 장애 및 낙상과 같은 관련 부작용을 예방 관리하는 운동의 임상 시험이 아직까지는 부족하다. 그러나 유산소운동인 실내자전거 타기, 수중 운동을 고려하는 것을 권하고 있으며 근육운동의 경우는 아령이나 전문가의 도움을 받아 웨이트 머신을 사용할 것을 권고하고 있다.[18]

근육운동 자체가 항암

자발적인 운동 자체가 항암이라는 생각을 해도 무방하다. 근력운동은 체력을 보강하거나 근력을 키우는 그 이상의 항암효과가 있다고 알려져 있다. 주변의 환자분들 중에는 유산소운동과 근력운동의 균형을 맞추는 것이 효율적인 치유 운동이지만 근력운동 비율이 유산소운동에 비해 낮은 경우가 많았다. 암환자에게 근육운동이 필요한 이유는 신체의 내분비 기관으로서의 역할이 중요하기 때문이다. 근력운동 중에 근육에서 분비되는 근육 호르몬인 다양한 마이오카인(Myokine)은 뼈, 심장, 간 그리고 뇌까지 전달되어 에너지 대사와 혈관재생 및 염증을 조절한다. 마이오카인의 분비량은 운동시간, 강도 및 근육량에 따라 달라질 수 있는데, 이때 방출되는 면역을 조절 사이토카인이 면역세포 활동에 영향을 미쳐 항암 부작용들을 개선하게 된다.

유방암에 걸린 여성을 대상으로 한 화학요법의 부작용을 개선하기 위한 관찰 연구에서 화학요법 치료를 받은 유방암환자 38명에게 4가지 일반적인 화학요법 관련 부작용인 기력 저하, 스트레스, 메스꺼움 및 통증의 변화를 측정한 후 38명의 참가자가 화학요법 후 첫 주에 26개의 지구력 훈련 세션과

31개의 저항 훈련 세션을 수행하게 했다. 그 결과 놀라운 결과가 나왔다. 세션 수행 완료 즉시 지구력 훈련 후 기력과 메스꺼움이, 저항 훈련 후에는 기력과 스트레스 및 메스꺼움이 개선되었다. 이는 환자가 화학요법 중 피로나 메스꺼움을 겪더라도 운동을 하도록 권장해야 한다는 것을 의미한다.[19)]

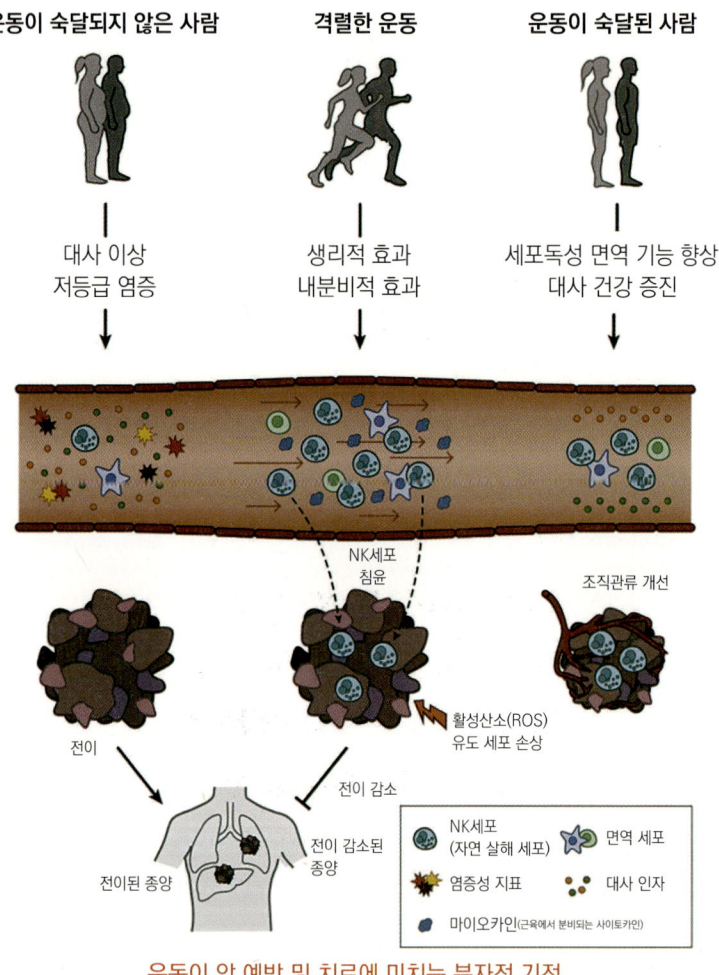

운동이 암 예방 및 치료에 미치는 분자적 기전

위 그림은 운동을 하는 동안 전신에서 마이오카인을 방출함으로써 혈액 관류가 개선되어 체온이 올라가면 교감신경이 활성화되어 종양 대사에 즉각적인 효과를 발휘하는 과정을 보여준다. 장기적인 운동 훈련이 종양 진행을 늦추고 전신 수준의 염증성 요인을 감소시킬 수 있음을 의미한다.[20] 운동이 암환자에게 긍정적인 면이 크지만 반대로 너무 과도한 운동은 면역기능을 떨어뜨릴 수 있다. 항상 체력을 점검하고 자신에게 맞는 운동 종류와 운동량 그리고 운동시간을 적절히 분배해야 한다.

여러 차례 나누어 운동하기

운동은 근력과 심폐기능 등이 강해지고 피로감이 감소하고, 심적 스트레스가 감소하는 긍정적인 면이 크며, 암 발생이나 성장과 전이를 감소시키는 효과가 있다. 그러나 수술이나 항암 후유증이 있는 경우에는 심한 운동은 오히려 인체에 다양한 피로감을 주고 신체활동 장애뿐만 아니라 정서적으로 피폐하게 만들어 치료를 방해한다.

항암 후유증이나 병원 생활이 오래 지속되면 신체활동의 기회가 적어져 근육이 감소하고 관절 운동 범위가 축소되어 뼈 조직이 약화되거나 골절 위험이나 근육 손상 가능성이 높아진다. 때에 따라서는 자잘한 부상도 암 치료에 불편을 초래하기 때문에 항상 주의를 기울여 부상의 위험을 줄여야 한다.

유산소운동을 하면 면역기능이 향상되고, 심리적 안정과 더불어 일상생활을 수행하는 지구력을 향상할 수 있어 암 치유과정에서는 필수적인 운동이다. 하지만 항암 치료 중에는 전문의와의 운동 상담이나 운동부하검사를 받는 것이 어렵기 때문에 항암 후유증이 있는 경우에는 '운동하면서 숨은 좀 차긴 하지만 옆 사람과의 대화가 무리 없이 가능한 정도'로 하는 것이 좋다.

운동의 강도는 개인의 건강 수준과 체력 수준, 활동 패턴, 성별, 나이 등에 따라 달라질 수 있다. 운동 중 적절한 심장박동수를 유지할 수 있는 정도가 안전하고 효과적이기 때문이다. 만일 체력 상태가 좋지 않을 때는 가능한 **여러 번으로 나누어서 운동하는 것이 더 효과적**이다.

생식기계통 또는 하복부 골반 부위의 암으로 인하여 서혜부와 림프절을 절제하면 오랜 시간 걷는 운동이 오히려 다리를 붓게 할 수 있는데, 이런 경우에는 운동 전후에는 가벼운 스트레칭으로 몸을 이완시키면서 다리 상태를 지속적으로 관찰한다.

유연성 운동은 근골격계에 발생하는 문제들을 예방할 수 있으며, 암 수술이나 방사선 치료로 생길 수 있는 근육통 해결에 효과가 있다. 대표적인 유연성 운동으로는 근육과 인대 등을 풀어주는 스트레칭이 있다. 유연성 운동은 유산소운동이나 근력운동 전후에 시행하면 좋다. 유연성 운동을 할 때에는 **천천히 부드럽게 시행하고, 반동을 주지 않고 관절의 유연성을 유지**하는 것이 좋다. 부종이 있는 조직은 정상조직에 비해 조직손상 위험이 있어 부드럽게 스트레칭 해야 하며, 골다공증이 있는 경우는 골절에 주의해야 한다.

근력운동은 골다공증 예방에 효과적이며 암과 관련 있는 피로감을 감소시켜 삶의 질 향상에 영향을 미친다. 흔하지만 효과가 좋은 덤벨(아령) 들기, 윗몸 일으키기, 팔 굽혀 펴기 등이 있다. 일반적으로 최대 강도의 **60% 정도의 강도로 운동하고 최소 6주간 이상 장기적으로 시행**하는 것이 좋다. 팔과 다리에 림프부종이 있는 경우 **부종이 심해질 수 있으니 주의**해야 한다.

정리하면 다음과 같다.

- **유산소운동** : 운동하면서 숨은 좀 차긴 하지만 옆 사람과의 대화가 무리 없이 가능한 정도. 하루 여러 번 나누어 운동하면 효과적임.
- **유연성 운동** : 스트레칭은 부드럽고 천천히 시행하고, 반동 없이 함. 근육통 예방에 효과 있음.
- **근력운동** : 일반적으로 최대 강도의 60% 정도의 강도로 운동하고 최소 6주간 장기적으로 시행. 림프부종이 발생한 팔과 다리로 심하게 운동하는 경우 부종이 심해질 수 있으므로 주의. 암과 관련 있는 피로감을 감소시켜 삶의 질 향상.

환자들은 스스로도 운동이 꼭 필요하다고 느끼지만 꾸준히 실천하기가 어렵다. 운동은 몸 단련의 목적이 아니고 치료과정에서 잃어버린 체력을 재건해서 자기치유력을 높이기 위해서 하는 것임을 염두에 두어야 한다. 무리하지 않고 여러 번에 나누어 편안하고 습관화될 때까지 운동 자체를 즐긴다는 마음으로 하면 된다. 만약 체력이 바닥이 나서 거동이 불편한 상태라면 도움을 받아 천천히 걷거나 근육에 자극을 가해 혈액이나 림프의 순환을 촉진시킬 수 있는 도수 치료나 마사지도 효과를 볼 수 있다.

제6장

감정 치유와
사이먼튼 심리치료

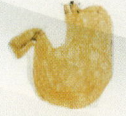

불안, 분노, 좌절을 껴안는 심리적 전환

고름이 터져야 새살이 돋아난다. 몸이 병들도록 방치하고 습관화되어 있던 말, 행동, 식습관, 운동, 마음속 깊은 곳에 감추고 싶고 묻어두고 싶었던 화, 증오, 분노, 폭력, 욕심 같은 마음의 고름을 짜내는 것부터 시작해야 한다. 아울러 불안, 두려움, 긴장, 외로움, 슬픔, 서러움도 눈물과 웃음으로 풀어낼 수 있어야 한다. 이것이 암과 싸워 이길 수 있는 핵심 자산이다.

동서양의 전통 의학에 비해서 현대의 서양의학은 인체의 생체 구조에 대하여 매우 정확한 지식을 갖게 되었지만, 반면에 인간의 존재를 전체적으로 보는 시각을 상실했다. 그리하여 인체를 수많은 부품이 조립된 하나의 기계로 생각하는 차원에 이르렀고 질병을 물리적인 차원에서만 치료하는 어리석음을 되풀이해 왔다.

- 칼 사이먼튼, 《마음의 의학》 중에서

나는 정신 생리학적 연관성이 질병의 발생과 치료과정에서 결정적인 역할을 한다는 것을 알게 되었다. 몸과 마음이 질병에 반응하는 방식은 각각 달랐다.

- 디팩 초프라, 《마음의 기적》 중에서

암 치료의 필수과목

　암 판정을 받은 암환자는 몸 안에 암이 있다는 말을 듣기 전까지 누군가의 남편이었고, 아내였고, 회사원이었고, 회사 대표였고, 교수였고, 의사였다. 암에 걸리기 전까지는 죽음이 얼마나 가까이 와 있는지 잘 느끼지 못하지만, 암에 걸리면 현실이 된다. 몇 개월밖에 못산다는 말을 듣게 된다면 절망과 두려움에 휩싸이며 인간에서 환자로 정체성을 갈아타게 된다. 암이 삶을 지배하는 순간이다. 모든 치료과정에서는 인간이 아닌 육체로서 암환자가 된다. 정신과 육체가 분리되는 순간을 경험한다.

　암의 발병은 그 개인의 삶 속에서 해결하지 못한 문제가 있음을 표시하는 징후이며, 그 문제의 해결이 암 치료의 시작이다. 나는 암 회복과정에서 환자와 의사 모두가 신체적으로 일어나는 문제들과 환자의 다른 영역, 즉 감정과 심리 영역에서 일어나는 일들을 중요한 회복의 고려 대상으로 삼아야 한다고 생각한다. 사람이라는 존재를 이루는 마음과 몸과 감정이라는 통합 시스템을 건강한 방향으로 움직이지 않고 신체적 문제들만 해결하려 한다면 완벽한 회복은 이룰 수 없다. 효과적인 회복 프로그램은 암이라는 병에만 치중하지 말고, 감정과 심리적인 영역에서도 동시에 다루어져야 한다. 그렇지 않으면 여름철 모기를 잡기 위해 물웅덩이를 없애지 않고서 고작 살충제만으로 해결하려는 것과 같다.

6장은 자기 치유 과정에서 직접 경험하고 실천한 사이먼튼 심리요법으로 토대로 서술하였다. 사이먼튼 심리요법은 감정과 심리를 다루는 암환자와 그 가족을 위한 심리요법이다. 환자의 정신과 감정을 이용하여 암의 진로를 바꿀 수 있게 훈련시킨다. 여기에서도 긍정적인 프로그램 참여가 치료의 질을 결정한다.

이 프로그램을 통해 의학적 치료가 불가능하다고 진단을 받은 악성 종양 환자들이 의학적 치료만 받은 환자들에 비해 두 배 이상 생존하였다는 것을 확인하였다. 실험 참가 환자의 예상 생존 기간은 평균적으로 12개월이었다. 이들을 대상으로 한 김징지료가 실세 효과를 발휘할 수 있는지 확인하였다.

✳ **대상자** : 의학적 치료가 불가능하다고 진단된 159명
✳ **훈련기간** : 3년
✳ **생존 환자 수** : 63명
✳ **평균 생존 기간** : 24.4 개월
✳ **본 연구에서 사망한 환자의 평균 생존 기간** : 20.3 개월
✳ **암 진단 전후 활동성 유지율** : 진단 이전과 같은 수준의 환자는 전체 환자의 51%였고, 76%의 환자는 진단 이전과 비교해 75%의 활동성

을 유지하였다.

환자의 이와 같은 활동 수준은 대단히 이례적이며, 연구 진행 중에 사망한 환자들도 통제 집단에 비해 최고 1.5배 오래 생존했다. 특이할 점은 치료 프로그램에 참여한 환자들 100%가 의학적 치료가 불가능하다고 진단받았다는 점이다.

종양의 상태	환자 수	백분율(%)
병의 징후가 없음	14	22.2
종양 퇴화	12	19.1
병세 불변	17	27.1
새로운 종양 성장	20	31.8

사실, 암처럼 인간 생명을 위협하는 질병에서 생존 기간을 따지는 것은 실질적인 치료와 크게 상관없을지도 모른다. 그보다 더 중요한 것은 환자가 살아있는 동안, 힘든 치료를 받는 동안의 삶의 질일 것이다. 삶의 질을 객관적 수치로 완벽하게 측정할 수는 없지만, 암 치료 이전의 일상 활동의 수준과 치료 도중과 치료 후의 일상적 활동 수준을 비교하여 삶의 질을 측정할 수 있다. 이는 환자 스스로 긍정적으로 참여하는 암에 대한 접근방법은 암의 발병뿐만 아니라 암 치료와 삶의 질에 큰 영향을 미친다는 것을 확인할 수 있다.

이러한 암에 대한 접근 방식이 환자나 그 가족들에게 그릇된 환상을 심어준다고 염려하는 사람들도 있을 것이다. 전통적인 치료를 받아 온 환자들에게는 비현실적으로 다가올 수도 있을 것이다. 하지만 전통적인 암치료법에도 불확실성은 존재한다. 환자 자신만이라도 이런 불확실성에 대해 희망적으로 접근하는 자세가 필요하다.

이러한 긍정적인 기대가 모두에게 실현된다는 보장은 없다. 만약 죽음이 찾아오더라도 그 죽음이 충분히 일어날 수 있음을 인정하려고 노력해야 한다. 희망이 없다면 남아 있는 것은 절망뿐이다. 긍정적인 믿음이 병을 이길 수 있음을 기억하자.

신체적 치료도 마찬가지다. 담당 의사나 환자가 그 치료에 대해 신뢰하지 못하거나 완벽히 치료될 수 있다는 신념을 갖지 못한다면 그것은 불완전한 치료가 될 것이다. 환자가 의사를 신뢰하고, 치료과정을 신뢰하고, 치료약을 신뢰하고, 자신도 **암에서 회복할 수 있다는 신념**을 갖는다면 암 치료는 훨씬 더 효과를 낼 수 있을 것이다.

가혹한 부정적 믿음

믿음의 위력은 대단하다. 어린 시절에 가족으로부터, 사회로부터, 선생님으로부터 배우거나 반복적인 삶의 경험에서 만들어진 신념들은 의도하든 그렇지 않든 자신의 믿음을 만드는 뿌리가 된다. 그 믿음이 부정적인 믿음이라면 삶의 많은 부분에서 부정적 사고나 감정을 통해 부정적인 행동을 일으키면서 반복된다. 누구에게나 그렇듯 부정적인 믿음으로 인한 부정적 경험들은 자연스러운 현상이다. 그러나 부정적 경험이 많아질수록 자존감이 낮아지고, 불안, 우울, 분노 같은 심리적인 문제로 번져 나간다. 한 번 부정적인 사고방식에 젖어들면 돌이키는 것도 쉽지 않다. 부정적인 믿음의 뿌리를 찾아 원인이 무엇인지 알아차리는 것이 중요하다. 부정적인 믿음의 원인이 무엇인지 정확히 알지 못하면 자꾸 부정적인 상황에 놓이거나, 부정적인 사람들과 만나게 되는 등 상황만 악화된다. 그렇게 되면 부정적인 믿음만 더 강해질 뿐 좀처럼 해결책을 찾기 어려워진다.

우리 사회에서 암에 대한 부정적인 믿음과 그 믿음으로 인해 암환자에게 미칠 수 있는 영향들을 생각하면 끔찍하다. 암에 대한 일반적인 믿음은 여러 가지 신념이 될 수 있고 그 신념이 치유 효과에 영향을 미칠 수 있다.

예를 들면, 다음과 같은 것이 있다.

첫 번째는 암은 사망선고와도 같다.

두 번째는 암은 외부 공격으로 생긴 것이고 스스로 제어할 수 없다.

세 번째는 항암 치료는 수많은 끔찍한 부작용을 낳는다.

우리 사회에서 통용되는 암에 대한 믿음은 암환자의 믿음에 대한 선택권을 강제 박탈하는 경우가 많다. 하지만 죽음을 암시하는 부작용을 이겨내면서 스스로 암을 극복한 사람들도 있다. 피할 수 없는 상식적인 믿음을 이겨내고 죽음 앞에서 부정을 긍정화시킨 용기 있는 사람들이다.

의사들도 그런 경우가 있다. 한 환자가 경험한 이야기이다. 위암 발견 당시, 유방암을 수술하고 항임을 10회 마친 후, 의사를 면담할 때였는데 의사는 사전 설명 없이 위에도 원발 암이 발견되었고, 3기로 림프에 전이되었으며, 바로 외과 의사에게 연결될 거라는 말을 빠르게 말하고는 방을 나갔다고 한다. 암환자에게 상투적인 안심 단어를 사용해서 환자의 불안을 잠재우면서 진단내용을 전달했기에 의사의 잘못은 없다. 하지만 환자는 이런 의사의 단순한 비언어적 행동에서 충분히 단서를 찾을 수 있고, 의사의 언어적 유희를 통해 치료가 어렵다는 메시지라는 것도 분명히 감지하게 된다.

의사나 환자의 주변인들을 비난하고 싶은 마음은 전혀 없다. 그들의 불안정한 생각과 말과 행동이 환자에게는 끝없는 무력감과 두려움을 유발하는 사례들을 많이 경험했기에 마음이 아플 뿐이다.

　암환자들은 주변의 부정적인 메시지에 민감해질 수밖에 없다. 암에 걸린 사람에 대해 이야기할 때 분위기가 갑자기 어두워지거나, 암에 관한 이야기를 회피하거나 침묵하는 것만으로도 환자는 예민해질 수 있다. 암이라는 병에 대해 잘 모르기 때문에 옮기는 병도 아닌데 암환자를 피하는 사람들도 있다. 암에 대한 왜곡된 믿음으로 인한 행동일 것이다. 아마도 죽음, 어두움, 고칠 수 없는 병이라는 부정적인 믿음이 그 이유일 것이다. 암은 죽음이라는 믿음에서 오는 비언어적 표현들은 환자들을 더 비극적으로 만든다. 보호자 또는 암환자를 대면하는 업종에 종사하는 종사자들이 언어적·비언어적 표현에 주의하는 것만으로도 환자의 치유를 돕는다는 사실을 기억해 주면 좋겠다.

긍정적 믿음이라는 치료 약

암에 대한 불안과 두려움 부정적인 믿음에서 회복할 수 있다는 긍정적인 믿음으로 바꾸기 위해서는 실로 대단한 용기와 힘이 필요하다. 현재의 믿음을 바꾸라는 것은 지금까지 경험하고 배운 지식과 상반된 믿음을 받아들이라는 말과 같다. 자신이 신뢰해 왔던 것들을 부정해야 하는 딜레마에 빠질 수도 있다.

예를 들어 암은 곧 죽음이라는 부정적인 믿음은 현대의 의과학석 연구를 통해 입증되었다는 생각에 근거하여 형성되었으므로 긍정적인 믿음으로 바꾸도록 설득하기는 쉽지 않다. 즉, 알고 있던 것과 대치된 믿음을 받아들이라고 설득하기 어렵다는 것이다. 하지만 실제로 지기 치유를 통해 암을 이기고 생존한 사람들이 있기에, 부정적인 믿음에서 벗어나 긍정적인 생각으로 전환하는 것이 불가능한 것은 아니다. 치유과정에서 이런 용기와 힘을 발휘하여 압도되었던 부정적인 믿음에서 긍정적인 대안과 균형을 만들어 낸 환자들이 있다.

아래는 불건전한 사고의 부정적인 믿음과 건전한 사고의 긍정적인 믿음이라는 믿음에 대한 두 가지 태도를 보여준다.

부정적인 믿음과 긍정적인 믿음의 태도

불건전한 사고(부정적인 믿음)	건전한 사고(긍정적인 믿음)
죽음과 암은 같은 말이다.	암이 반드시 죽음에 이르는 병이 아니다.
암은 외부 공격으로 생긴 것이고 스스로 제어할 수 없다.	암이 생길 수는 있지만 인체는 자가 방어력이 있으며 복원력도 갖추고 있다.
현대 암 표준치료인 수술, 항암 치료, 방사선 치료는 수많은 끔찍한 부작용을 낳는다.	암 표준치료는 인체의 방어력과 복원력을 도울 수 있는 동반자다. 어려울 때 도움이 된다.
암은 반드시 전이나 재발된다.	암은 치료되기도 하고, 자연적으로 관해가 되기도 한다.

나는 회복과정에서 내가 갖는 믿음이 얼마나 중요한지 직접 경험했다. 그리고 아침까지 갖고 있던 믿음이 오후가 되면 흔들리는 경험도 했다. 이 치료는 '실패할 거야!'라는 마음가짐으로 치료를 받게 된다면 그 치료는 분명 실패할 확률이 높아질 것이다. 그러나 긍정적인 믿음을 가지고 치료가 '반드시 성공할 거야!'라는 마음가짐을 가진 사람이라도 죽음을 맞이할 수 있다. 기대가 반드시 치료 성공을 보장해주지도 않는다는 것이다. 하지만 사이먼튼 심리 프로그램에 참여한 환자의 결과에 비추어 보면 훨씬 오랫동안 질 높은 삶을 산 경우가 많았다는 것은 사실이다.

사이먼튼 심리 프로그램을 통해 우리가 긍정적인 기대로 얻고자 하는 것은 치료의 가능성을 높이고 삶의 질을 높이는 것이다. 이는 치료과정과 회복의 단계에서 엄청난 차이를 보여준다는 사실이 입증되었다. 이에 대해 사람들은 이런 질문을 할 수밖에 없을 것이다.

"생존도 보장해 주지 못하면서 왜 '빗나간 희망'을 주는가?"

그러나 '빗나간 희망'이라는 말이 주는 어감은 '실망할 확률이 높으니 희망을 갖지 말아라.'라는 부정적인 느낌을 풍긴다. 빗나간 희망을 이야기하는 사람들은 이러한 언어적 접근이 돌팔이 같은 짓이라고 할 수도 있다. 하지만 과학적으로 설명하기 어려운 비전형적인 치료법으로 암을 치료한 사례는 많이 존재한다는 사실도 기억해 주면 좋겠다. 한 가지 예로 기적의 암 치료제라고 알려진 레이어트릴(Laetrile)이 있다. 의학저널에서는 레이어트릴의 유효성을 입증하는 연구는 찾아보기 힘들지만, 실제로 레이어트릴을 활용하여 회복되었다는 사례는 수도 없이 많다. 우리는 이 사례를 무시하고 비판할 것이 아니라 의미 있는 발견으로 봐야 한다.

우리가 익히 알고 있는 비전형적인 치료의 대표적인 예인 플라시보 효과도 마찬가지다. 이는 믿음이 치료에 보이지 않는 효과를 가짐을 입증하는 것이다. 이제는 믿음이라는 심리학적 힘에도 관심을 가져야 한다. 마음이나 감정이 회복과정에 어떤 역할을 하는지 또는 심리적 접근이 치료에 효과가 '있다' 또는 '없다'는 의학적 증거를 내놓으라고 할 시기는 지났다. 어떻게 해야 회복과정에 마음과 감정과 생각을 효과적으로 적용할 수 있을지 고민할 때이다.

회복을 위한 결정적 발걸음

　같은 암종의 진단을 받고도 어떤 사람은 건강하게 회복하고 또 어떤 사람은 죽는다. 어떤 이유가 그 사람을 죽게 한 것일까? 60세 남성인 정우성 씨는 위암 말기의 환자인데 매일 담배를 피우고 커피를 자주 마시며, 표준의학적으로 치료받고 있지도 않았다. 그는 자기 치유 3년 만에 완전 관해를 이루어 냈다. 나는 8개월 동안 가까이에서 지켜보면서 그가 자신의 삶에서 스스로 몸과 마음을 어떻게 다루었는지 잘 안다. 충분히 치유될 가치 있는 삶의 태도였다고 자신 있게 이야기할 수 있다. 그는 어떻게 생존할 수 있었을까? 자연 속 생활과 일관된 자연식 식습관, 편안한 말투, 여유로운 시간 관리, 규칙적인 생활 습관을 실천하고 있는 것 이외에 특이한 점은 암을 극복할 수 있다는 *건전하고 긍정적인 마음가짐*이었다. 예를 들어, '암은 나를 절대 나를 죽이지 못해, 나는 암을 이겨낼 수 있어!'라는 태도보다는 '암에 걸리고도 생존한 사람들이 많아, 암을 이겨내는 많은 치료 방법들이 있으니 나도 그들처럼 극복할 수 있어!'라는 *건전한 사고*였다.

　지금부터 나의 삶에 대한 신념과 감정과 그리고 태도에 관한 경험을 이야기하려고 한다. 결코 의사를 비롯한 건강 전문가들의 역할을 과소평가하거나 무시하려는 것이 아니다. 정우성 씨처럼 환자가 건강을 회복하기 위해 현대의학과 협력하면서 환자 스스로 자신의 암 회복을 위해 무슨 일을 할 수 있는지 경험을 토대로 설명하려는 것이다. 그리하여 수많은 암환자들이 건강한 회복을 향해 결정적인 발걸음을 내딛기를 바랄 뿐이다.

안개 낀 호수와 숲은 정말 아름다운 조화를 이룬다. 안개와 숲과 호수가 따로 있으면 이처럼 아름다운 그림을 만들기 어렵다. 이처럼 암 회복을 위해서 우리는 마음과 몸과 감정의 조화가 왜 필요한지 깊이 있게 이해하고 넘어가야 한다.

사이먼튼 박사의 심리요법을 처음 접한 것은 우연한 기회였다. 암에 걸리고 8개월 정도 지났을 때의 일이다. 도서관에서 암 자연 치유 관련 서적을 찾던 중 《마음의 의학과 암의 심리치료》라는 책에 손이 갔다. 목차를 보니 흥미로운 부분들이 눈에 들어오기는 했지만, 심리학적 암 치료라는 거대한 명제 앞에서 그동안 실시되었던 의·과학적으로 입증된 유효성을 버리기는 두렵다는 생각이 들었다. 솔직히 말하면 이 책은 쉬운 책이 아니다. 익숙하지 않은 단어들은 난해했고, 내용의 주를 이루는 실천법들을 검증하기 어렵기 때문이었다. 세 번 정도 완독하고 중요 부분을 정리해서 여러 번 시뮬레이션을 돌렸음에도 불구하고, 책의 내용처럼 순조롭게 진행할 수 없었다. 결국 미국의 사이먼튼 암 센터(Siminton cancer senter) 본부와 일본 사이먼튼 협회에 심리치료 인턴과정을 참가하고 싶다는 메일을 남겼다.

전 세계가 코로나로 한창 힘들던 시기에 일본 사이먼튼 협회로부터 한 통의 메일이 도착했다. 코로나로 인해 원격 교육과정이 한시적으로 진행될 예정인데 참가하겠냐는 내용이었다. 아픈 몸을 이끌고 해외로 나가 배울 수도 없는 상황이고, 언어 문제도 있었는데 큰 행운이라고 생각했다. 이를 시작으로 프로그램에 참여하게 되었고 점점 사이먼튼 심리요법에 대해 매료되기 시작하였다. 처음 참여한 사이먼튼 심리치료 프로그램을 통해 인간의 본질을 바탕으로 삶의 관리를 토대로 하는 건강 회복과정을 통해 그동안 쌓여왔던 심리적 스트레스들도 충분히 해소할 수 있겠다는 생각이 들었고, 이미 스트레스가 조금씩 사라지는 것을 느끼기 시작하였다.

프로그램은 건강의 본질, 마음과 암의 관계, 치유의 신념, 긴장 이완과 이미지 요법, 희망과 신뢰와 내면의 의지, 빌리프 워크, 사생관, 서포터와의 커뮤니케이션, 향후 2년간의 건강계획, 바이오피드백이 건강에 미치는 영향력, 암과 감정의 상관관계와 임상심리학적 뒷받침, 옛 상처를 고치는 방법, 아픔을 관리하는 방법, 삶과 죽음을 이해하는 일 등의 내용을 다양하게 다룬다.

치유과정에서 경험했던 놀랄 만한 방법들을 몇 가지 소개한다. 사이먼튼 심리요법은 1970년대부터 암환자와 서포터*(암환자의 가족 포함)*를 위한 심리치료요법이다. 최근에는 암뿐만 아니라 스트레스로 인한 여러 증상에 이 요법이 활용되고 있다. 전 세계적으로 협회를 두고 있는데 미국, 일본, 독일, 이탈리아, 네덜란드 등 EU에서 왕성한 활동이 이루어지고 있다. 미국을 포함한 몇 개국에서는 사이먼튼 심리요법을 보험적용이 가능한 치료 항목으로 암

환자들이 더 많은 혜택을 보고 있다고 한다. 우리나라에서도 하루빨리 제도권 안에서 사이먼튼 심리요법을 포함한 암환자를 위한 다양한 심리치료가 이루어지기를 기대해 본다.

사이먼튼 심리요법은 환자와 가족 스스로 치유과정에 참여하는 것을 원칙으로 하는 완화(relaxation), 명상(meditation) 그리고 이미지 요법(guided imagery)과 신념(belief) 등을 결합하여 환자의 신체적, 정신적, 사회적 그리고 영적인 면까지 포함하는 종합적인 심리지원 요법이라고 표현할 수 있다.

암환자는 본래 균형을 잡고 스스로 삶을 건강하게 이끌어 갈 수 있는 능

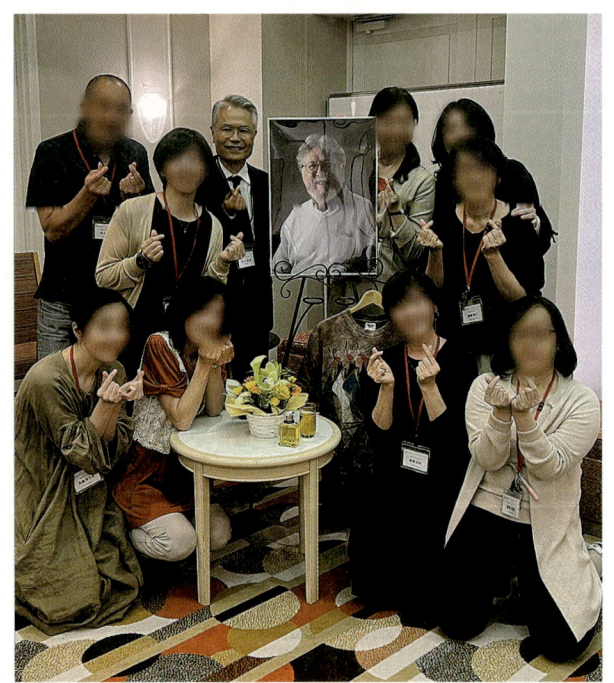

일본 이토에서 열린 암 환자를 위한 사이먼튼 심리요법 연수, 2023년

력을 갖추고 있었지만 어떤 여러 가지 이유로 균형이 무너지고 흐트러지면 건강을 잃게 된다. 사이먼튼 심리치료요법은 이러한 본래 환자가 가진 복원능력을 회복시켜 삶의 질을 높이고, 질병의 진행에 차이를 만들고, 죽음에 이르는 인생의 질을 높이는 것을 목적으로 하고 있다.

사이먼튼 심리치료요법은 수십 년간 더욱 정교한 프로그램으로 확충되고 개량되어 암뿐만 아니라 스트레스로 인한 다양한 증상에까지 다각적이고 포괄적인 접근이 이루어지고 있다.

이 프로그램의 핵심은 환자 스스로 심리요법에 참여하여 질병을 만들어 낸 근본적인 원인을 치유해 나가는 것이다. 또한 환자와 가족에게 커뮤니케이션 방법을 제공하여 암 치료 중인 환자와 가족들의 불안감 해소와 심리 개입에 의한 치유 촉진을 추구한다.

사이먼튼 심리치료요법의 특징은 마인드 컨트롤을 가능하게 하는 심리 운용 방법을 익히고 자기 스스로 순서대로 반복 실행함으로써 극적으로 스트레스를 감소시킬 수 있고, 그 결과 암 치료에 큰 변화를 가져올 수 있다. 환자가 가지고 있는 자기복원력을 어떻게 활성화할 수 있는지 치료과정에서 배우고 스스로 실행할 수 있게 훈련하여 암을 대하는 마음과 정신력을 키우는 것이 사이먼튼 치료요법의 특징이다.

신비한 심리 중재 기술

　　암에 걸리면 불안과 두려운 생각에 지배당한다. '내가 암에 걸리다니, 얼마 못가서 죽겠구나.' 암환자라면 누구나 느끼는 절망 그 자체이다. 사이먼튼 심리치료요법은 이렇게 부정적으로 생겨나는 감정들을 중재하여 긍정적인 마음으로 바꾸는 방법을 제시한다. 이미 생긴 암을 불안해하고 두려워하는 것보다 암이 생겼다는 되돌릴 수 없는 상황을 어떤 방법을 통해 받아들임으로써 감정의 판계를 개신할 수 있을까에 초점을 맞춘다. 사고와 감성과의 관계를 개선하면 지금 겪고 있는 불안과 두려움에서 벗어날 수 있기 때문이다.

　　암이라는 절대적인 질병 앞에서 부정적인 생각이든, 긍정적인 생각이든 어느 쪽을 기대하더라도 그 결과에 영향을 미친다. 부정적인 생각이 압도적이면 실망이 그다지 크지 않겠지만 긍정적인 생각으로 기대가 크면 실망이 클 수는 있다. 하지만 부정적인 생각이 크면 부정적인 결과의 원인이 될 수 있다. 앞에서도 말했다시피 질병 회복에 대한 긍정적인 기대가 확실히 실현된다는 보장이 있는 것은 아니다. 그러나 환자에게 희망이 없다면 절망이 있을 뿐이다. 마음과 몸과 감정이 동시에 협력하면 자신의 현재와 미래의 상태에 영향을 주어 건강을 되돌릴 수 있다고 믿도록 해야 하며, 건강한 삶과 행복한 죽음을 실현할 수 있다.

암 진단을 받는 순간 앞으로 일어날 일에 대해 보통 절망과 불안, 공포 등의 부정적인 감정을 갖기 쉽다. 암은 죽음에 이르는 병이며, 오랫동안 고통이 따르는 병이라는 부정적인 이미지가 강하기 때문이다. 이처럼 일어난 일 그 자체보다 일어난 일을 받아들이는 방법 때문에 우리가 겪는 긍정적 사고와 부정적인 사고 체계가 암 치유 효과에도 영향을 준다. 암 치유 효과를 높이기 위해서는 이런 부정적인 사고로 야기된 신념을 건전한 사고의 신념으로 바꾸어 자기 치유력을 높여야 한다.

이런 한 관점에서 사이먼튼 심리치료 프로그램이 진행하는 빌리프 워크 (Belief work)는 불건전한 고정관념(Unhealthy belief/thinking)이나 수용법을 건전한 생각(Healthy belief/thinking)으로 바꾸어 나가는 심리 기술(Belief work)이다.

이 프로그램을 처음 개발한 사이먼튼 박사는 암환자의 사고, 해석, 관념, 관점, 수용법 등을 빌리프 워크(Belief work)라는 중재 기술을 활용해서 환자 스스로 마음과 감정을 안정시키고 회복시켜 면역체계를 최고의 상태로 끌어올렸다. 빌리프 워크는 신념(사고)의 종류를 불건전(Unhealthy), 적극(Positive), 건전(Healthy) 등 3가지로 분류하였는데 적극적인 신념(사고)을 긍정적인 생각으로 보기보다는 건전한 신념(사고)을 건전한 사고로 보는 것이 중요한 포인트다.

이 전제의 큰 차이는 그 '사고방식이 사실에 정확히 근거하고 있는가?' 이다. 적극적인 신념이 불건전한 사고보다는 건전하다고 볼 수 있지만 현실의 생활과 거리가 있을 수 있기 때문에 사실에 근거한 신념(사고)을 기르는 것을

중요한 기준으로 삼는 것이 좋다. 예를 들어 '암을 완치시킬 수 있다'는 적극적인 신념보다는 보다는 '암을 이겨낸 사람이 있다'라는 것이 건전한 사고라고 할 수 있다.

큰 특징은 괴롭고 힘든 감정에 직면했거나 불건전한 생각으로 한창 시달리고 있는 바로 그 순간이 생각을 긍정적인 건전함으로 바꿀 수 있는 절호의 기회이다. 스트레스로 인해 원치 않는 감정이 휘몰아치거나 죽음의 두려움이 클 때, 불안한 마음이 가득할 때, 이때야말로 효과적으로 불건전한 신념을 탐구할 수 있는 좋은 기회이기 때문이다.

빌리프 워크(Belief work)

빌리프 워크는 미국의 정신과 의사 맥스 몰츠비 박사가 고안한 신념^(사고)의 긴진싱을 평가하는 질문표에 근거하고 있나.

몰츠비의 5가지 질문표

질문 1	확실한 사실에 근거하고 있습니까?
질문 2	자신의 건강이나 생명을 지키는 데 도움이 됩니까?
질문 3	자신의 목표를 달성하는 데 도움이 됩니까?
질문 4	자신의 문제나 고민을 해결하는 데 도움이 됩니까?
질문 5	좋은 기분을 가져다 줍니까?

위의 5가지 질문 중 3가지 이상의 답이 NO이면 불건전한 신념(사고)이라고 판단하여 건전한 신념(사고)으로 바꾸는 것이 바람직하다고 할 수 있다. 그러나 자신의 신념을 바꾸는 일은 너무나 힘든 일이며 엄청난 에너지와 꾸준한 훈련이 필요하다. 그래서 사이먼튼 박사는 이 과정을 빌리프 워크라는 훈련법으로 쉽게 건전한 신념으로 바꿀 수 있게 했다.

다음 표는 처음으로 직접 작성했던 빌리프 워크 내용(아래)과 사이먼튼 국제 인증 카운슬러에 의해 상담을 받은 후에 재정리된 빌리프 워크 내용(다음페이지)이다. A4용지에 두 칸을 나누고 왼쪽 칸에는 불건전한 신념을 쓰고 오른쪽 칸에는 건전한 신념을 써서 시간이 날 때마다 꺼내 읽는다.

암 발병 초기에 직접 작성해서 활용했던 빌리프 워크

불건전한 신념	건전한 신념
위암에 걸리면 98%가 사망한다는 학술자료를 본 후 죽음에 대한 두려움이 너무 크다.	위암에 걸렸어도 생존한 사람들이 많다. 나도 생존한 사람들처럼 건강해질 수 있다.
암은 자가치유나 자연 치유가 불가능하다는 의사의 말을 듣고 공포와 두려움을 느낀다.	나는 자가치유를 통해 매일매일 나아지고 있다. 암 발병 전보다 모든 면에서 완전히 좋아지고 있으며, 앞으로도 내가 실행하는 방법대로 계속하면 완치될 수 있다.
암환자는 단식을 하면 안 된다.	나는 주기적인 장단기 단식과 간헐적 단식으로 점점 건강해졌다.
속만 쓰려도 암이 전이, 재발되지 않았는지 의심한다.	확인하지 않으면 알 수 없다. 내 몸의 암은 자가치유를 통해 완전히 사라졌다.
7년째 재발, 전이된 환자를 보고 지금 내 생활이 내 생명을 지키는 데 도움이 되는지 의심이 든다.	아니다. 7년 넘는 이 생활로 나는 이미 완전히 건강해졌다.

인증 카운슬러에게 상담받은 후에 재정리된 빌리프 워크

불건전한 신념	건전한 신념
위암에 걸리면 98%가 사망한다는 학술자료가 있으니 나도 죽을 게 틀림없다.	위암에 걸렸어도 생존한 사람들도 있다. 나도 생존한 사람들처럼 건강해질 수 있다.
의사가 암은 자가 치유나 자연 치유가 가능하지 않는 것이라고 했다. 내 치유력은 가능 하지 않다.	나는 자기 치유를 통해 매일매일 나아지고 있다. 치유력을 회복시키는 것은 가능하다. 사실 암 발병 전보다 모든 면에서 완전히 좋아지고 있으며, 앞으로도 내가 실행하는 방법대로 계속하면 완치 가능성이 있다.
암환자는 영양 공급이 중요하므로 단식을 하면 안 된다.	나는 주기적인 장단기 단식과 간헐적 단식으로 점점 건강해졌다. 나에게는 나의 치유의 길이 있고 단식이 효과를 내기도 한다.
속만 쓰려도 암이 전이, 재발된 것이 틀림없다	재발·전이되었다고는 할 수 없다. 확인하지 않고는 알 수 없다. 설사 재발·전이되더라도 거기에서 건강을 되찾는 것은 가능하다. 실제로 내 몸의 암은 자가치유를 통해 완전히 사라졌다.
일단 나아지더라도 7년 뒤 재발한 환자도 있다. 나의 지금 생활이 재발을 예방하고 있다고는 할 수 없고 재발할 것임에 틀림없다.	사실, 7년 넘는 이 생활로 나는 이미 완전히 건강해졌다. 설사 재발한다고 해도 거기서 변화를 일으켜 건강을 되찾는 것은 가능하다.

 지금도 수첩에 처음 작성했던 빌리프 워크 내용을 가지고 다니다가 불건전한 사고가 들어오면 수첩을 꺼내서 빌리프 워크의 내용을 여러 번 읽고 건전한 사고로 되돌리기 위해 노력한다. 이런 과정을 경험해 보지 않은 사람들의 경우 아주 단순해 보이는 행위가 심리적으로 사고를 전환시킬 수 있냐고 반문하겠지만, 앞서 말한 것처럼 현재 미국, 독일, 일본, 네덜란드, 이탈리아 등 많은 곳에서 암환자의 심리치료로 활용하고 있으며, 보험처리가 가능하여 제도권 안에서 정규 프로그램으로 활용하는 병원들도 있다.

암세포가 사라지는 긍정적 심상 그리기

사이먼튼 심리치료요법에서는 일반적으로 활용하는 미술 치료와는 다르게 암환자에 환자의 동기를 부여하고 면역체계에 이로운 영향을 주는 도구를 제공하기 위해서 심상 묘사 프로세스인 **이미지 요법**(Guided Imagery)을 활용한다.

심상 해석은 꿈을 해석하는 것과 비슷하며 극히 개인적인 상징적 언어를 포함한다. 꿈에서 보았던 이미지를 언어로 표현하려면 그 이미지에 내재된 대단히 개인적인 믿음이 있어야 한다. 따라서 개개인이 묘사한 심상의 의미는 개인마다 큰 차이가 있을 수 있다. 내가 묘사한 특정한 상징이 강력한 힘을 내재하더라도 다른 사람에게는 혐오나 증오를 의미할 수 있다는 것이다. 따라서 다른 사람의 상징이나 해석을 그대로 수용해서는 안 된다.

심상 묘사는 정확하고 세밀할 필요는 없다. 묘사된 이미지의 의미가 중요하다. 상징은 중요한 특성이지, 상징 자체가 중요한 것이 아니다. 사이먼튼 심리치료요법에서는 개인차는 있지만 일반적으로 효과적 이미지는 아래에 나열된 특징을 갖는다고 보고 있다.

① 암세포가 두부처럼 부드러운 성질을 갖고 있으며 달걀처럼 금방 깨지는 나약한 존재로 묘사하는 것이 중요하다.

② 우리 몸을 치료하는 치료제는 강하고 정확한 작용을 해야 한다는 믿음이 있어야 하며, 치료제와 암세포는 상호작용하는 관계이고 치료제가 암세포를 쉽게 파괴시키는 영향력을 갖는 심상이어야 한다.

③ 우리 몸을 치료하는 치료제는 암세포와 건강한 세포를 모두 접촉할 수 있어야 하고, 정상적인 건강 세포는 치료제가 손상이나 충격을 줄 수 없고, 아주 작은 손상일지라도 고칠 수 있는 능력의 존재로 묘사해야 한다.

④ 백혈구를 묘사할 때는 강력한 군부대처럼 암세포를 숫자적으로도 압도하는 그림으로 묘사하여 암세포를 상대하여 완승하는 장면으로 묘사한다.

⑤ 백혈구를 암세포를 압도하는 그림으로 묘사하여 암세포와 비교했을 때 누가 더 강한지 의심의 여지를 두지 못하게 묘사해야 한다. 또한 백혈구는 지혜롭고 강한 우리 몸의 방어력을 상징해야 한다.

⑥ 치료제, 백혈구, 심상에서 상징적으로 묘사된 존재가 죽인 암세포들은 정상적이고 자연스럽게 특별한 노력이 없이도 우리 몸에서 빠져나가고 우리 몸은 정상적으로 작동한다.

⑦ 마음속에 묘사된 이미지의 마지막은 암을 완전히 이겨내고 자신의 희망한 모습으로 선명하게 묘사하여 활기차고 정열적인 모습으로 보이는 것이 중요하다.

⑧ 마지막으로 암을 이겨내고, 삶의 목표를 갖고 꿈에 그리던 목적을 이루기 위해 삶에 전념하고 헌신하는 강력한 동기가 있다는 사실을 전달한다.

이미지 요법을 하는 동안 자신이 긍정적으로 기대할 수 있는 강력한 이미지가 포착될 때까지 여러 번 시도하면서 회복에 대한 강한 믿음을 갖고 있어야 한다. 그리고 이미지는 항암치료제나 방사선보다는 백혈구를 선택하는 것이 좋다.

사이먼튼 심리치료요법에서는 애드몬드 제콥슨 박사의 점진적 긴장 이완법과 마인드풀니스(mindfulness)를 응용한 이미지너리 가이드와 결합하여 훈련하고 있다. 이 훈련은 1일 3회, 1회마다 10~15분을 하라고 권하고 있는데, 이 기법을 시행한 대다수는 첫 1회차부터 긴장 이완을 경험한다.

긴장 이완은 훈련과 학습을 통해 개선할 수 있으며 훈련을 거듭할수록 더욱 긴장이 이완되는 상태를 유지할 수 있다. **이미지 요법의 핵심은 자신이 바라는 결과의 이미지를 마음속으로 선명하게 표명하고 그것을 되풀이하여 자신이 바라는 결과가 실제로 일어난다고 적극적으로 예상하고 행동하는 과정이다.** 실제로, 1971년 사이먼튼 박사는 의학적으로 불치 판정을 받은 환자에게 하루에 세 번 자신의 몸속에서 백혈구가 암세포를 공격하는 이미지를 그리는 연습을 계속하게 한 결과 암을 완치하는 결과를 얻었다.

이미지 요법을 실행할 때는 중요한 3가지 이미지화 포인트가 있다..

첫째, 자신이 원하는 결과를 이미지화한다.

둘째, 자신의 방법으로 이미지화해야 한다.

셋째, 이미지화에 의의와 가치를 두고 해야 한다.

그리고 암과 건강을 이미지화할 때도 중요한 3가지 포인트가 있다.

첫째, 암이 치유될 수 있다는 것을 이미지화한다.

둘째, 치료 효과가 작용하고 있다는 것을 이미지화해야 한다.

셋째, 자가치유력이 제대로 작동되고 있다는 것을 이미지화해야 한다.

이 글을 읽는 여러분은 대체로 암환자이거나 보호자일것이다. 사이먼튼 심리치료에서 진행하는 긴장 이완과 이미지 트레이닝 방법 토대로 어떤 느낌이 드는지 꼭 경험해 보기 바란다.

긴장 이완과 이미지 요법 순서

※여기서 소개하는 것은 어디까지나 하나의 어프로치이며, 이미지의 방법은 나 자신에게 잘 맞는 것으로 변경해도 좋다.

① 조명이 은은하고 조용한 방에서 편안한 자세로 발을 뻗고 눈을 감는다.

② 들숨과 날숨을 하면서 호흡에 주의를 기울인다.
③ 편안하게 깊은 호흡을 하면서 마음속으로 '긴장을 풀자'라고 천천히 부드럽게 말한다.
④ 얼굴에 주의를 모은다. 얼굴의 근육과 눈 주변에 긴장이 있는지 느껴본다. 느껴지는 긴장을 이미지로 그려본다. 예를 들어, 밧줄의 이음매나 불끈 쥔 주먹을 이미지화해도 된다. 그리고 이 긴장이 풀리면서 부드러운 솜처럼 편안하게 되는 것을 마음속으로 그려본다.
⑤ 얼굴의 근육과 눈의 긴장이 풀리는 것을 그려본다. 긴장이 풀리면서 긴장 이완의 파동이 전신으로 퍼지는 것을 그려본다.
⑥ 눈과 얼굴의 근육을 긴장시키듯 꽉 조였다가 풀어주면서 긴장이 이완되면서 전신으로 퍼져 나가는 것을 상상한다.
⑦ 신체의 다른 부위에도 같은 방법으로 발가락 끝에서 두정부까지 천천히 바디스캐닝을 한다.
예: 왼쪽 엄지발가락에서 시작해서 발, 발바닥, 발등, 발목, 장딴지, 허벅지, 골반 순으로. 오른쪽 엄지발가락부터 시작하여 골반까지 같은 방법으로 시행한 후, 허리, 등, 배, 가슴, 어깨, 발에서와 같은 방법으로 왼쪽 엄지손가락부터 시작해서 어깨까지, 오른손도 같은 방법으로 어깨까지 시행한 후, 목, 턱, 입, 뺨, 귀 이마, 머리까지, 신체의 모든 부분이 이완될 때까지 시행한다. 신체의 각 부위가 긴장하고 있는 이미지를 그 긴장이 완전히 풀리는 것을 반복하여 상상하면 긴장이 풀려 쉽게 이완시킬 수 있다.

⑧ 즐거운 자연환경 속에 있는 자신을 그려본다. 어느 곳이든 편안함을 느끼는 곳이면 된다. 주위의 색채, 소리, 공기의 흐름, 분위기를 세밀하게 마음속으로 그리면서 그 속에 잠긴다.

⑨ 2~3분간 자연환경 속에서 편안하게 있는 자신을 그려본다.

⑩ 천천히 암 덩어리를 사실적으로 그려본다. 또는 상징적으로 그려본다. 암은 몹시 약한 존재이고 혼란한 세포로 만들어졌다고 상상한다. 건강한 우리의 신체가 암세포를 수천 번씩 파괴하는 것을 상상한다. 암을 마음속으로 그릴 때는 건강을 회복하기 위해서는 인체의 자연치유력이 정상적으로 작동하는 원래 건강한 상태로 돌아가야 한다는 것을 깨달을 필요가 있다.

⑪ 현재 치료받고 있다면 그 치료가 몸에서 진행되는 상황을 자신이 이해하기 쉽게 그린다. 만약, 방사선 치료를 받고 있다면 수백만 개의 에너지 광선이 빛의 속도로 지나가면서 암세포들을 모두 명중시키는 모습을 그린다.

항암 치료를 받는 경우라면 항암제가 몸으로 들어와 피에 섞여 혈관을 흐르고 있는 모습을 상상한다. 그 항암제가 암세포를 한 번에 죽일 수 있는 약으로 작용하고 있는 것을 이미지로 그린다. 정상세포는 판별력이 있어 그 약을 받아먹지 않지만, 암세포는 약한 세포라서 그 약을 소량만 흡수해도 죽고, 죽은 세포는 몸 밖으로 배출하는 이미지를 상상한다.

⑫ 내 몸의 백혈구가 암세포 소굴로 들어와 이상세포를 발견하고 파괴

하는 모습을 그린다. 몸속의 백혈구는 방대한 군단이고 강력하며 공격적이며 빈틈이 없다. 백혈구의 군단은 암세포와는 비교되지 않을 만큼 강력해서 언제나 승리한다.

⑬ 암의 증상들이 점점 약해져 가는 모습을 상상하며 머릿속으로 그린다. 약해져 죽은 암세포는 건강한 백혈구에 의해 간장을 거쳐 신장을 통해 몸 밖으로 대변과 소변으로 배출되는 모습을 슬라이드처럼 그린다. 이 이미지 심상요법은 자신이 되고 싶고 기대하는 것을 그리는 것이다. 암이 약해져 소멸할 때까지 이미지를 그린다. 암이 약해져 소멸함에 따라 몸의 에너지가 흘러넘치고, 식욕이 솟아나고, 좋은 기분을 느끼는 것이 가능해지고, 가족들로부터 사랑받는 모습을 그린다.

⑭ 만약 어딘가에 통증이 있으면 그 부위로 백혈구 군단이 흘러 들어가 통증을 완화시키는 모습을 그린다. 문제가 무엇이든 백혈구 군단은 몸의 명령을 따른다. 몸이 점차 회복되어 가는 모습을 그린다.

⑮ 내 몸이 아무런 병도 없는 건강한 몸으로 회복되고 에너지가 흘러넘치는 모습을 그린다.

⑯ 내 인생의 목표에 다가가는 상황을 그린다. 인생의 목표가 달성되고 가족들은 행복하게 잘 지내고 있으며 주위의 사람들과의 관계가 한층 더 의미있게 되는 모습을 그린다. 건강을 회복해야 하는 이유가 확실하고 강력하면 할수록 건강을 회복하기 쉽다는 것을 기억해 둔다. 이 글을 읽는 이 순간부터 꼭 완수해야 할 일에 의식을 집중하길 바란다.

⑰ 건강 회복에 자신이 중추적으로 관여하고 있다고 마음속으로 칭찬한

다. 이 이미지 요법을 1일 3회씩 실행하고 있는 자신을 그려본다. 매일매일 하는 모습을 의식이 뚜렷한 상태로 그려본다.

⑱ 눈꺼풀을 가볍게 하고 서서히 눈을 뜰 준비를 하면서 자신이 있는 방을 의식한다.

⑲ 이제 서서히 눈을 뜨고 일상으로 돌아온다.

다음 그림은 실제로 직접 이미지너리 가이드를 하면서 내가 직접 그린 그림이다. 현재까지도 그림을 직접 그리면서 하고 있다. 앞서 언급했듯이 암을 묘사할 때는 강한 괴물, 괴수처럼 그리는 것보다 약하고 덜 완성된 존재, 나약한 존재, 안쓰러운 존재를 잘 다스리면서 함께 가야 하는 대상으로 표시하는 것이 좋다.

첫 번째 그림은 이미지 요법이 익숙하지 않은 상태에서 그린 그림이고, 두 번째 그림은 같은 날 사이먼튼 심리치료요법 프로그램을 시행한 후 그린 그림이다. 그리고 세 번째 그림과 네 번째 그림은 8개월 후에 그린 그림이다. 시간이 지나면서 점점 이미지가 밝아지고 다양한 색상으로 변화했으며, 색상의 선택도 큰 변화가 있었음을 보여준다. 네 번째 그림에서는 심리적으로 상당히 안정된 상태가 느껴진다.

첫 번째 그림이 강하고 억센 이미지였다면, 8개월 넘게 사이먼튼 심리치료요법 프로그램을 진행한 후 그린 그림은 아주 부드럽고 따뜻한 분위기로 바뀌었다는 것을 확인할 수 있다. 스스로 이 그림을 비교해 보고 깜짝 놀랐다. 너무나 많이 변화된 그림을 보면서 엄청난 치유의 변화가 일어났다는 것

암세포가 사라지는 긍정적 심상 그리기 **253**

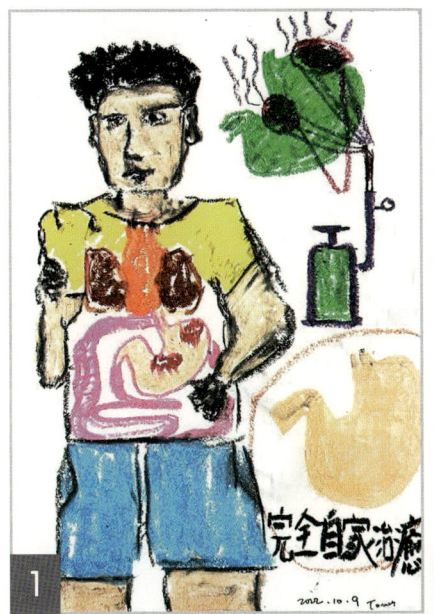
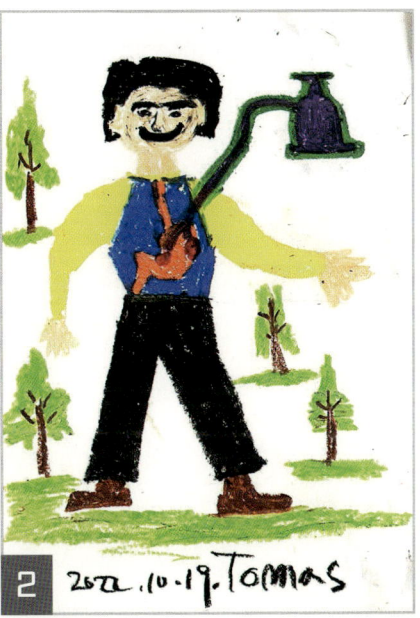
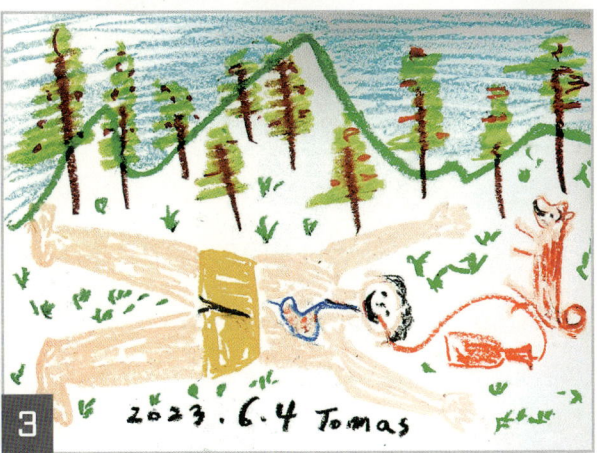
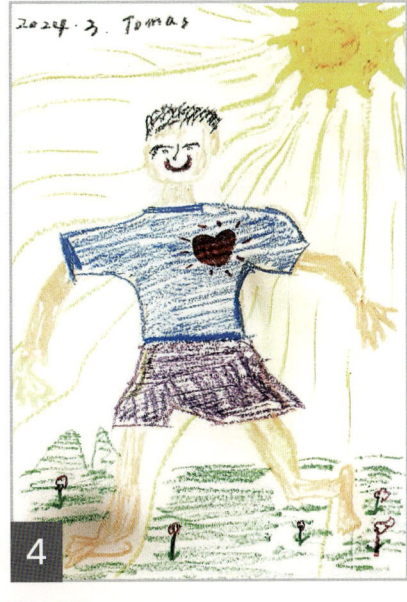

실제로 내가 이미지 치료를 위해 그렸던 그림

을 직감했다.

매일 아침 명상 시간에는 그려 놓았던 그림을 연상하면서 실제로 암이 사라지는 상상을 하고 한다. 이와 같은 이미지 요법은 특별히 시간을 갖고 하지 않아도 활용도가 매우 높다. 지하철에서, 걸어가면서, 잠자기 전 등 언제든지 가능하다.

암환자를 위한 이미지 요법을 창안한 사이먼튼 박사는 이미지 요법을 실행할 때 자신이 마음속으로 하는 건전한 사고를 투영해 이미지를 그리고 그 그림을 통해 자기 자신, 치유력, 치료, 질병에 대한 자세를 건전화하여 신체 결과에 가깝게 할 수 있다고 보았다. 사람은 자신이 원하고 희망하는 이미지를 마음속으로 반복해서 그리고 실행하면 실제로 자신이 바라는 결과가 이루어지는 것을 기대하게 된다.

긴장이 이완된 상태에서 자신이 직접 그린 제거하고 싶은 암세포의 이미지를 확실히고 구체적으로 머릿속에서 그린다. 동시에 상세하게 암세포를 제거하는 상황을 묘사하고 내 몸에 있는 자연 치유, 자가치유력이 건강을 복원하기 위해 활동하고 있는 상황을 세밀하고, 명확하게 시각화하는 작업을 해야 한다. 암환자에게 이미지 요법을 활용하면 치료 시기와 상관없이 자기주도적으로 암을 극복할 수 있다. 정신적 의지를 높여 자신에게 지속적으로 뚜렷한 삶의 목표를 설정하게 함으로써 자기 치유력을 활성화하고 자신의 마음을 리셋하여 다시 새로운 방향으로 삶을 바꿀 수 있기 때문이다.

이미지 요법을 실행하기 위해서는 몸과 마음이 편안하게 깊이 이완되어 편안한 상태를 유지하는 것이 중요하다. 그 이유는 **몸이 완전히 이완되면 편안한 상태에서 자신이 원하는 상황이나 목표에 다가가기가 훨씬 쉽기 때문이다.**

백혈구를 춤추게 하는 영적 조화

사이먼튼 요법에서 중요하게 다루는 또 하나의 영역은 영적(spirit) 측면이다. 영혼 또는 영성은 인간 특유의 내면에 뿌리를 내리고 있는 마음의 본성이다. 사이먼튼 박사는 면역력을 높이고 건강을 회복하기 위해서는 반드시 몸과 마음 그리고 영혼을 재통합해야 한다고 강조한다.

전인적으로 보면, 마음과 몸은 하나이고 이성과 본능, 마음과 육체를 하나로 본다. 이렇게 마음과 몸을 조화롭게 운용하면 암을 이겨내는 면역력을 회복할 수 있다. 심신을 조화롭게 운용하기 위해서는 몸을 이완시켜 편안하고, 평화롭고, 행복한 상태를 만들어야 하는데, 명상과 점진적 이완법을 통해서 가능하다.

신체적으로 모든 감각이 동반되는 **긴장 이완의 첫 단계**는 가렵거나, 간지럽거나, 뜨겁거나, 따갑거나, 차갑거나, 저리거나, 마비되거나, 화끈거리거나, 촉촉하거나, 콕콕 찌르거나, 전율을 느끼거나, 압박을 느끼는 등 여러 가지 촉감을 알아차리는 단계이다. **두 번째 단계**에서 정서적이고 감각적인 영역에서 안정되고, **마지막 단계**에서 자신을 잊고 우주와 구분되거나 구별

이 없어지는 상태로 진입한다.

암환자에게 적용되는 명상 안내 가이드

각자 자신이 그린 이미지를 활용하여 가이드에 적용하면 더 좋다.

지금부터 명상을 시작하겠습니다.
언제나처럼 몸에 힘을 빼고 가장 편안한 자세로 앉거나 누워서
가볍게 눈을 감아주세요.
종을 세 번 울리면
천천히 호흡을 느끼며 자연스럽게
호흡에 집중합니다.
숨을 부드럽게 들이쉬며
들이쉬는 숨을 바라봅니다.
숨을 길게 뱉으며 나가는 숨을 바라봅니다.
숨을 들이쉬며 가슴과 배와 등이 부풀어 오르는 것을 세밀하게 느낍니다.
뱉으며 배와 가슴 그리고 등에서 숨이 빠지는 것을 느낍니다.
천천히 부드럽게 호흡에 집중하다 보면
호흡은 점점 깊이 천천히 안정됩니다.
숨을 들이쉽니다. 들이쉬고 있는 숨을 바라봅니다.
숨을 내뱉으며 내뱉는 숨을 바라봅니다.

밀물과 썰물을 상상하면서 잔잔한 파도가 밀려 나가면 숨을 내뱉고,

천천히 파도가 밀려오면 숨을 들이마십니다.

천천히 자연스러운 호흡을 하며

지금 당신이

나는 지금 안전한 곳에 있습니다. 누군가가 나를 지켜 주고 있고,

편안하고 행복하고 기분 좋은 곳에 있다고 상상합니다.

언젠가 온 적이 있는 장소일 수도 있습니다.

아니면 상상의 장소일 수도 있습니다.

어디든 그곳은 안전하고, 편안하고, 행복하고, 기분 좋은 곳입니다.

잠시 그 공간에 멈춰 호흡과 그 기분 편안하고 행복한

좋은 느낌을 느껴봅니다. (30초 정도)

지금 당신은 안전하고, 행복하고, 누군가 지켜 주고 있고,

기분 좋은 공간에 있으면서 편안안 상태로 사랑받고 있습니다.

지금 당신이 자기 자신에게 애정 어린 기쁨을 선사할 수 있는 장소,

깊은 안정감과 편안함과 행복을 느낄 수 있는 장소,

안정적인 것들, 사랑하는 사람들과

편안한 장소에 몸을 두고 있는 걸 상상합니다.

당신이 깊은 사랑을 받고 있다고 느낄 때, 당신에게 기쁨이 찾아왔을 때

몸속 세포 하나하나가 기뻐하고 행복해하며 사랑을 느낍니다.

그 순간, 나를 둘러싸고 있는 온 우주에서 치유의 에너지가

온전히 나만을 위한 치유의 힘이 됩니다.

나를 둘러싼 치유의 에너지는 온화한 힘이 되어

발끝에서 머리끝까지 전신을 치유해 나갑니다.

당신의 마음과 몸속 어느 곳이든

치유가 필요한 곳을 세밀하게 치유해갑니다.

당신에게 기쁨이 찾아왔을 때

몸속 세포 하나하나가 기뻐하며

치유 에너지가 폭발하고

치유의 온화한 빛이 되어

전신을 흐릅니다.

그리고 몸과 마음에 쌓인 것들을 부드럽게 씻겨 줍니다.

지금 느끼는 치유력은 당신이 태어났을 때부터

혹은 태어나기 전부터 갖고 있던 자기 치유력입니다.

당신에게 기쁨이 찾아올 때, 행복이 찾아올 때,

사랑을 느낄 때 이 자기 치유력은 최대의 힘을 발휘합니다.

기억하세요. 암은 약하고 연약하고 혼란스럽고 불안정한 세포입니다.

암은 나를 절대 공격하지 않습니다.

처음부터 나를 공격할 수 없는 세포입니다.

암은 당신의 세포가 나에게 좋은 행동을 시작하면

간단히 우리 몸 밖으로 빠져나가게 됩니다.

이게 우리들의 가지고 있는 자연 치유력의 본질입니다.

우리 몸이 가지고 있는 자연의 섭리입니다.

지금, 이 순간 당신의 치유력이 언제나 작동하여

암세포를 완전히 소멸시키고 암이 빠져나가는 것을 느낍니다.

우리가 원하는 결과이기도 합니다.

지금 당신이 실천하고 있는 이미지를 상상합니다.

이미 기대한 것 이상으로 당신의 몸을 치유하고 있습니다.

당신이 받고 있는 항암이나 방사선 치료를 상상합니다.

그것들이 당신의 치유력에 협력하는 동료가 되어 당신을 치료합니다.

강력한 동반자가 되어 간단히 암을 치유해갑니다.

스토브 위에 놓여 있는 눈덩이가

그 열로 녹아서 사라져가듯

당신의 치유력 그리고 당신이 선택한 치료와

건강법이 갖는 에너지가 병을 둘러싸고 녹입니다.

당신에게 기쁨과 평안함 그리고 행복이 찾아오는 순간은

그것은 당신 자신에게 놓여 있는 상황과 환경이 조화로울 때입니다.

당신이 주위와 조화로울 때가

당신이 이 우주 전체와 조화로울 때입니다.

이 조화는 당신의 치유체계를 위해 너무나 좋은 것이라는 걸 기억해두세요.

이제 다시 한번 암이 전하는 메시지에 귀를 기울입니다.

암은 대체 우리에게 뭘 전달하려고 하는 걸까요? 귀 기울여보세요.

너무 열심히 살았어요. 이제는 무리하지 마세요.

이제부터는 오롯이 당신을 아껴 주세요.

이제부터는 당신을 위해 더 이상 참지 마세요.

더 자기 자신에게 상냥히 대해 주세요. 당신을 사랑해주세요.

일상의 고통과 아픔에서 벗어나

당신의 기쁨과 평안으로 둘러싸인 삶을 살아가세요.

당신에게 필요한 것들을 채워가세요.

있는 그대로의 당신을 받아들여 주세요.

거적때기들은 다 벗어 던져버리세요.

이제는 온전히 나를 사랑해주세요.

이제부터는 암이 전하는 메시지에 귀를 기울이세요.

>>>>>>>>>>>>>>>>>>>>>>>>>>>>>>>>>>

1분 정도 귀 기울임

>>>>>>>>>>>>>>>>>>>>>>>>>>>>>>>>>>

자 이제 오늘 지금부터 당신은 한 걸음 앞으로 걷기 시작합니다.

좋은 결과가 생길 것입니다.

지금 당신이 기쁨과 평안한 행복감 속에 있고

당신의 건강이 점점 점점 좋아지는 것을 상상합니다.

일상생활에서 무언가 건강한 활동을 하는 것을 상상합니다.

씩씩하게 일상생활을 즐기는 것을 상상합니다.

당신은 어느새 자연 치유력을 통해 점점 암에서 벗어나 있습니다.

편안하고, 기분 좋고, 행복합니다.

>>>>>>>>>>>>>>>>>>>>>>>>>>>>>>

약 30초 동안 행복한 기분을 느낍니다.

>>>>>>>>>>>>>>>>>>>>>>>>>>>>>>

그러면 천천히 주변 소리에 귀를 기울입니다.
주변 빛에 주의를 기울입니다.
주변에 있는 사람들에게 주의를 기울입니다.

>>>>>>>>>>>>>>>>>>>>>>>>>>>>>>

>>>>>>>>>>>>>>>>>>>>>>>>>>>>>>

숨을 천천히 들이마시고
숨을 천천히 내뱉으며
천천히 눈을 떠주세요.

>>>>>>>>>>>>>>>>>>>>>>>>>>>>>>

>>>>>>>>>>>>>>>>>>>>>>>>>>>>>>

손목을 부드럽게 돌리시며,

발목을 부드럽게 돌리시며, 기지개를 켜시면서
몸을 편안하게 해줍니다.

이 내용은 사이먼튼 요법을 토대로 진행하는 이미지 요법을 위한 명상 순서를 내가 스스로 하기 편하게 정리해 놓은 것이다. 직접 실행했던 이미지 요법에서는, 암세포는 연약하고, 부드럽고, 왜소한 세포 덩어리로 상상하고, 백혈구는 어떠한 틈도 스며들 수 있는 액체로서 만능 치료 약물로 이미지화했다. 나는 이 명상을 눈사람 명상이라고 부르고 있다.

실행 순서를 보면 다음과 같다. 먼저 호흡을 안정시키고 마음을 집중하여 발끝에서 두정부까지 몸을 편안하고 기분 좋은 상태로 이완시킨다. 만능 약물이 암세포를 완전히 씻겨내고 소멸시키는 상황을 이미지화한다. 이때 몸에서는 자가치유력이 작동하고 암세포가 완전히 소멸되는 결과를 만든다. 그리고 건강이 점점 회복되어 건강하게 산과 바다를 뛰어다니는 이미지를 영상처럼 구체적이고 상세하게 그리고 명확하게 머릿속에 그려 나간다.

'암세포는 연약하고 불완전한 세포이다. 몸에 있는 만능 약인 백혈구는 강력한 힘을 가진 싸움꾼이기 때문에 암을 제거할 능력이 충분하다.' 라고 머릿속에 그리며 실제로도 암세포가 스러져 가는 상태를 상상한다.

스트레스는 용서의 문제

사이먼튼 심리치료에서는 스트레스가 질병 발생의 원인이라고 보고 있다. 예를 들어 인간의 기본적인 생리적 욕구 뿐만 아니라 사랑이나 기쁨 등과 상대에게 인정받는 것 등의 심리적인 욕구가 충족되지 못했을 때 질병이 찾아올 수 있다고 보는 것이다. 다시 말하면 병이 생겼다면 자신이 그토록 원했던 욕구가 무엇이었는지 탐구하여 필요로 하는 것을 확인하여 그 욕구를 충족시킬 권리를 허락해줌으로써 질병 치료에 도움을 준다는 것이다.

스트레스는 신경계, 내분비계, 면역계에 영향을 주고 질병 진단에 앞서 스트레스가 집중된다고 한다. 먼저 스트레스를 해결하기 위해서는 자신의 한계를 받아들이고, 자신에게 애정을 갖고 위로하고, 싫은 것에는 'NO'라고 말을 하고, 편안하게 자신의 시간을 즐기는 셀프케어가 기본이 되어야 한다.

암에 걸리거나 재발한 환자들의 말에 의하면, 발병 1~2년 전 혹은 10년 전으로 거슬러 올라가면 삶이 송두리째 바뀌는 중요한 변화나 자신이 감당하기 어려운 일을 경험했다고 한다. 이런 갑작스러운 변화들은 심한 충격과 함께 심각한 스트레스로 다가왔을 것이다. 우리 몸은 작은 생채기만 생겨도 진물과 함께 피가 뭉치면서 염증반응이 일어난다. 스트레스는 마음의 생채기로 시작된다고 보면 된다. 생채기를 아물게 하는 면역반응은 자연스러운 인체의 자가복원력의 발현이다. 우리 마음도 스트레스를 받게 되면 마음을 돌보려는 자연스러운 면역반응이 일어난다. 자연스러운 자가복원 과정이라고 할 수 있다. 사이먼튼 심리치료에서는 우리 마음은 무의식적으로 소중하다고 생각한 욕구가 충족되지 못하면 병을 만들어 그 욕구를 충족시키려 한다고 본다. 그 과정에서 스트레스가 생겨나는 것이다.

우리의 삶을 돌아보면 아주 쉬운 것임에도 힘들어했고, 이런 일련의 상황에 어떻게 대처해야 하는지 어려워했다. 자신을 표현하는 것을 부끄러워했고, 싫은 것도 좋은 척하며 자신에게 거짓말을 해야 했고, 자신을 위해 즐기기보다는 남을 위하는 일에 시간을 낭비했다. 자신의 한계를 극복하는 것이 성공이라고 생각하고 몸이 부서지도록 일해야만 했다. 나를 사랑해 주고 위로해 줄 시간도 없이 살아왔다. 학교나 사회에서 건강에 중요하다고 가르쳐 주었지만 스스로 깨닫고 바로 잡아 실천하기는 힘든 것들이다. 그 결과 정서 상태가 분노, 불신, 억울, 우울, 두려움과 같은 삭막한 상태로 변한다. 이런 정서는 마음을 썩게 하고 몸을 병들게 한다. 그렇기 때문에 평화로운 마음을 만드는 것은 매우 중요하다. 가장 평화로운 상태에서 자신의 살아온 과정을 돌아보라고 권하고 싶다.

나에게 분노를 유발하는 사람, 나를 괴롭혔던 친구, 회사 동료 등 기억을 거슬러 올라가 그 당시에는 그다지 크지 않은 사건이었더라도 마음에 큰 생채기를 남겨 치유가 필요한 경우가 있을 수 있다. 과거에 상처받았던 사건으로 생각을 되돌리는 것은 쉽지 않다. 하지만 이것은 과거의 상처를 치유하기 위해서는 과거의 그들을 용서하고 그들에게서 받았던 화를 풀고, 억울한 마음을 풀어야 한다. 스스로 과거의 감정을 놓아주고 마음을 치유하고 변화를 이끌어야 한다. 다양한 형태로 상처를 줬던 그들을 용서하겠다고 결정한 후에도 여전히 앙금이 남아 여전히 슬픔이나 고통을 주고 있다면, 그 생각이 떠오를 때마다 그 생각에 머물면서 오랜 상처와 고통의 감정이 자신의 마음에 자리잡지 못하게 해야 한다. 곧 용서하는 마음이 자리 잡는 시점이 올 것이다.

대부분 암에 걸려서야 자신을 돌보려는 마음이 커진다. 암에서 벗어나기 위해서는 자신을 억누르는 상황과 욕구를 채울 수 없어서 받았던 스트레스에서 벗어나야 한다. 스트레스에 대해 자신이 어떻게 반응했는지 또는 그 스트레스를 어떤 방법으로 충족시키려 했는지, 혹은 스트레스 상황에서 어떻게 벗어나려고 했는지 자신을 관찰하고 탐구하고 문제를 파악하는 것이 중요하다.

사이먼튼 심리치료 프로그램을 통해 스트레스에서 벗어나는 방법과 자연스럽게 내면을 돌보는 가이드가 생기고 삶의 방식에 큰 변화가 일어날 것이다.

이외에도 사이먼튼 심리치료 인턴 수업 과정 중에 인상 깊었던 수업은 죽음을 탐구하는 '사생관(死生觀)' 수업이었다. 언제, 어떻게, 이상적인 죽음을 맞이할지 생각해 보는 시간이었다. 우리 사회는 죽음을 두려움이나 공포의 대상이라고 여기고 금기하고 부정하는 경향이 있다.

그러나 죽음의 탐구를 통해 죽음에 대한 공포를 줄이고 삶의 에너지를 높이고 치유 에너지로 사용할 수 있도록 해야 한다. '암은 곧 죽음'이라는 생각에 대해 '인생의 마지막에는 병을 극복하고 건강하게 죽음을 맞이할 수 있고 반드시 고통이 따르는 것은 아니다'라는 건전한 신념을 가져야 한다. 사생관 수업은 나의 사생관을 탐구할 수 있는 흥미로운 경험이었으며 현재의 삶이 얼마나 소중한지 삶을 돌아보는 계기가 되었다. 또한 내가 원하는 죽음을 맞이하기 위해서 내가 소중하게 아끼는 것이 무엇인지 삶의 방향을 어떻게 만들어 가야 하는지 되돌아보는 시간이었다.

사이먼튼 심리치료 인턴과정을 거치면서 마지막으로 했던 것은 앞으로 건강한 삶을 유지하기 위해 2년간 건강계획을 세우는 것이었다. 건강 회복에 기반을 두고 일상생활 속에서 건강 회복을 위한 항목을 정하여 음식(영양), 운동, 놀이, 명상 시간, 주변의 서포트, 삶의 목적이라는 6가지 항목을 만들었다. 순서에 상관없이 나에게 가장 충족감을 주는 일과 스스로 실천하기 위해 가장 시간이 오래 걸리는 것을 토대로 먼저 실행하였다. 이 계획을 완수하기 위해서는 많은 시간과 에너지가 필요하겠지만, 앞으로 3개월 단위로 2년 동안 실천해 나간다는 희망이 치유의 원동력이 될 것이다. 건강계획을 작성할 때 자신에게 기쁨을 주는 기쁨 리스트와 암이 자신에게 전하는 은혜 리스트를 함께 작성하면 더욱 좋다.

사이먼튼 프로그램에서는 '질병이 생기는 커다란 요인은 자신이 아닌 인간이 되려고 노력하기 때문'이고 '질병을 치유하는 커다란 힘은 자신을 받아들이는 것, 즉 자신의 본성으로 돌아가는 것'이라고 하고 있다.

치유의 속도와 치유의 질은 우리가 살아가는 자세 신념, 선택, 결의, 창조력 그리고 얼마나 자신을 신뢰하는가에 달려있다.

제7장

일상 속 치유의 기술

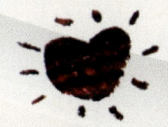

자기 주도적 회복 루틴과 명상, 일기, 마음 근육 만들기

히포크라테스는 환자를 눈으로 관찰하고, 만져보고, 소리를 듣는 데 열성적이었다. 땀, 대변, 토사, 가래, 고름, 질 분비물 등의 냄새를 맡았고 가능하면 맛까지 보았다. 그는 관찰만 열심히 한 것이 아니라 '눈에 보이지 않는 것'을 추론하는 데 획기적이었다.

- 자크주아나, 《히포크라테스》 중에서

암의 공포를 잊고 자기 치유를 즐기면서 암을 고치겠다는 의지 하나로 힘든 암 치료과정에서 삶의 질을 보완해 주는 치료법에 매료되었다. 질병을 먼저 바라보는 치료보다 인간의 본질을 추구하는 의학을 토대로 암을 치료하고 싶었다. 현대의학은 체중, 체온, 혈압, 맥박, 혈당 등의 측정 가능한 수치에 의존하여 암을 작게 나누고 쪼개어 보는 미시적으로 분석하여 치료한다. 통합의학을 공부하고 있고 암을 경험한 나는 암 치료는 인간을 중심에 두고 총체적으로 보는 거시적 관점에서 마음과 몸을 통합적으로 보고 우리 눈에 보이지 않는 정신과 영혼까지 포함하여 질병을 진단하고 치료해야 한다고 생각한다. 아래의 내용들은 현대 의학에서 소외된 여러 가지 치유법 중에 내가 실천하고 즐겼던 치유법들을 내 생각을 더 해서 정리한 것이다.

마음과 몸 대청소

앞서 해독을 위한 치유 방법에서 단식에 관한 이야기를 서술하였다. 단식을 음식을 끊는 행위, 탄수화물을 끊는 행위라고만 생각한다면 단식에 관해 서술한 내용들을 100% 이해하기는 어려울 것이다. 나에게 단식은 내가 완전하고 건강하며, 순수한 나로 남으려면 무엇이 필요한지 알려주는 안내자와 다름없었다. 단식을 통해 일상에서 잊고 있던 사소한 지각이 새로운 느낌으로 인식되고, 마음은 점점 따뜻해지고 정교한 감정으로 바뀌어 간다는 느낌을 받았다. 그 시간은 나 자신을 무한정 탐구하게 만들어 세상이 던지는 수많은 갈등의 메시지들로 인해 상처받지 않도록 나에게 지혜를 주었다.

단식을 경험해 보지 않은 사람들에게는 단식이 불편한 느낌으로 다가올 수 있고, 생존, 죽음과 같은 극단적인 주제로 느껴질 것이다. 여기에 서술한 내용들은 치유를 목적으로 실천했던 내용이므로 내가 이야기하고 싶어 하는 주된 동기를 살펴주면 좋겠다. 크게 세 가지 단식법을 활용했는데, 미음 단식, 생수 단식, 생채즙 단식을 위주로 실천했고, 재료와 방법 그리고 일정을 실행했던 그대로 정리하였다. 보식 시기에는 케톤 생성을 높이기 위해

MCT 오일을 활용했다.

미음 단식

미음 단식은 주로 겨울철에 많이 했다. 일단 날씨가 추워 단식으로 인한 체온 하락이 고민되었고 신선하고 다양한 제철 채소를 구하기 어려웠기 때문이다. 미음 단식의 장점은 그다지 배가 고프지 않다는 것이다. 곡물죽을 먹으면서 단식의 효과를 낼 수 있을까 하고 의문을 품을 수 있지만 완전한 금식을 하지 않으면서도 단식 효과를 어느 정도 낼 수 있다. 또한 케톤 생성 식이요법을 하기 전에 단기간 실행하면 케톤체로의 전환을 빨리 이룰 수 있다. MCT 오일 등을 활용하면 보식 과정에서 케톤 생성 효과를 더 높일 수 있다.

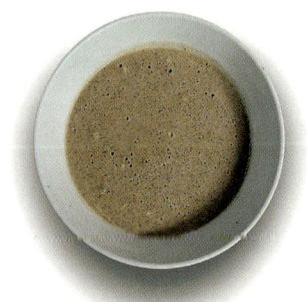

5일간 미음단식 250~300ml

- 4박 5일 미음 단식(총 44일간)
  - 예비식 1일, 미음 단식 5일, 보식 1차 5일, 2차 보식 25일, 총 36일
  - 4박 5일 단식과 보식 이후에도 아래의 매일 실천 사항 12가지를 하면 훨씬 더 효과적이다.

- 미음 단식 4박 5일 단식 실행 순서
- 1일 차 : 예비식. 오전에는 소화가 잘되는 찹쌀밥과 된장국으로 가벼운 식사를 하고 오후에는 늦지 않은 저녁으로 생 곡물가루죽으로 감식한다.
- 2일 차 : 아침, 저녁 2회 미음 1회 250ml^(아침) + 맑은 죽 1회 250ml씩 ^(저녁)
- 3일 차 ~ 4일 차 : 아침, 저녁 2회 맑은 죽 250ml씩
- 5일 차 : 아침, 저녁 2회 맑은 죽 250ml씩^(아침), 야채죽 250ml^(저녁)

- 식이 방법

① 1차 보식 *(5일간)*
- 점심은 12시에 아주 부드러운 야채죽 250ml, 저녁 6시에 아주 부드러운 야채죽 250ml, 아침, 저녁 식사 후 녹즙 350ml 씩 마시고 하루 18시간 동안 공복을 유지한다.

② 2차 보식 *(25일간)*
- 식단 재료는 양배추와 당근을 베이스로 녹황색 채소 5~6가지, 그 이상도 상관없다.
- 뿌리채소는 당근, 비트, 무 등 5가지 이상 포함하고, 잎채소는 양배추, 케일, 양상추, 샐러리 등 6가지 이상 포함해야 좋다.
- 채소량은 처음에는 소량씩 시작하여 본인에게 알맞은 양을 찾아도 된다.
- 식이 방법은 케톤 생성 식이다. 케톤 생성 식이 방법은 앞장을 참고하

면 된다. 이를 기본으로 하되 생채소와 과일 위주의 현미 잡곡밥 위주의 식사로 정상식의 70%만 유지하며 25일 이상 실시하여 요요를 방지하는 것이 좋다.

생수 단식

봄, 가을에 하기가 수월하다. 가장 보편적인 방법이지만 단식의 효과를 단시간에 끌어 올릴 수 있다. 치료 전이고, 병기가 낮다면 표준치료 전에 시도해 볼 만하다. 내 경우도 처음 시도한 방법이 8일 생수 단식이었다. 체중이 저체중이거나 소화 기능이 떨어지고 위궤양이나 위염이 있는 경우에는 조심해야 하며 처음 시도하는 것이라면 단식 전문가의 도움을 받는 것이 좋다. 보식 과정에서는 건강한 오일을 적당량 섭취하면 효과를 높일 수 있다.

- 7박 8일 생수 단식(총 50일간)
- 예비 식 2일, 단식 8일, 1차 보식 8일, 2차 보식 32일.
- 단식 후에도 매일 실천 사항 12가지를 하면 훨씬 효과적이다.

- 1일차 : 물 2000ml 이상 + 토판 죽염 10g ~12g 정도를 수시로 1~2g씩 섭취 ~ 8일차 : 물 2000ml 이상 + 토판 죽염 10g ~12g 정도를 수시로 1~2g씩 섭취

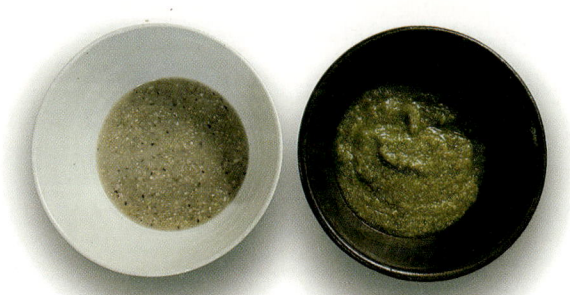

보식용 미음(왼쪽)과 보식용 죽(오른쪽)

- 식이 방법

본 단식 8일 후,

① 1차 보식 *(8일간)*

- 1일 차 : 점심, 저녁 2회 미음 300ml 씩 + 맑은 된장국

- 2일 차 : 점심, 저녁 2회 미음 1회 + 죽 1회 300ml 씩 + 맑은 된장국

- 3일 차~8일 차: 점심, 저녁 2회 죽 300ml 씩 + 맑은 된장국 + 데친 양배추 소량

② 2차 보식 *(32일간)*

- 생 곡물가루는 점심, 저녁에 각각 70g, 하루에 총 140g 정도 먹는다.

- 점심은 12시, 저녁은 6시에 식사를 하고 하루 18시간 동안 공복을 유지한다.

- 재료는 양배추와 당근을 베이스로 녹황색 채소 5~6가지, 그 이상도 상관없으며 뿌리채소는 당근, 비트, 무 등 5가지 이상 포함하고, 잎채소는 양배추, 케일, 양상추, 샐러리 등 6가지 이상 포함하면 좋다.

- 처음에는 소량씩 시작하여 본인에게 알맞은 식사량을 찾는다.
- 이후 식이 방법은 케톤 생성 식을 기본으로 하되 생채소와 과일 위주의 현미 잡곡밥 위주의 식사로 정상식의 70%만 유지하며 32일 이상 실시하여 요요를 방지하는 것이 좋다.

생채즙 단식

봄 여름에 실행하면 좋다. 채소류가 풍부하고 날씨가 따뜻하여 채즙 섭취로 인한 체온 감소에도 적응하기가 쉽다. 식습관 개선과 해독을 위한 목적으로 하는 단식으로는 효과가 좋지만, 기간이 오래 걸리기 때문에 건강을 잘 체크한 후에 실시해야 한다. 간 기능이 떨어지는 사람들은 처음부터 많은 양의 녹즙을 섭취하는 것보다 소량씩 자주 마실 것을 권장한다. 한 연구에서 녹즙을 과나 섭취하면 간에 무리를 줄 수 있다는 연구 결과가 있고, 같은 양이라도 아주 소량씩 나누어 마시면 간에 부담 없이 섭취할 수 있다는 연구 결과도 있다. 의견이 분분하면 시도하기가 어려울 수 있지만 선택은 모든 치유의 선택은 자신이 하는 것이라는 것을 잊지 말고 신중하게 따져보고 선택해야 한다.

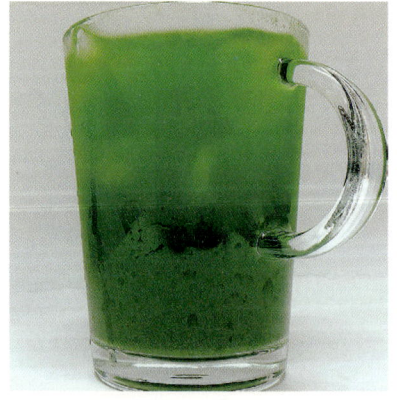

21일간 생채즙 단식 300ml

- 20박 21일 생채즙 단식(총 126일간)
- 생채즙 단식 21일, 보식 1, 2차 보식 105일
- 20박 21일 단식과 보식 이후에도 매일 실천 사항 12가지를 하면 훨씬 효과적이다.

- 생채즙 단식 21일 실행 순서

생채즙 단식을 진행할 경우, 사전 1일간 죽과 미음 식사를 예비 식으로 감식하여 실행한다.

생채즙 섭취 시간은 09시~18시 사이로 한정하여,
- 1일차~21일차: 오전 생채즙 300ml 씩 3회, 오후 녹즙 300ml 씩 3회. 1일 5회 나누어 섭취, 총 1800ml.

생채즙 재료는 양배추와 당근을 베이스로 녹황색 채소 5~6가지, 그 이상도 상관없으며 뿌리채소는 당근, 비트, 무 등 5가지 이상 포함하고, 잎채소는 양배추, 케일, 양상추, 셀러리 등 6가지 이상, 사과 1개(선택사항).

- 식이 방법

본 단식 21일 후,
① 1차 보식 (21일간)
① 1차 보식 (8일간)
- 1일 차 : 점심, 저녁 2회 미음 300ml 씩 + 맑은 된장국 + 녹즙 1일

1200ml *(300ml 씩 4회 나누어서 섭취)*
- 2일 차 : 점심, 저녁 2회 미음 1회 + 죽 1회 300ml 씩 + 맑은 된장국 + 녹즙 1일 900ml *(300ml 씩 나누어서 섭취)*
- 3일 차~8일 차 : 점심, 저녁 2회 죽 300ml 씩 + 맑은 된장국 + 데친 양배추 소량
- 9일 차 이후~21일 차까지 : + 녹즙 1일 900ml *(300ml 씩 나누어서 섭취)*. 생 오곡 가루는 아침에 50g, 저녁에 50g으로 하루에 총 100g 정도 섭취한다.
- 점심은 12시, 저녁은 18시에 식사를 하고 하루 18시간 동안 공복을 유지한다.
- 녹즙 재료는 양배추와 당근을 베이스로 녹황색 채소 5, 6가지 이상, 뿌리채소는 마, 우엉, 비트, 무 등 5가지 이상 포함하고, 잎채소는 양배추, 케일, 양상추, 샐러리 등 6가지 이상.
- 식사량은 처음에는 소량씩 시작하여 본인에게 알맞은 양을 찾는다.

② 3차 보식 *(105일간)*
- 이후 케톤 생성 식이요법을 기본으로 하되 생채소와 과일 위주의 현미 잡곡밥 위주의 식사로 정상식의 70%만 유지하며 105일 이상 실시하여 요요를 방지 및 단식의 효과를 끌어올린다.

● 보조영양이 필요한 경우

3차 보식 후 특히 셀레늄, 비타민 B, 비타민 C, 비타민 D, 비타민 E, 커큐민 등의 보충제를 활용하는 것도 가능하다.

● 매일 12가지 실천 사항

원칙적으로 종류에 따라 미음, 생 야채즙, 물, 죽염 이외에 음식은 금지해도 단식 과정에서 전문가의 의견에 따라 효소액이나 꿀 등을 소량 섭취할 수도 있다. 특히, 아래 ①~⑫번의 사항을 실천하면 단식의 효과를 훨씬 더 끌어올릴 수 있다.

① 아침에 일어나면 풍욕과 전신 스트레칭을 충분히 실행한다.

② 뜨겁지 않은 따뜻한 물 250ml

③ 마그밀 3알*(점심, 저녁)*. 제외 가능

④ 효소 1잔*(점심, 저녁)*. 300 ml 잔에 효소액 : 생수*(1:5 비율)*, 액상 효소가 활용하기 좋다.

⑤ 관장 필수*(커피 관장, 레몬 관장 등 기구를 사용하는 것이 좋음)*.

⑥ 물 1일 2L 이상.

⑦ 죽염 수시로 하루 10~12g 정도

⑧ 취침 10시.

⑨ 자기 전 휴대폰 금지, 눈을 감고 이완 명상

⑩ 일어난 후 온몸 스트레칭과 알아차림 명상

⑪ 일상을 편안한 마음가짐과 고요하게 하루하루를 보낸다.

⑫ 단식 도중 기력이 없거나 기운이 없는 경우 액상 효소 혹은 조청을 물에 타서 마신다.

여러 가지 참고 조항

- 물을 마신 후 죽염을 먹어야 한다. 죽염을 먹자마자 곧바로 물을 마시면 염분 흡수가 급격히 증가하여 좋지 않다.
- 단식 일주일 전에 구충제를 먹는다. 보식 후 생채소를 많이 먹게 되면 혈액검사로 기생충 검사를 하고, 확인되면 병원 처방을 받는 것이 구충약을 먹는 것이 좋다.
- 기력이 없을 때는 조청이나 꿀 1스푼 한 스푼 정도 물에 타서 천천히 먹는다.
- 설탕 금지
- 과일은 한 끼에 사과 1/4쪽, 오렌지 1/3 정도. 과일은 최소한 섭취한다.
- 하루 최소한 4,000보 이상 걷기 (약 1시간)
- 고기를 원하는 경우는 소량씩 염소 고기나 오리고기를 추천한다.

어느 것 하나 중요하지 않은 것이 없다. 나는 내 몸에서 깨끗하지 않은 그 무엇들을 몰아내고 순수하고 깨끗한 것으로 채우려고 노력했다. 이 정화의 노력이 사람들에게는 깨끗하지 못한 마음과 몸을 이 세상에 존재하는 모든 방법을 써서라도 깨끗하게 만들겠다는 의지를 보여주었으면 좋겠다. 모든 단식의 과정은 초심자가 처음 실행하기에는 어려운 면이 있다. 전문가의 도움을 받으면 훨씬 수월하게 진행할 수 있다.

마음 수리공; 알아차림 명상

우리는 자신이 하는 생각, 감정, 행동 등을 원래는 인지했어야 할 것이지만 자각하지 못하면서 살아간다. 그것은 너무나 자연스러운 일이다. 또 우리는 보통 자신이 얼마나 생각이 많은 사람인지 모른다. 얼마나 마음이 명료한지도 모른다. 그래서 지금 건강이 어떤 상태인지 전혀 모를 수 있다. 아침에 일어나자마자 가장 먼저 하는 일은 뭘 먹을지 생각하고, 직장 문제, 아이들의 학업 문제, 매일 새롭게 생기는 여러 가지 이슈들을 생각하느라 늘 마음은 바쁘다. 그로 인한 스트레스는 다양한 형태로 우리를 괴롭히고 심지어 질병의 원인이 되기도 한다.

한스 샐리에는 스트레스라는 단어를 처음 사용하면서 '나를 힘들게 하는 것은 스트레스 그 자체가 아니라 스트레스에 반응하는 우리 자신이 갖는 마음의 반응'이라고 했다. 외부에서 다가오는 스트레스 요인보다 그 스트레스에 대하여 어떻게 반응하느냐에 달린 것이라는 말이다.

모든 마음의 반응이 문제를 일으키지는 않지만, 집착하는 마음의 습관적 반응은 문제가 된다. 명상은 자신을 자각하는 힘을 키우는 과정이다. 말 그대로 스스로 알아차리는 것이다.

마음의 습관을 바꾸는 것이 암 치료에 얼마나 많은 도움이 될까? 암환자에게 명상은 어떻게 도움이 될까? 우리 몸은 스트레스를 받자마자 자율신경계와 내분비계에 변화가 생긴다. 자율신경계에서는 교감신경계를 항진시키고 내분비계에서는 스트레스 반응이 일어나 코티솔과 아드레날린이라는 스트레스 호르몬 수치가 올라간다.

정신건강과 스트레스에 관한 명상의 효과는 의과학자들의 체계적 고찰이나 메타분석 등의 연구를 통하여 이미 입증되었다. 허벗 벤슨, 존 카밧진 등의 연구 결과들은 과학적 근거 수준이 매우 높다.

이완반응을 연구한 하버드대의 허벗 벤슨은 실험을 통해 명상과 스트레스 반응을 연구했다. 그는 자율신경계에서 부교감신경을 증

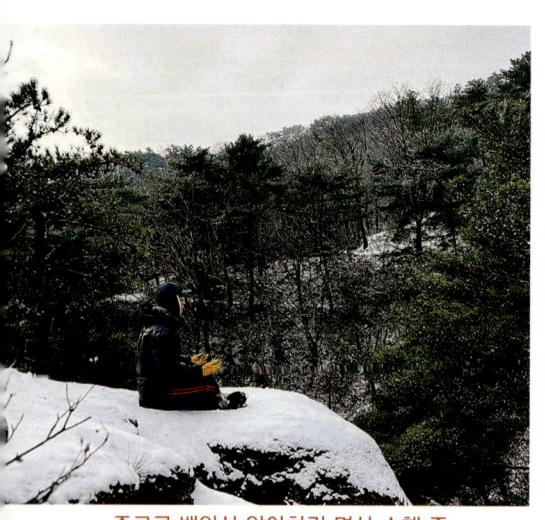

종로구 백악산 알아차림 명상 수행 중

진시켜서 혈압과 맥박을 떨어뜨리면, 몸 전체와 심리적 긴장이 안정되어 소화 기능과 장운동 기능을 좋게 하고 면역력을 높인다는 사실을 의·과학적으로 증명했다. 그의 연구대로라면 명상이 이완반응을 통해 자율신경계의 생리학적 변화를 주고 암 치료에도 효과를 높일 수 있다는 경이적인 사실을 증명한 것이다. 이외에도 명상이 불면증, 우울증, 불안증 이외에도 통증 개

선에도 의미 있는 효과가 있으며, 식이 습관과 비만 개선에도 효과가 있음이 확인하였다.

명상은 말 그대로 모든 세포에 영향을 미친다. 알아차림이라는 행위 하나로 아주 쉽고 간단하면서도 광범위하게 치유반응을 일으킬 수 있다. 명상이 자기 치유 과정에 어떤 긍정 효과를 주었는지 수치화할 수는 없지만, 한 가지 확실한 것은 과거에 단절되었던 상처나 갈등을 봉합할 수 있는 명상의 기술을 명확하게 터득하게 해 주었다. 명상을 통해 나 자신을 책망하거나 상대를 비난하는 순간, 마음에 연결되었던 끈을 끊어지지 않게 통제하거나 반면에 끊어야 오히려 관계를 돈독하게 하는 기술도 배울 수 있었다. 명상은 일상적 모든 관계의 스트레스에서 벗어나게 해 주는 중요한 역할을 해 주었다. 이와 같은 명상 수행 과정에서 터득한 일련의 마음을 사용하는 알아차림 기술이 내 암 치유에 엄청난 도움이 되었다고 확신한다.

지인으로부터 처음 명상을 권유받았을 때 큰 관심은 없었다. 그 당시에는 그냥 예의상 알았다고 했는데 치병 기간이 길어지면서 마음이 황폐해지고 불안해지자 마음이 고요해지기를 원하게 되었다. 큰 기대 없이 자연스럽게 명상에 이끌려 시도하게 되었지만, 명상의 효과를 느끼기까지는 꽤 긴 시간이 걸렸다. 집에서 가까운 명상센터에도 가보고 유명하다는 명상가에게 지도도 받아 보았지만, 생각보다는 깊이 와닿지 않았다. 그렇게 몇 년을 돈은 돈대로 쓰면서 명상한답시고 돌아다녔다. 지금 돌아보면 안타깝고 처량하다.

그때쯤 지인의 소개로 용수 스님이라는 분을 알게 되었다. 용수 스님은 동네 친구 같은 편안한 스타일로, 만나자마자 미소만으로도 편안함을 주는 분이었다. 명상을 겉멋과 신비주의적 목적으로 쫓아다녔던 나에게 명상이 삶의 조화를 위한 본성을 찾아가는 길이라는 통찰로 이끌어 주었다. 스님에게서 배운 지혜는 내 삶의 지향점을 찾는 과정에서 큰 도움을 주었고 자신을 알고 다루는 일상의 실천적인 도구가 되었다.

일상으로 돌아온 지금, 예전처럼 셀 수없이 많은 생각에 매몰되어 있었다면 암이라는 큰 질병 앞에서 이렇게 마음의 용량을 늘릴 수 없었을 것 같다. 지금은 수많은 생각들을 스스로 걸러 낼 수 있는 힘이 생겨서 예전에 비해 훨씬 마음이 고요해졌다. 명상 덕분이다.

나는 유익한 생각이든 마음을 다치게 하는 생각이든 알아차리는 시간은 같다고 생각한다. 어느 쪽을 빨리 알아차려야 할 이유는 없지만 유익한 생각을 빨리 알아차리고 싶기는 하다.

시간이 흘러 생각을 인지한 후 그 생각을 해결할 방법을 찾거나 그 생각이 나에게 좋은 생각인지 아니면 안 좋은 생각인지 해결법을 찾는 것은 명상이 아니라 망상인지도 알게 되었다. 이유야 어쨌든 나는 명상이 어떤 생각을 효과적으로 더 빠르게 인지하고 알아차릴 수 있는 능력을 키우는 훈련이라고 생각해서인지 일상에서 쉽게 적용하고 실천할 수 있었다. 식사할 때는 먹기 명상, 산책할 때는 걷기 명상, 지하철을 탈 때는 소리 명상, 의견이 안 맞는 상대와 대화가 끝나면 자비 명상 등 일상에서 쉽게 실천할 수 있는 방법을 찾아 실천하려고 노력했다.

명상 수행을 하기 전을 돌이켜 보면, 명상의 본질에 다가가려고 하는 것보다 명상의 방법이나 겉멋에 치중하지는 않았나 하는 생각이 든다. 명상의 장소를 따지고 멋진 곳을 찾으려고 했으며, 막연히 이름난 사람의 명상법이 다를 거라고 생각하며 많은 비용을 지불하며 찾아다녔다. 수행의 본질보다 나를 돋보이려는 멋을 추구하였다. 지금도 그때의 내 모습을 떠올리면 한없이 부끄럽다.

특별한 3가지 목욕법

복사뼈 20분 족욕

항암 치료 후 가장 흔한 부작용은 손발이 차게 되는 것이다. 그동안 환자분들과 악수하거나 손을 잡고 서로 위로해주는 일이 많았다. 그들은 대부분 손이 찬 경우가 많았는데 "손이 많이 차시네요?"라고 하면 항암 치료 후 갑자기 나타난 변화라고 한다. 내 경우는 항암을 하지 않았는데도 손발이 차서 고생했는데, 단식할 때는 정도가 더 심해져서 늘 골칫거리였다.

암환자는 체온을 올려야 한다는 이야기를 많이 들어와서 늘 신경을 쓰고 있었는데 좀처럼 잘 안 되었다. 전문가들은 체온을 올리는 방법은 혈액순환의 문제를 해결하는 것과 같다고 말한다. 체온을 정상적으로 유지할 수 있느냐 없느냐는 혈관의 제일 끝부분까지 혈행이 순조로운지 아닌지의 문제로 보는 것도 이런 이유이다.

혈액순환에 가장 좋은 방법은 운동이지만, 운동하는 당시에는 체온이 올라도 휴식을 취하고 나면 쉽게 체온이 다시 떨어져 손발이 차진다. 또 현재

건강 상태나 운동 치유환경이 그렇지 못한 경우가 많아 운동만으로는 손발의 따뜻함을 유지하기 어렵다. 내가 치유과정에서 혈행을 좋게 하여 체온을 올리기 위해 으뜸이라고 생각하는 방법은 족욕이다. 족욕은 혈액순환을 촉진하는 데 상당히 효과적인 방법이다. 계절에 상관없이 짧은 시간에 혈관을 확장시키는 효과가 우수하고 집에서도 쉽고 편하게 체온을 부드럽게 올리는 방법이다. 운동기능이 떨어지는 환자는 물론 이동이 불편한 환경에서도 체온을 올릴 수 있다. 실제로 족욕기를 20분 정도만 사용해 보면 손에 온기가 올라오고 이마에 송글송글 땀이 맺힌다. 혈관이 확장되고 혈액순환이 잘 되고 있다는 것을 의미한다. 족욕은 40~42℃의 따뜻한 물에 발을 담그는 것만으로도 혈액순환의 효과가 곧바로 나타나며 체온이 상승한다. 사진을 보면 적당한 물의 높이가 어느 정도인지 알 수 있을 것이다.

시중에는 다양한 족욕 제품들이 나와 있는데 족욕기의 선택도 중요하다. 무릎까지 올라오는 제품이나 온도가 너무 높게 설정되어 있는 제품들은 사용 시 불편하다. 의료기로 판매되는 족욕기를 고르는 것이 좋고 와류기능을 갖추고 있고 온도조절이 수동으로 가능하고 타이머가 부착되어 있는 제품을 추천한다.

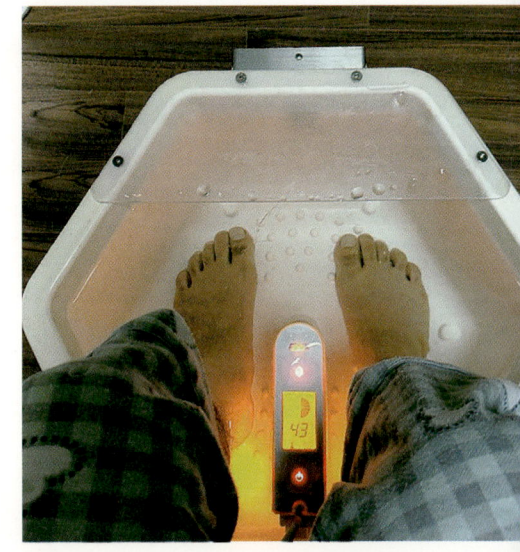

취침 전 족욕은 체온상승과 숙면을 취할 수 있게 한다

족욕은 체온을 올리고 혈액순환을 증진시키는 효과뿐만 아니라 일상의 피로도를 줄여주고 근육 이완 효과도 우수하다. 하지만 족욕을 너무 오래 하면 진이 빠지는 느낌이 들고 피로감을 느낄 수 있으므로 환자들은 이마에 살짝 땀이 날 정도만 해도 충분하다. 여러 번 강조하지만, 족욕은 땀을 뻘뻘 흘리기 위해서 하는 것이 아니라 혈액순환과 체온 상승을 목적으로 하는 것이므로 손으로 이마를 만져보고 땀이 살짝 만져질 정도만 하면 된다. 주의해야 할 점은 족욕을 하면서 사우나 하듯 땀을 빼면 안 된다. 이럴 때 진이 빠져 일어나다가 넘어지는 경우가 있으니 조심해야 한다.

호흡기나 소화기 등의 내벽을 감싸고 있는 부드러운 조직에는 점액으로 덮혀 있다. 한의학에서는 이 점액이 면역을 담당한다고 보고 있으며, 이 점액을 진액(津液)이라고 한다. 흔히 진이 빠졌다고 하면 우리 몸의 면역력이 떨어졌다 본다. 족욕을 긴 시간 동안 땀을 빼기 위한 목적으로 하면 안 되는 이유이다.

족욕할 때 물 높이를 무릎 가까이까지 하는 경우가 많은데 종아리를 기준으로 복숭아뼈에서 7~8cm 지점까지만 하는 것이 좋다. 이 위치는 삼음교 혈인데 혈액순환을 원활히 해주는 혈로서 가장 빨리 몸에 열을 내어 땀이 나게 한다.

대류 현상을 활용한 노폐물 배출에 탁월한 냉온욕

끓는 물에 갑자기 차가운 물을 넣으면 찬 기운은 아래로 가고 더운 기운은 위로 올라오는 현상을 강제적으로 만들 수 있다. 이를 대류 현상이라고 한다. 《동의보감》에서는 단식 중 냉온욕을 장기의 무기력을 회복시키는 대류 현상으로 보고, 대사기능을 회복하는 방법이라고 기술하고 있다. 냉탕과 온탕에 번갈아 몸을 담그는 방법으로 몸속에 쌓인 노폐물을 체외로 배출시키고 약물중독으로 인한 독소까지도 청소할 수 있다고 하니 냉온욕의 효과를 알고 나면 하지 않을 수 없을 것이다.

자율신경계는 교감신경계와 부교감신경계로 이루어져 있다. 혈압, 심박수, 체온, 소화, 대사, 체액, 배뇨, 배변, 성적 반응 등의 신체 내부 작용을 조절한다. 냉온욕을 하게 되면 냉탕에서는 교감신경계가 온탕에서는 부교감신경계가 항진되어 자율신경계가 조절된다. 또한 냉온탕을 반복함으로써 피부가 수축과 확대를 반복하게 된다. 이때 자율신경계가 균형을 이루면서 림프액의 순환과 해독이 촉진되고 체액은 중성화되어 체질을 약 알카리성으로 개선시킨다. 냉온욕을 실행할 때는 모공이 열리고 닫히는 활동이 가장 극적으로 이루어지게 되는데 이때 각종 노폐물의 배출도 돕는다고 하니 꼭 실행해보시기를 권한다.

냉온욕은 누구나 가정에서 쉽게 할 수 있다. 냉탕과 온탕에 번갈아 드나드는 것으로, 온탕에서 몸의 모공을 열고 냉탕에서 모공을 닫는 과정을 반복한다. 나는 욕조 두 개를 사용하여 냉탕과 온탕을 하나씩 만들고, 냉탕에서 1분 하고 곧바로 온탕으로 옮겨서 1분씩 번갈아 한다. 냉탕에서 피부를 완전히 수축시키고 온탕에서 모공을 최대한 열어 노폐물을 배출시키는 방법이다. 항상 피부를 완전히 수축시킨 상태로 돌려놓기 위해 냉탕을 먼저하고 마지막에도 냉탕으로 마무리한다. 냉온탕 각각 1분씩 냉-온-냉-온-냉-온-냉-온-냉-온-냉-온-냉 순서로 냉온탕 합계 7회 정도로 실행한다.

냉탕의 온도는 14~15℃가 적당하고, 온탕의 온도는 41~43℃가 되게 하여 그 차이가 30℃에 가깝게 하는 것이 효과적이다. 모공이 완전히 닫혔다가 완전히 열려야 효과가 좋기 때문이다. 병중이거나 노약자의 경우에는 먼저 손발을 가볍게 씻고 손목과 발목의 끝부분과 무릎에서 허벅지 쪽으로 냉수를 조금씩 끼얹는 방식으로 찬물에 어느 정도 익숙해진 후에 냉탕으로 들어가는 것을 권한다.

냉욕을 하면 적혈구가 늘어나고 온욕을 하면 백혈구가 늘어나는데 온탕에 있다가 나오면 백혈구가 늘어나서 어지러움을 느끼는 것도 그러한 이유이다. 경험에 의하면 14℃의 냉탕은 생각보다 온도가 차갑다고 느껴지고 1분이 결코 짧은 시간이 아니라고 생각될 수 있다. 냉온욕은 부정맥, 혈압이 높을 때, 빈혈이 있을 때, 체력이 떨어졌을 때, 고령자, 고혈당, 동맥경화 환자는 주의해야 한다. 가장 빠르게 느껴지는 변화는 피부의 변화다. 광채가 나기 시작하고 맑아지기 시작한다. 취침 전에 하면 숙면에 도움을 주어 수면 중에 분비되는 멜라토닌의 분비를 촉진한다. 개인적으로 암 표준치료 중이거나 자기 치유 중에 가장 합리적인 목욕법이라고 생각한다.

바람 목욕, 소홀하게 대해서 미안했다

풍욕은 피부에 직접 산소를 공급하여 노폐물을 제거하는 신기한 목욕법이다. 프랑스 의학자 로브리 박사가 처음 창안했으며, 옷을 벗어 산소를 직접 피부로 공급한다. 특히 암, 간장병, 위궤양 등의 치료에 절대로 필요한 목욕법으로 알려져 있다. 피부는 체내 장기를 보호하는 역할 뿐만 아니라 체온을 조절해 주며 호흡작용을 하는데, 피부 호흡을 통해 땀, 독소, 체내의 노폐물 등을 배설하는 역할을 한다. 거의 모든 시간을 옷으로 몸을 덮고 생활하는 우리들의 일상생활은 당연히 피부의 호흡 기능이 떨어질 수밖에 없다. 풍욕은 **몸을 완전히 공기 중에 노출시켰다가 밀폐시킴으로서 피부 호흡을 가능하게 하는 방법으로** 옷을 벗을 수 있다면 어느 곳에서나 할 수 있다.

가정에서 할 때는 방안에 공기가 잘 흐르도록 창문을 열어 놓고 공기가 순환될 수 있도록 한 후 실시한다.

방법은 단순하다. 완전히 옷을 벗고 나체 상태로 담요를 몸에 덮고 1분 동안 체온을 높인 다음 1분 정도 나체로 있다가 다시 1분 동안 몸을 덮는 방식을 반복한다. 처음에는 나체 상태로 10초쯤 하고 점점 시간을 늘려 나체로 있는 시간을 120초 이상까지 1회 풍욕 사이클로 하면 편리하다. 풍욕의 한 사이클은 30분 정도 걸린다.

풍욕의 효과는 피부를 노출시켰다가 보온시키는 과정에서 온기와 냉기를 교차시켜 피부에 산소를 공급하면 신경중추가 대량의 혈액을 혈관 말단으로 보내게 된다. 이 과정을 반복하면 혈액순환이 활성화되어 인체의 노폐물과 독소를 배출시킨다. 인체의 자가 치유 시스템을 활용한 목욕법이다.

백혈구 수치를 늘리는 25분 냉욕

나는 암 발생 초기부터 강력한 치료용 목욕법으로 매달 첫 번째 일요일에 25분 냉욕법을 활용하고 있다. 냉욕을 위해 14~15℃ 정도의 차가운 물에 들어가면 인체는 체온을 유지하기 위해 피 돌림을 빠르게 한다. 이 과정에서 과잉 축적된 당분과 알코올 그리고 오랜 기간 인체에 쌓여있는 요산과 각종 독소도 같이 빠져나오게 된다.

냉욕을 25분 실행한 후에 이어서 냉온욕을 실행하면 림프액의 환류를 촉진하고 피부를 자극하여 글로뮈(세동맥의 피가 모세혈관을 거치지 않고 바로 세정맥으로 흘러갈 수 있도록 하는 미세한 우회혈관) 기능을 완전히 작동시킨다. 이 과정은 혈액순환에 큰 도움을 주며 백혈구 수치가 늘어나 면역기능을 높인다.

나는 다음과 같은 방법으로 25분 냉욕을 실천하여 효과를 보았다. 14~15℃ 정도의 냉탕에 25분간 목까지 물속에 잠기게 앉는다. 이때 25분 중 20분은 정좌로 앉아 있다가 마지막 5분은 스트레칭이나 몸을 가볍게 이완시키면서 충분히 풀어준다. 냉탕에 미동하지 않고 앉아 있는 20분은 결코 짧은 시간이 아니다. 이 시간을 이겨내기 위해 명상이나 사이먼튼 심리치료 요법 중 이미지 요법을 실행하면서 극복했다.

냉탕에 입수 후 초반에는 피가 빨리 순환되다 어느 시점이 지나면 오히려 피 흐름이 느려지면서 근육수축이 시작한다. 주의할 점은 25분 냉욕을 너무 오래 하면 인체에 냉기가 들어 오히려 건강을 해칠 수 있으므로 가능한 25분을 넘기지 않는 것이 좋다.

25분 냉욕을 마치면 이어서 42도 정도의 온탕에 들어가 약 5분 정도 앉아 있다가 냉탕에 들어가서 1분 다시 열탕에 1분씩, 온탕 8회, 냉탕 9회를 이어서 반복하고, 마지막 9회째는 냉탕에서 끝내면 된다. 겨울에 25분 냉욕이 가장 힘들다. 냉탕에서 25분의 시간보다 냉온욕 9회를 할 때 너무 추워 온탕에 들어가 시간을 초과하는 경우가 많았는데, 행복했던 순간, 즐거웠던 순간, 여행했던 기억을 추억하면서 살겠다는 의지로 견뎠다.

　전라남도 백운산 800고지 계곡에서의 냉욕 25분은 잊을 수가 없는 추억이 되었고, 지금도 생각날 때면 입가에 미소가 머금어진다. 월 1회 냉욕 25분 냉욕의 효과는 이루 말할 수 없을 정도이다. 강력히 추천한다.

간의 문맥을 자극하라

커피 관장(灌腸)의 역사는 제1차 세계대전으로 거슬러 올라간다. 전장에서 진통제가 부족했던 독일군이 부상병들에게 커피 관장을 시킨 결과, 환자들의 통증이 멈춘다는 사실을 알게 되었다. 이 사실을 토대로 막스 거슨 박사가 연구했고 암환자들에게도 실시하게 되었다. 거슨 박사는 각종 성인병에 녹즙 활용하는 치유법을 강조해 왔는데, 그 과정에서 조직에 쌓여있던 독이 혈액으로 스며늘면 간에서 해독되어야 하는데 다량으로 마신 녹즙으로 인해 간에 해독 과부하가 걸리게 된다는 사실을 발견했다. 그 해결책으로 간의 기능을 도와주기 위해 커피 관장을 활용했다.

'관장'이라고 하면 직장 속의 쌓인 대변을 수월하게 배변하기 위한 것으로 생각할 수 있지만, 커피 관장의 목적은 간 기능을 증진시켜 몸속의 독소를 밖으로 배출을 돕는 목적이 더 크다. 커피 관장은 암환자의 해독에 크게 도움이 되는 요법이다.

나는 2018년 겨울부터 단식과 관장 그리고 생채식을 실천하기 위해 전라남도 화순에 머물렀다. 해독을 위한 목적으로 단식을 실행한 것은 처음이다. 처음 관장에서는 토판 죽염을 온수 500ml 정도에 녹여 관장기를 통해 항문으로 주입했다. 관장 후 처음 느낀 변의는 생각했던 것보다 훨씬 강력했다. 지금은 웃으면서 얘기할 수 있지만 그때 같은 방을 사용했던 환자분께서 관장 도중에 참지 못하여 내 허벅지와 얼굴에 순간적으로 뿜어 버려서 상당히 당황스럽고 난감했던 기억이 있다. 그때 구토가 계속 올라오는데 단식으로 먹은 것이 없어 토를 할 수도 없고, 숙변의 냄새는 상상을 초월했던 기억이 트라우마로 남아 있다.

처음 관장을 시도 하던 분들 중에는 화장실 앞에서 했다는 말을 들은 적이 있다. 심각하게 빠른 변의를 느낀다. 지금도 그때의 상황이 연상되면 냄새가 느껴질 정도이다. 처음 관장을 시도 하는 분들의 경우는 100~200ml 정도의 양을 준비하거나 농축 커피액을 주입하는 칵테일 커피 관장을 하는 것도 추천할 만하다.

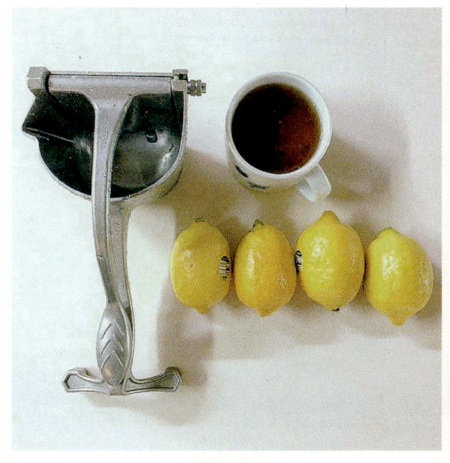

레몬관장

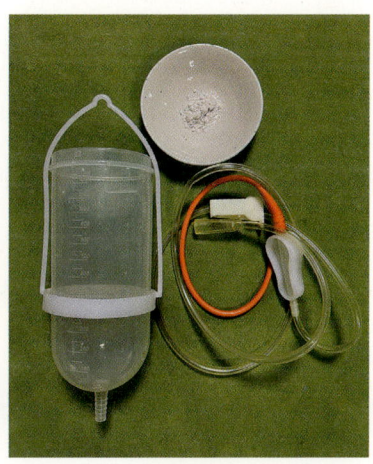

죽염관장

주입 시 팁이 있다면 주입기를 닫은 상태에서 준비를 마치고 주입량 조절기를 아주 조금씩 열어 점점 주입량을 늘리면서 주입하면 훨씬 순조롭고 편안하게 주입할 수 있다.

관장 후에는 배출된 변을 확인할 수 있는데, 내 경우에는 미역 줄기 같은 변에서부터 염소똥 같은 모양의 까만 숙변 등 다양한 질감의 변을 확인할 수 있었다. 단식하면서 관장을 진행할 때는 본 단식 과정과 1, 2차 보식 과정에서까지도 염소똥 같은 숙변이 계속 배출되는 경험을 할 수 있다. 관장 재료는 보통 죽염, 커피, 레몬 등을 가장 많이 사용하는 재료들인데, 그 중 암환자에게는 커피 관장이 효과가 좋다고 알려져 있으나 개인적으로는 토판 죽염이 숙변을 배출하는 효과가 좋았던 기억이 있다.

관장용 커피를 선택할 때에는 우선 커피는 국내 생산이 안 되므로 국제 인증 확인을 통해 유기농 인증이 되었는지 아닌지를 확인할 필요가 있다. 커피의 국제 인승기관으로 유명한 단체로는 유기농 커피를 심사하는 미국의 대표적인 기관 OCIA와 국제 유기농 농업연맹이 있다. 이 단체들은 유기농업의 보급과 확산을 위해 유기농 제품에 대한 인증시스템을 갖추고 있어 이와 같은 국제기관에서 인증한 커피라면 안심할 수 있다.

관장은 주로 저녁에 취침하기 전에 실시하는 것이 편하지만, 하루 중에 특별히 정해진 시간은 따로 없으며, 아래의 순서대로 커피 관장을 진행하면 훨씬 수월하게 할 수 있다.

① 물 약 1L에 유기농 커피 팩을 넣고 강한 불로 5분 정도 끓인 후 그다음 약한 불로 20분 정도 끓인다.

② 끓인 커피를 체온과 비슷한 온도로 식힌 후 관장기에 넣고 주입량을 조절한다. 주입기를 틀면 생각보다 빠르게 주입되기 때문에 갑작스럽게 많은 양이 주입되면 관장액이 역류하여 낭패를 볼 수 있다. 주입하기 전에는 주입 조절기를 완전히 잠가 놓아야 실수를 줄일 수 있다.

③ 오른쪽으로 모로 누운 다음 오른쪽 다리는 자연스럽게 뻗고, 왼쪽 다리를 배 쪽으로 당겨 올려준다.

④ 관장기의 항문 삽입 부분인 카테터에 올리브 오일을 발라 항문으로 7~10cm 정도 삽입한다.

⑤ 처음 시작하는 사람은 처음부터 많은 양을 넣게 되면 불편할 수 있으니 억지로 넣지 말고 편안하게 점점 양을 100ml에서 900ml 정도까지 증가시킨다.

⑥ 주입 조절기를 풀어 천천히 커피 액을 주입한다. 처음에는 아주 적은 양을 넣으면서 점점 양을 증가시켜야 실수하지 않는다.

⑦ 완전히 주입 후에는 20분 정도 참은 후에 화장실로 이동한다.

제독 전 간 청소

간 청소는 원래 아메리카 인디언들이 활용해 오던 자연 요법이다. 실행 방법도 어렵지 않고 부작용도 거의 없다. 원리는 간에서 생산되는 담즙을 일정 기간 가두어 놓았다가 한 번에 배출하여 담관의 확장을 도와 담즙 분비를 촉진시키는 방법이다. 담즙이 배출될 때, 담관 안의 기생충이나 인체에 해로운 각종 박테리아 바이러스도 함께 배출되어 간 기능을 증진시킨다.

산은 지방과 난백질의 소화를 돕는 담즙을 생산한다. 간에서 만들어진 담즙은 담도를 지나 담낭에 저장되는데, 음식을 섭취하면 담낭이 수축 이완을 반복하면서 저장된 담즙이 담관을 따라 장에 도착하여 음식 소화를 돕는다. 그러나 지방간을 포함한 간 기능이 안 좋은 사람은 담관이 담석으로 막혀 소화를 방해하는 경우가 있다. 소화되지 않은 음식들은 장내에서 부패하여 유해 독소를 만들고 인체의 전반적인 신진대사 기능을 떨어뜨린다.

간의 대표적인 기능은 바로 해독이다. 간이 건강하지 않으면 일차적으로 우리 몸의 제독이 어려워진다. 특히 육식을 오랫동안 해왔던 사람이라면 전문가와 논의하여 간 청소를 고민해야 한다.

몸을 대청소하기 위해서는 간과 혈관 청소가 필요하다고 느끼게 된 계기는 대체의학 전문가인 안드레아스 모리츠의 《기적의 간 청소》라는 책을 읽고 난 후였다. 그는 '간에 쌓인 결석이 만병의 원인'으로 보고 다양한 연구와 오랜 임상 경험을 통해 간과 담낭에 있는 담석을 제거하면 건강을 회복할 수 있다고 구체적으로 방법을 제시하고 있다. 책 속에는 수백 개의 담석을 14시간 만에 스스로 제거할 수 있다고 주장하였다. 그리고 담석이 생기지 않게 예방하는 상세한 설명도 덧붙이고 있다.

경험에 비추어 보면, 간과 혈관 청소는 몸 대청소를 위해서 반드시 해야 하는 과정이라고 생각한다. 간은 해독기능을 하고 혈관은 혈액을 통해 몸에 영양소와 산소를 운반하는 통로이기 때문에 제독을 하기 위해 간과 혈관을 먼저 깨끗하게 유지해야 하기 때문이다.

나는 꾸준하게 채식을 활용하고 탄수화물을 제한하는 식이법을 해왔고 물을 충분히 마시는 생활을 해왔기 때문에 식단 구성에는 어려움이 없었다. 오일 섭취량도 적당해서 크게 부담 없이 시작할 수 있었다. 기름진 음식이나 육식을 하시는 분들은 소화과정에서 담즙을 소비하기 때문에 담석을 밀어내기 어려울 수도 있다. 첫 간 청소는 총 7일 동안 실행했다. 6일 동안 담즙이 소모되지 않도록 한 후 마지막 날 모아두었던 담즙을 밀어내면서 담석들을 같이 밀어내야겠다고 계획을 세웠다. 사과 주스를 사용하는 이유는 사과주스에 함유된 사과산이 담석을 부드럽게 만들어 배출을 쉽게 해주기 때문이다. 주의할 점은 수분의 섭취인데 사과주스 이외에 물은 1,500ml 이상 마시는 것이 좋다. 간 청소 기간에는 생채식을 생 곡물가루와 맑은 된장국으로 정상식의 60~70% 정도만 섭취하였다.

내가 실행했던 방법은 아래와 같다.

간 청소 준비와 순서

간 청소 준비물
- 가까운 병원에서 혈액검사를 통해 기생충 검사를 하고 구충 작업실시
- 채식 위주의 기름기 없는 식사
- 제산제로 사용할 수산화마그네슘(마그밀)
- 유기농 사과주스 100% 주스 1L 3병
- 황산마그네슘(앱솜염, 오디 괄약근 풀어주고 확장 시켜 담석 배출을 쉽게 함)
- 도판 천일염
- 올리브 오일 600ml
- 자몽 2개
- 간 청소 후 생채식 식단 유지
- 레몬 관장

간 청소 일정과 실행 순서
- 1주일 전에 내과에서 기생충 검사를 받고 1주일 동안 구충 작업을 한다.

- 월요일에 시작하여 일요일 마침(1일~7일차)
- 사과주스 500ml 씩 6일간 나누어 마시되 마지막 6일째는 오전 중에 주스를 모두 마신다.
- 물을 매일 1500 ml 이상 마신다.
- 육식이나 기름기 많은 음식은 자제하고 생채식 위주의 식사
- 6일 차에는 500ml 사과주스를 기상 후 모두 마시고 금식 후 11시 넘어서 죽염 관장실시 후 죽염 1티스푼을 물 500ml에 녹여 마신다.
- 오후 1시 이후에는 음식물 섭취 금지
- 6일 차에 황산마그네슘 60g을 물 800ml에 희석하여 200ml씩 저녁 6시, 8시에 2회로 나누어 마신다.
- 6일 차 10시쯤에 자몽 주스 150ml와 올리브오일 100ml 정도 비율로 잘 흔들어 혼합하여 마신다.
- 7일 차는 아침 일찍 일어나 6시쯤 황산마그네슘과 물을 200ml 씩, 아침 6시, 아침 8시에 2회로 나누어 마신다.
- 7일 차 11시쯤부터 장 활동이 활발해지면서 8일 차까지 담석 배출의 결과를 확인할 수 있다.

처음 시도한 간 청소에서는 신체적으로 크게 느껴지는 놀라운 변화는 없었다. 다만 수면의 질이 많이 좋아졌다는 것을 느낄 수 있었다. 꿈을 거의 꾸지 않고 깊은 잠을 잔다는 느낌을 받았다. 두 번째로는 아침에 일어나자마자 느끼는 관절 마디마디의 뻑뻑함이 사라졌다. 특히 손가락 마디마디가 뻑

빡한 제약이 사라졌다는 느낌마저 들었다. 간 청소 실행이 3~4회가 넘으면서 신체적으로 큰 변화들이 느껴졌다. 피부 톤이 눈에 띄게 맑아지고 광채가 난다는 말을 많이 들었다. 마지막으로 겨울철 각질이 거의 사라졌다. 건조한 계절이 되면 늘 온몸의 각질이 불편했으나 간 청소를 거듭할수록 점점 눈에 띄게 사라지기 시작했다.

혈관 확장 왕 쑥뜸

    2019년 말 동네에 있는 오래된 혜문한의원을 찾았다. 여기는 대를 이어서 동네 한방 주치의 역할을 톡톡히 하는 곳이라 부담 없이 찾아갈 수 있는 곳이다. 원장님에게 나의 현재 상태를 상세하게 말씀드리고 쑥뜸으로 치료받고 싶다고 했다. 로비에 앉아 기다리고 있었는데, 상담내용과 나눈 이야기를 듣고 계셨는지 안에 계시던 현재 원장님의 아버지이신 큰 원장님께서 안으로 들어오라고 손짓했다. 가끔 눈으로만 인사하고 진료는 받아 본 적은 없었지만, 왠지 허준을 연상시키는 눈빛에 옷차림은 하얀 저고리에 바지는 발목에 대님을 묶어 단정하면서도 편안함을 주는 인상이었다.
    그는 동의보감에 약과 침으로 해결되지 못하는 것은 반드시 뜸으로 치료하라는 말이 있다며 말문을 열었다. 위암에는 뜨는 쑥뜸의 혈자리는 중완혈이고. 중완혈은 배꼽의 4치 위에 위치하며 흉늑각과 배꼽 정중앙을 위치에 있다고 했다. 위나 방광 대장의 신진대사 균형과 조화를 담당하고 있는 요혈 중 대표 혈이며 식욕부진, 위궤양, 설사, 위하수 등에도 효과가 좋다는 설명과 한방 암 치료에 대한 조언을 얻을 수 있었다.

쑥뜸은 혈자리 혹은 문제가 있는 부위에 따뜻한 온기를 전달한다. 특히 경락의 소통을 도와 인체 활동의 전반적인 효율성을 높여준다. 특히, 국소 혈관과 심부조직의 혈관도 확장하여 혈류를 증가시키고 미세 순환을 개선한다고 알려져 있다. 이는 몸을 따뜻하게 해 주는 인체의 기본 원리와도 맞물려 있다. 쑥뜸을 하고 나면 기분 좋은 땀이 난다. 하면 할수록 땀이 말라가는 과정에서도 찝찝한 끈적거림이 없다.

한의원에 가지 못할 때는 집에서 쑥뜸을 떴다. 쑥뜸기를 구매할 때는 많은 고민이 되었다. 냄새 때문이다. 집안에 쑥 냄새는 한 번 배면 잘 안 없어지기 때문에 신경이 쓰였다. 내가 구입한 쑥뜸기는 기구 자체에 모터와 통풍구가 달려있어서 모터의 힘으로 호스를 통해 연기를 밖으로 배출할 수 있는 종류였다. 다행히도 가족들에게 냄새로 인한 구박은 덜 당했다.

나는 쑥뜸이 마음과 몸에 자연스러운 치유력을 촉진한다고 믿는다. 쑥뜸을 뜨는 과정에서 쑥 향은 어떤 인센스보다도 향기로웠고, 그 열은 어떤 온열 기구보다 따뜻하다. 뜸 봉을 중완혈에 올려놓으면 향과 함께 점점 열이 올라오는 것을 느낄 수 있다. 뜨거워지기 시작하면 참을 수 있을 때까지 참고, 견디기 힘들면 얼른 통풍구를 닫아 열기를 줄인다. 통풍구를 닫았다가 열기를 1시간 정도 반복하다 보면 어느새 쑥 봉이 다 타들어 간다. 쑥뜸이 어느 정도 익숙해지면 웬만한 열에도 참을 수 있는 경지에 오른다. 한의원에서는 45분에서 1시간 정도 걸리는데, 집에서는 항상 그보다 조금 더 걸렸다. 쑥뜸을 뜨기 시작한 초기에는 하루에 오전, 오후, 두 번 뜨기도 했는데, 두 번 뜰 때는 가끔 피곤한 적이 있었다. 자가 쑥뜸을 할 때 주의할 점은 뜸을 오래 뜨거나 열을 통제하지 못하여 치료 중에 피부 화상을 입을 수도 있다는 점이다. 사전에 불편한 점이나 피부 상태에 따라 적절한 조절이 필요하다.

집에서는 주로 자기 전에 쑥뜸을 뜨고 잤다. 족욕도 해야 하고, 이완도 해야 해서 자기 전에 바쁘다. 족욕을 할 때는 주로 암 관련 책을 읽거나, 쑥뜸을 할 때는 이완 요법을 실천하면서 시간을 여유롭게 보내려고 했다. 쑥뜸 효과로 바로 느낀 변화는 체온이 빠르게 올랐다는 것이다. 어떤 온열기로도 잘 안 올랐던 체온인데 정말 다행이었다.

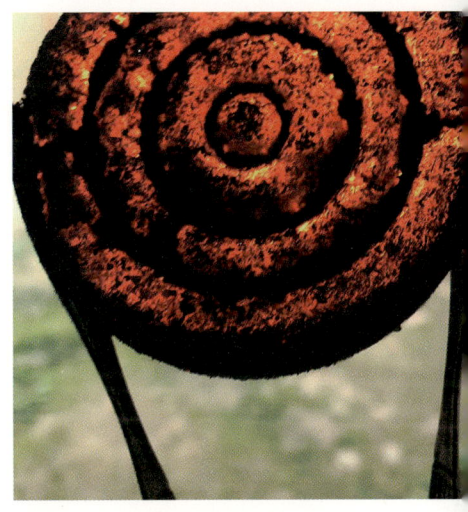

직경 10cm 왕쑥뜸에 불을 붙인 채 집게로 집고 있는 모양

뜸의 효과가 좋다고 알려진 것에 비해 암환자들이 뜸을 어려워하는 이유는 스스로 하기 어렵고 화상 위험이나 비용 때문일 것이다. 정확한 혈점을 찾기 어렵고 피부 화상 위험이 있는 것이 부담스럽기는 하지만, 스스로 뜸을 뜨게 되면 시간 제약이 없고 편리하게 활용할 수 있다. 부작용에 주의하면서 스스로 할 수 있다면 기대 이상의 효과를 볼 수 있을 것이다.

앞서 언급했듯이 쑥뜸의 가장 큰 효과는 혈액순환이다. 항암 후유증으로 인해 손발이 차갑거나 저림 증상이 있을 때 효과적이다. 나는 마치 따뜻한 담요를 덮어주는 느낌을 받았다. 쑥뜸은 면역력 증진에도 효과가 많다. 체온이 오르면 면역 시스템이 활성화된다. 감기나 가벼운 염증 등에서 벗어나 몸의 방어력이 강화되는 느낌을 받을 수 있을 것이다. 체온 상승으로 신경계가 안정되고 근육이나 관절에 긴장과 통증이 완화되면서 피로감이 크게 해소되는 느낌도 받을 수 있을 것이다.

오후 2시 어싱

"왜 오후 2시에 어싱을 해야 하는가?"라고 질문한다면, 지면이 햇빛을 받아 따뜻하게 지온이 올라왔을 때라고 답할 수 있다. 나는 수년째 어싱(Earthing)을 실천하고 있다. 그 효과를 수치로 증명하기는 어렵지만 몸으로 확인하고 있으며 매우 만족스럽다.

나는 손발이 찬 편이라 차가운 땅바닥에 발바닥이 닿으면 그다지 편하지 않는데, 매일 어싱을 하다 보니 여러 가지 요령이 생겼다. 6월 초부터 8월 중순에는 산길, 9월 초부터 10월 말까지 바닷가 모래사장에서 바닷물을 찰랑거리며 걸을 때가 가장 좋았다.

계절마다 조금씩 다르긴 하지만 해가 짧은 겨울에는 햇빛에 의해 지면이 따뜻해진 오후 2시경에 시작하면 발바닥도 따뜻하고 체온을 끌어 올리기도 훨씬 수월했다. 늦가을부터 발이 차가워지는 시기에는 면양말을 신고 어싱을 해도 좋다. 특히, 따뜻한 초여름 비가 온 후 지면이 달아올라 증기가 올라올 때는 어싱을 하기에 최고의 타이밍이다. 또 한 가지 놀라운 방법은 해가 잘 드는 강가의 넓적 바위가 햇빛에 달구어지면 그 위에서 어싱을 하는 것

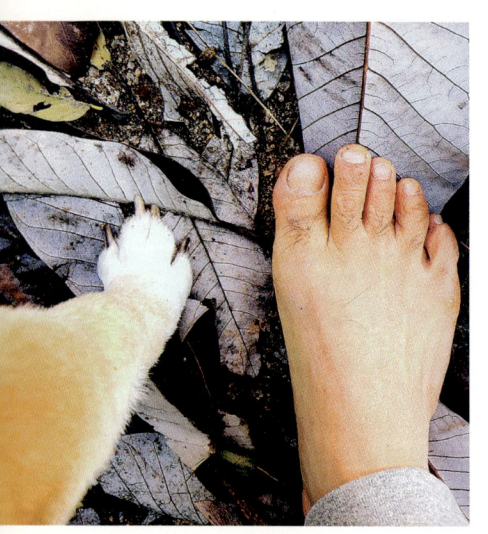

산에서 반려견과 함께하는 어싱

이다. 백운산 계곡에 해가 잘 드는 바위 위에서의 낮잠은 지금까지 경험한 어떤 찜질이나 온천욕보다도 상쾌한 경험이었다. 발바닥에서 따뜻하게 열기가 올라오기 시작하면 몸은 따뜻해지고, 공기는 맑아 산소가 풍부해지는 시간에 강가나 바다 혹은 산속에서 어싱을 하는 것만큼 멋진 치유 경험이었다.

우리 조상들은 짚신을 신고 생활하던 때가 있었다. 인류문명의 변화에 따라 맨발에서 모카신으로, 다시 가죽구두와 하이힐로 발전하면서 우리 몸은 점점 흙으로부터 멀어지기 시작했다. 맨발로 흙을 밟아 본 적이 언제인지, 바닷가 모래사장을 맨발로 걸어본 적이 언제인지, 맨땅에 누워 본 지가 언제인지 생각해 보라.

비 온 뒤 촉촉해진 지면 위에 맨발을 올려놓을 때의 상쾌함, 푸릇푸릇한 잔디밭을 밟았을 때의 느낌, 냇가의 큰 바위 위에서 느꼈던 기분, 산속에서 흐르는 시냇물에 발을 담글 때의 느낌처럼 여름날 따뜻한 뜨거운 바닷가에서 밟는 모래와 바닷물은 마치 내 몸이 대지와 섬세하게 밀착된 느낌이 들 것이다. 이처럼 어싱은 어떤 전자기장이 결합한 치유보다 자연과의 밀접한 접촉을 통해 그동안 끊어져 있던 치유의 손길을 연결해 주는 것 같다.

나는 흙과의 접촉을 통해 자연으로부터 보호받기 시작하고, 그 순간부터 다시 연결된 치유의 통로를 통해 마음과 몸의 안정과 편안함이 회복된다고 믿게 되었다. 어싱을 하면서 다양하게 시도했던 방법 중에서, 새로운 수행의 경험을 하게 해 준 방법은 바로 어싱을 하면서 동시에 걷기 명상을 하는 것이었다. 평상시에 알아차림을 통해 마음 수행을 해오던 터라 어싱과 동시에 하는 걷기 명상은 무엇보다도 소중한 치유의 경험을 얻게 해 주었다.

중탄산나트륨

중탄산나트륨은 우리가 알고 있는 베이킹소다이며 의약품이나 식품으로 사용된다. 일상에서 접하는 레몬 소다나 탄산수의 원료로 사용되고 의약품은 제산제의 원료로 사용되기도 한다. 중탄산나트륨의 암 치료 이용과 관련된 지식을 얻게 된 경우는 일본 도쿄에서 병원을 운영하는 후쿠다 카즈노리 원장이 알려준 관련 논문을 확인하면서 자기 치유에 활용하게 되었다.

중탄산나트륨이 과연 암 치료 효과를 높이는 것일까? 이 논제는 우리가 익숙히 알고 있는 해당작용의 문제에 다가간다. 암 조직은 내부는 알카리성 외부는 산성으로 되어 있는데 이유는 암세포의 해당작용으로 인해 세포 내 젖산과 수소 이온의 농도가 높아져 있기 때문이다. 산성화된 암세포는 면역세포의 작용이 억제되어 신생혈관의 생성을 촉진하고 세포의 침윤과 전이가 촉진된다.

중탄산나트륨은 수소 이온과 만나면 이산화탄소와 물로 분해된다. 이런 화학반응을 이용해 암세포에 많이 축적되어 있는 수소 이온을 제거하여 암세포의 산성화를 방지할 수 있다는 이론이다 인체 정상조직은 대체로 알카리성이지만 암 조직은 다소 산성으로 되어 있는 것으로 알려져 있다. 조직이 산성화되면 정상세포가 약해져 신생혈관 생성을 유도하여 암세포의 침윤과 전이가 촉진된다. 말하자면 조직이 산성이 되면 암세포를 공격하는 면역세포의 작용이 감소해서 암세포에 대항하기가 어려워진다는 말이다. 역으로 생각하면 암 조직의 산성화를 막을 수 있다면, 면역기능의 효능을 높일 수 있게 되는 것이다.

우리나라에서는 암에 걸렸을 때 표준치료를 하지 않고서는 어떠한 대체치유법도 합법적으로 접하기는 어렵다. 가장 심각하고 가장 고통스러운 질병에 대한 최선의 해결책이 수술, 항암, 방사선 치료를 포괄하는 표준치료라고 한다면, 암환자에게 다른 선택지는 없는 것일까? 이미 널리 수십 년 동안 사용되고 있어도 법은 허용하지 않는다.

이탈리아의 암 전문의인 툴리오 시몬치니 박사는 중탄산나트륨을 활용하여 많은 암환자들을 치료하였다. 하지만 의료당국은 전혀 효과가 없다는 불확실한 이유를 들어 그의 의사면허증을 박탈해 버렸다. 시몬치니 박사가 사용한 중탄산나트륨은 우리에게 익숙한 소화가 안 될 때 할머니가 먹여 주었던 그 식소다이다. 앞서 언급했듯이 중탄산나트륨은 알칼리성으로 산성인 암세포를 중화시켜 증식을 억제하고 단백질을 강력하게 분해하여 암을 녹이는 작용을 한다.

사실 이 방법은 암세포를 속이는 트로이 목마와 같은 작전이다. 중탄산나트륨을 달콤한 나무의 수액을 농축시킨 메이플시럽으로 단맛을 좋아하는 암세포가 흡수하도록 속이는 것이다. 이 단맛이 암세포를 억제하는 것이 아니다. 말하자면, 암세포가 중탄산나트륨을 좋아하지 않기 때문에 단맛이 나는 메이플시럽을 미끼 삼아 암세포를 속이는 것이다. 이 요법은 부작용이 없으며 비용이 저렴하고 효과가 빠르게 나타나며, 성공률이 높다고 알려져 있다. 다만, 소화기관과 멀어 혈관이 통하지 않는 부위에는 효과가 늦을 수 있다고 한다. 몬치니 박사는 또 효과가 늦은 부위라도 진하게 만든 소다수 카테터를 활용하거나 주사로 암세포에 직접 주사하면 며칠 사이에도 암 덩어리를 모두 녹일 수 있다고 하였다.

이처럼 암 치료를 위해 수술이나 생화학적 치료 외에도 다른 방법에 대해 의지를 가지고 자신에게 가장 적절한 형태의 암 치료를 찾을 수 있게 통합의학적으로 융통성이 있다면 좋겠다는 생각이 든다.

내가 실행했던 방법은 아래와 같다.

중탄산나트륨 경구 복용

- 제조 : 중탄산나트륨(Sodium bicarbonate, $NaHCO_3$) + 메이플시럽(100%) 약국에서 구입.
- 비율 : 티스푼(2~3g)으로 메이플시럽 3 티스푼 : 베이킹소다 1 티스푼 (3:1 비율)로 희석.
- 복용 : 아침과 저녁 식사 30분 전이나, 식사 후 1~2시간 후.

섭취하는 법은 간단하다. 생수 1컵에 베이킹소다 1티스푼, 메이플시럽 3

티스푼 비율로 희석하여 중탕 가열하고 미지근한 물에 희석하여 식전 30분에 마신다. 첫날 아침, 저녁으로 2번 마시고, 다음 날은 좀 더 양을 늘려서 베이킹소다 2 티스푼과 메이플시럽 6 티스푼을 아침과 저녁에 마시고, 3일째부터는 회수를 적당량 더 늘려 하루 3회 정도 마셔도 된다.

제조방법

베이킹소다와 메이플시럽을 혼합하여 냄비에 넣은 후 50C의 저온에서 온도를 높이며 타지 않도록 5~10분간 저으면서 중탕 가열한다. 이 과정은 암세포에 효과적으로 흡수시키기 위해서 당분과 중탄산나트륨을 결합 (binding)시키는 단계이다.

복용 방법

보통 아침과 저녁 식사하기 30분 전 또는 식사 후에 1~2시간 후에 복용하지만, 증상에 따라 하루 3회까지도 증량할 수 있다.

부작용

갈증이 많이 나며, 피로감을 많이 느낀다. 과량 투여 시 알칼리 산증을 유발할 수 있지만 큰 독성은 아직 밝혀지지 않았다.

〈주의사항〉

중탄산나트륨은 원래 제산제로 널리 사용되는 성분이다. 이는 위장에서 위산을 중화하고 탄산가스를 발생할 수 있다. 위산 분비가 원활하지 않은 사람들은 식사와 충분한 간격을 두는 것이 좋다. 중탕 가열 시 사기 혹은 유리 그릇을 사용하는 것이 좋다.

나가는 글

 100년 가까운 삶의 여정에서 빨간색 신호등 앞에 갑자기 멈춰서는 일이 몇 번이나 될까? 삶은 원래 수많은 장애물로 가득하지만 나에게만 유독 넘기 힘든 파도나 끝을 가늠하기 어려운 절벽이 가로막는 것은 아닐까? 그 앞에서 절벽을 뛰어넘을 수 있는 기적이 일어나기를 쏟을 수 있는 모든 정성을 다해 기도해 본 적이 있는가?

 우리는 삶의 여정에서 가족, 친구, 선생님, 회사 동료, 또 다른 인연이 있는 어느 동반자와 함께 각각의 가치를 두고 삶의 빛을 만들며 여행한다. 때로는 갑자기 사랑하는 그들과 떨어져 외롭게 혼자 길을 가야 할 때가 있다. 그리고 그 길은 복잡한 미로처럼 출구를 찾기 힘들 때도 있고, 때로는 우회 도로를 못 찾아 다시 왔던 길을 돌아가야 할 때도 있다. 나는 암에 걸린 후, 40여 년 동안 나의 길이라고 생각해 왔던 길을 완전히 버리고 새로운 길을 선택해야 했다. 그러나 현재 나는 이 길을 행복하고 건강하게 만들어 가고 있다.

아무도 내게 점점 죽음의 벼랑을 향해 걸어가고 있다고 귀띔해 주지 않았다. 암 치료 전 과정에서 의사가 말하는 치료법 이외에는 누구도 내게 다른 치료법을 제안하지도 권유하지 않았다. 의사가 말하는 그 치료법은 지금의 삶의 방식을 그대로 유지해도 된다는 승인서처럼 현재 직면한 삶의 갈래 길이라도 의사가 승인해 준 길로만 가면, 삶을 지속해도 된다는 증명서처럼 느껴졌다. 그것은 그동안 마음과 몸을 해치는 과오를 인정하지 않아도 되고 결점투성이 삶의 방식을 인정하지 않더라도 암이 나을 수 있다는 유혹 같이 느껴졌다. 그러나 주변에서 죽어가는 환자들을 접하면서 나도 저들과 같은 삶의 여정을 마치지 않을까 두려움이 컸다.

내가 선택한 길은 예감한 대로였다. 사람들이 많이 가보지 않아 험하고 거칠었고, 외롭고 모험적인 길이었다. 하지만 그 길은 과거의 나를 현재의 나로, 더 지혜롭고 더 강하게 만들어 주었다. 자기 치유라는 미지에 대한 두려움은 죽음에 대한 모험을 하게 했지만, 죽음까지도 껴안을 수 있는 자유를 주었다.

새로운 길을 불안과 두려움만 있는 길이 아니었다. 생명을 존중하는 가장 옳은 길이였고, 내 삶의 여정에서 가장 잘한 선택이었으며 자신을 사랑하는 법을 배우는 길이었다. 살아 있음을 느끼는 그 길에서는 매일 마음에는 평화가 찾아왔고 얼굴에는 미소가 찾아왔다.

신념을 갖고 개척되지 않은 미지의 세계로 나서는 결심은 의심, 불안, 두려움과 맞서 싸워야 한다. 이 책을 읽고 있는 당신이 나와 똑같은 기로에 서 있다면, 현재 의심과 불안 그리고 두려움에 맞서 싸우고 있을 것이다. 당신은 확실하게 완치가 보장되는 치료를 선택하려고 애쓰지만, 의사를 포함한 가족 그 누구도 그 치료의 결정을 내려주지 못한다. 그들도 혼란에 빠져있고 그 선택이 실패해서 비난받을까 봐 두려워하고 있다. 아마도 당신보다 더 두려워할지도 모른다.

당신은 당신의 삶의 여정에서 행복보다 돈을, 건강보다 성공을 선택하며 살아왔더라도 행복, 건강, 돈, 성공 모두를 받을 자격이 있는 사람이다. 지금 당신이 살아오던 길과 다른 길을 선택해야 하는 기로에 서 있다면, 지금 당장 당신이 자신에게 불안과 두려움의 파도와 의심의 절벽에서 헤쳐나갈 수 있다고, 할 수 있다고 말해야 할 때이다. 지금은 자신을 비난하거나 주변을 원망하기를 그만둬야 할 때이다. 자신을 사랑하고 용기를 북돋아야 할 때이다. 당신의 선택에 따라 지금과 다른 통찰이 생겨나고 사랑과 행복으로 만들어지는 삶의 여정이 시작될 것이다.

이 세상에 태어난 당신은 큰 파도를 넘는 항해사이며, 높은 절벽 위에서 강으로 뛰어내릴 수 있는 다이빙 선수이다. 이 세상은 당신의 순수한 여정이며, 당신이 써 내려가는 역사이다. 어떤 의사, 어떤 치료, 어떤 약, 그 어떤 사람일지라도 당신이 납득 할 수 없는 것은 허락하지 말아야 한다. 높은 파도를 넘을 때 당신이 조종하는 배의 조타 핸들을 다른 사람에게 맡기려 하지 말아야 한다.

갑작스럽게 접하게 되는 치료과정에서는 수없이 많은 선택의 순간들이 찾아온다. 의사와 약사뿐만 아니라 온갖 장사꾼까지도 당신의 두려움을 이용하면서 당신을 조종하고 불안과 두려움을 부추길 것이다. 당신의 직감을 신뢰하고 두려움이 아닌 본능과 직관에 따라 신념과 근거를 바탕으로 결정해야 한다. 자신을 믿어야 한다. 불안하고 두려울 것이다. 절벽 위에 서 있는 듯한 느낌이 들 것이다. 그러나 지금이 미개척지인 치유의 모험을 시작할 가장 좋은 때이다. 모험을 시작한 그 용기가 당신 앞에 갑작스럽게 나타난 성난 파도를 넘게 할 것이다.

서술과정에서 도움을 받은 문헌

1) Papak R. J. Cancer's natural regression: a possible mechanism. 1998. 571-8. PMID:891219.
2) Malla J., 외. What Role Do Inflammatory Cytokines Play in Cancer Cachexia Cureus. 2022 Jul 12;14(7):e26798. doi: 10.7759/cureus.26798. PMID: 35971351;PMCID:PMC9372379. Tisdale MJ. Pathogenesis of cancer cachexia. J Support Oncol. 2003 Sep-Oct;1(3):159-68. PMID: 15334872.
3) Establishment of reference intake of water for Korean adults in 2015.Lee, Jae-Hyun · Kim, Sun-Hyo
4) 5) Fasting and cancer treatment in humans: Acase series report Aging (Albany NY). 1 (12): 988 - 1007.2009
6) Donaldson, MS Nutrition and cancer: a review of evidence on the anti-cancer diet. Nutr. J. 3 , 19 (2004).
7) van't Veer P, van der Wielen R. P., Kok .F J., Hermus R. J., Sturmans F.: 유방암과 관련된 식이요법, 혈액 및 발톱의 셀레늄: 사례 제어 연구. J Epidemiol. 1990, 131:987-994.
8) Chernomorsky S, Segelman A, Poretz R D: 식이성 엽록소 유도체가 돌연변이 유발 및 종양 세포 성장에 미치는 영향. Teratog 발암성 돌연변이원. 1999, 19: 313-322.
9) Shrubsole M. J., Jin F., Dai Q, Shu XO, Potter J. D., Hebert J. R., Gao Y. T., Zheng W.: 식이 엽산 섭취와 유방암 위험: 상하이 유방암 연구 결과. 암 해상도 2001, 61: 7136-7141.

10) Vieth R., Kimball S., Hu A., Walfish P. G.: 생화학적 반응과 환자의 웰빙에 대한 비타민 D3 적정 섭취량과 일일 100mcg(4000IU)의 효과. Nutr. J. 2004,3: 8
11) Lefkowitz E. S., Garland C. F.: 미국 여성의 햇빛, 비타민 D 및 난소암 사망률. Int. J. Epidemiol. 1994, 23: 1133-1136.
12) Giovannucci E, Ascherio A, Rimm E. B., Stampfer M. J., Colditz G. A., Willett W. C. : 전립선암 위험과 관련된 카로티노이드 및 레티놀 섭취. J atl Cancer Inst. 1995, 87: 1767-1776.
13) Kucuk O., Sarkar F. H., Sakr W., Djuric Z., Pollak M. N., Khachik F., Li Y. W., Banerjee M., Grignon D., Bertram J. S., Crissman J. D., Pontes E. J., Wood D. P.: 근치적 전립선 절제술 전 라이코펜 보충의 2상 무작위 임상 시험. 암 에피데미올 바이오마커 2001, 10:861-868.
14) Padayatty S. J., Sun H., Wang Y., Riordan H. D., Hewitt S. M., Katz A., Wesley R. A., Levine M.: 비타민 C 약동학: 경구 및 정맥 사용에 대한 의미. 앤 인턴 메드. 2004,140: 533-537.
15) Goldin B. R., Gorbach S. L.: 인간의 장내 세균 효소 활성에 대한 우유 및 유산균 공급의 효과. J. Clin. Nutr. 1984, 39: 756-761.
16) Medhekar R.: 보조 효소의 효능을 입증하는 최초의 정량적 증거. Forsyth, M. O.: National Enzyme Company, Inc. 2004
17) Sleep disturbance in cancer patients.-Social Science & Medicine 54 (2002) 1309-132
18) 19, 20) 암 생존자를 위한 운동 지침, ACSM 가이드라인. ID: 31703567 PMCID: PMC6842202 DOI: 10.1186/s12885-019-6310-0 Anna Jonsson, Ingrid Demelmeyer Sam, Katarina Shoval, Philip Wagner, Hakan Olsen, Osa Btonberg,
21) 비타민 E와 베타카로틴이 남성 흡연자의 폐암 및 기타 암 발생에 미치는 영향. 알파-토코페롤, 베타카로틴 암 예방 연구 그룹. N. Engl. J. Med. 1994, 330: 1029-1035.
22) Giovannucci E., Ascherio A., Rimm E. B., Stampfer M. J., Colditz G. A., Willett W. C.: 전립선암 위험과 관련된 카로티노이드 및 레티놀 섭취. J. Natl.

Cancer Inst. 1995, 87: 1767-1776.
23) Autophagy - an Intracellular Recycling System -2016년 노벨 생리의학상 Yoshinori Ohsumi
24) Sugary drink consumption and risk of cancer: results from NutriNet-Santé prospective cohort.(단 음료 소비와 암 위험: NutriNet-Santé 긍정적 코호트의 결과) BMJ. 2019; 366:l 2408.
25) Therapeutic Properties of Aerobic Training After a Cancer Diagnosis: More Thana One-Trick Pony 유산소운동은 암 조직의 저산소를 개선하고 항종양 효과
26) Bicarbonate Increases Tumor pH and Inhibits Spontaneous Metastases. (중탄산나트륨은 종양의 pH를 높여 전이를 저지한다) Cancer Res. 2009 Mar 15;69 (6) : 2260 - 2268.
27) Comparative risk assessment of alcohol, tobacco, cannabis and otherillicit drugsusing the margin of exposure approach - Sci. Rep. 2015; 5:8126. 테트라하이드로칸나비놀(THC)의 유해성
28) Subjective aggression during alcohol and cannabis intoxication before and afteraggression exposure. (공격성 자극 전후 알코올과 대마 사용 중 주관적 공격성) Psychopharmacology.233:3331-3340, 2016
29) EPIC(European Prospective Investigation into Cancer and Nutrition)는 '암과 영양에 관한 유럽 전향 연구' Consumption of sweet foods and mammographic breast density: across-sectional study.(식사 섭취량과 맘모그래피의 유선 밀도: 하나의 횡단 연구) BMC Public Health. 2014 Jun26; 14:554.doi: 10.1186/1471-2458-14-554.
30) A prooxidant mechanism for the anticancer and chemopreventive properties of plant polyphenols. (식물 폴리페놀의 항암 활성과 화학 예방 작용 메커니즘으로서의 산화 작용) Curr. Drug Targets. 2012 Dec; 13 (14): 1738-49.
31) Fasting induces anti-Warburgeffect that increases respiration but reduces ATP-synthesis to promote apoptosis in colon cancer models (대장암 실

험 모델에서 단식은 산소호흡을 항진하고 ATP 합성은 저하시킴으로써 월버 그 효과를 시정하고 아포토시스를 항진)Oncotarget. 2015 May 20; 6 (14): 11806 - 11819.

32) Metabolicy reprogramming induced by ketone bodies diminishes pancreatic cancer cachexia.(케톤체에 의해 유도되는 대사의 재프로그램화는 췌장암의 악액질을 줄인다) Cancer & Metabolism. 2014; 2:18. doi: 10.1186 / 2049-3002-2-18.

33) hould supplemental antioxidant administration be avoided during chemotherapy and radiation therapy J Natl Cancer Inst. 100(11):773-783, 2008)에서 그동안에 보고된 임상 시험을 토대로 "항암제나 방사선 치료 중의 항산화제의 병용은 암세포를 보호하는 항암 작용을 떨어뜨릴 수 있으므로 권장할 수 없다"

34) Targeting of astrocytic glucose metabolism by beta-hydroxybutyrate.(β하이드록 시낙산에 의한 아스트로사이트의 글루코스 대사의 타깃화) J. Cereb. Blood Flow Metab. 2015 Oct29.

35) Momentum grows for medical use of cannabis. (대마의 의료 사용을 향한 기세가 증가하고 있다) Lancet. 2015 Oct24; 386 (10004) : 1615-6.

36) Consumption of ultra-processed foods and cancerrisk: results from NutriNet-Sante prospection cohort.BMJ 2018; 360:k322)초가공식품 섭취율이 10% 증가하자 사망률도 15% 증가했다.

37) GLUT5-mediated fructose utilization drives lung cancer growth by stimulating fatty acid synthesis and AMPK/mTORC1 signaling.(GLUT5를 통한 프룩토스의 이용은 지방산 합성과 AMPK/mTORC1 시그널 전달을 자극함으로써 폐암의 성장을 촉진한다) JCI Insight. 2020 Feb13;5 (3) : e131596.

38) Effect of Cytotoxic Chemotherapy on Markers of Molecular Age in Patients With Breast Cancer (유방암환자에서 수명의 마커에 대한 세포 상해성 항암제의 작용) J. Natl. Cancer Inst. 2014 Apr; 106 (4) : dju057.doi : 10.1093 / jnci / dju057.Epub 2014 Mark.

39) melatonin increases overall survival of prostate cancer patients with poor prognosis after combined hormone radiation treatment (멜라토닌은 호르몬 요법과 방사선 치료 병용 후 예후 불량 전립선암환자의 전 생존 기간을 연장한다)Oncotarget. 2020 Oct13; 11 (41) : 3723-3729.
40) Potential Therapeutic Effects of Melatonin Mediate via miRNAs in Cancer (암에서 miRNA를 통한 멜라토닌 매개의 잠재적 치료 효과) Biochem. Genet. 2021
41) melatonin increases overall survival of prostate cancer patients with poor prognosis after combined hormone radiation treatment (멜라토닌은 호르몬 요법과 방사선 치료 병용 후 예후 불량 전립선암환자의 전 생존 기간을 연장한다)Oncotarget. 2020 Oct13; 11 (41) : 3723-3729.
42) Influence of a Diet Very High in Vegetables, Fruit, and Fiber and Low in Fat on Prognosis Following Treatment for Breast Cancer:The Women's Healthy Eating and Living(WHEL)Randomized Trial(유방 암 치료 후의 예후에 대한 야채와 과일과 식이 섬유가 매우 풍부하고 저지방 식사의 영향:여성의 건강적인 식사와 생활(WHEL)랜덤화 시험) JAMA298(3):289-298, 2007년
43) Marine fatty acid intake is associated with breast cancer prognosis.) (어유 섭취 는 유방암 예후와 관련된다) J. Nutr.141 (2) : 201-6. 2011년
44) The association between stressful life events and breast cancer risk: a meta-analysis.(스트레스에 찬 생활사건과 유방암 발생위험의 관련: 메타해석) Int. J. Cancer 107(6): 1023-1029, 2004
45) Dostress-related psychosocial factors contribute to cancer incidence and survival? (스트레스와 관련된 정신적 요인은 암의 발생률과 생존에 관여하는가?) Nat. Clin. Pract. Oncol.5 (8) : 466-475, 2008
46) Dairy products and colorectal cancerrisk: a systematic review and meta-analysis of cohort studies.(유제품과 결장 직장암의 위험: 코호트 연구의 시스템 리뷰와 메타 해석) Ann. Oncol. 23 (1): 37-45, 2012 우유·유제품은 암을 억제할까? 촉진할까?

47) Cruciferous vegetables intake and risk of prostate cancer: ameta-analysis. (유브라나과 채소 섭취와 전립선암 발병 위험: 메타해석) Int. J. Urol.219(2): 134-141.2012년아브라나과 채소 섭취와 전립선암 위험을 검토한 코호트 연구
48) Suppression of implanted MDA-MB231 human breast cancer growth in nudemice by dietary walnut.(누드마우스에 이식한 인간 유방암세포 MDA-MB231에 대한 호두에 의한 증식 억제 효과) Nutr. Cancer. 60 (5) : 666-74, 2008
49) Dietary walnut suppressed mammary gland tumorigenesis in the C (3) 1 Tag mouse. (식이로부터의 호두 섭취는 C (3) 1 Tag 쥐에서 유방암 발생을 억제한다) Nutr. Cancer. 2011; 63 (6) : 960-70.
50) Dietary walnuts inhibit colorectal cancer growth in mice by suppressing angiogenesis. (식이 중인 호두는 혈관 신생을 억제함으로써 쥐에 이식한 대장암의 증식을 저해한다) Nutrition 28 (1) : 67-75, 2012
51) Vitamin supplment use during breast cancer treatment and survival: a prospective cohort study (유방암 치료 중 비타민 보충제의 사용과 생존: 긍정적 코호트 연구) Cancer Epidemiol Biomarker Prev.20 (2): 262-271, 2011
52) Multi vitamin use and breast cancer outcomes in women with early-stage breast cancer : the life after cancer epidemiology (LACE) study. (조기 유방암 환 자에서 멀티 비타민 섭취와 유방암 예후와의 관계: LACE 연구) Breast Cancer Res. Treat. 130 (1): 195-205, 2011
53) Freedman N.D. et al, Coffee intake is associated with lower rates of liver disease progression in chronic hepatitis C. Hepatology 50: 1360-1369, 2009) 커피섭취와 간암진행의 감소
54) Coffee consumption is associated with response to peginterferon and ribavirin therapy in patients with chronic hepatitis C. Gastroenterology. 140(7):1961-9. 2011)
55) Psychologic Intervention Improves Survival for Breast Cancer Patients: A Randomized Clinical Trial (정신적 개입은 유방암환자의 생존율을 높인다: 랜덤화 임상시험) Cancer.113 (12): 3450-3458, 2008년

56) Weigner W. A., et. al.: Advising patients who seek complementary and alternative medical therapies for cancer. Annals of Internal Medicine, 2002; 137:889-903 암에 대한 보완 대체 요법의 유효성과 안전성
57) Soy Food Intake and Breast Cancer Survival. Shu X Oetal., JAMA. 2009; 302 (22): 2437-2443 콩 이소플라본 섭취가 많으면 유방암 사망이나 재발 위험이 저하
58) Bravi F., et al. Coffee drinking and hepatocellular carcinomarisk: a meta-analysis. Hepatology 46: 430-435.2007 간암 위험 저하와 커피 섭취

서술과정에서 도움을 받은 서적 및 자료

권지현 역(2008). 항암. 다비드 세르방 슈레베르 저. 문학세계사.
김교헌, 김정호, 장현갑 역(2017). 마음챙김 명상과 자기 치유. 존 카밧진 저. 학지사.
김석환 역(2024). 더 젊게 오래 사는법. 디팩 초프라, 데이비드 사이몬 저. 나비스쿨.
김지호, 구자일, 김대경 역(2024). 대사치료 암을 굶겨 죽이다. 나샤 윈터스, 제스 하긴스 켈리 저. 처음북스.
김하경 역(2006). 항암제로 살해 당하다. 후나세 슌스케 저. 중앙생활사.
김희경 역(2009). 내 몸 대청소, 프레드릭 살드만 저. 김영사.
나희 역(2008). 혈액의 모든 것. 히가시 히게요시, 고다미쓰오.
도솔 역(2018). 마음의 기적. 디팩 초프라. 황금부엉이.
문창식, 상형철 역(2018). 암과 싸워서 이기는 방법. 마틴 로스먼 저. 한국심리훈련 연구소.
박경민 역(2016). 자연 치유력. 티모시 브랜틀리 저. 전나무숲.
박미경 역(2019). 인생의 마지막 순간에서. 샐리 티스데일 저. 비잉(Being).
박상곤 역(2021). 왜 불치병은 호전되는가?. 켈리 터너 저. 에쎄.
박윤정 역(2002). 식물의 잃어버린 언어. 스티븐 해로드 비흐너 저. 나무심는사람.
박윤정 역(2013). 식물은 위대한 화학자. 스티븐 해로드 비흐너 저. 양문.
박인수 역(2009). 리얼리티 트랜서핑. 바딤 젤란드저. 정신세계사.
박준식 역(2015). 음식을 끊다. 스티븐 해로드 비흐너. 따비.
배성권 역(1999). 글로뮈와 혈액순환 모세관원동력설, 서등조 저. 홍익재.
새로서는의학연구회 역(2015). 암은 대사질환이다. 토마스 세이프리드 저. 한솔의학서적.
서홍관 역(2004). 히포크라테스. 자크 주아나 저. 아침이슬.

신정현 역(2007). 암 재발 더 이상은 없다. 후쿠다 카즈노리 저. 삼호미디어.
안종설 역(2020). 영양의 비밀. 프레드 프로벤자 저. 브론스테인.
양병찬 역(2020). 이완반응. 허버트 벤슨 저. 페이퍼로드.
양영란 역(2008). 환자를 위한 나라는 없다. 파트릭 펠루 저. 프로네시스.
이경미 역(2022). 암, 그들은 이렇게 치유 되었다. 캘리 카터., 트레이시 화이트 저. 샨티.
이영래 역(2009). 칼 사이먼튼의 마음의술. 칼 사이먼튼, 스테파니 사이먼튼, 제임스 크레이튼 저. 살림LIFE.
이영래 역(2018). 플랜트 패러독스. 스티븐 R. 건드리 저. 쌤앤파커스.
이의철 역(2016). 당신이 병드는 이유. 콜린 캠벨, 하워드 제이콥슨 저. 열린과학.
이정환 역(2024). 조용하고 끈질기게 살아남은 잡초들의 전략. 이나가키 히데히로 저. 나무생각.
이준육, 타키자와 야오이 역(2018). 우리가 몰랐던 암의 비상식. 시라카와 타로 저. 중앙생활사.
장현갑, 장주영 역(2010). 붓다 브레인. 릭 핸슨, 리쳐드 멘디우스 저. 불광출판사.
전익주, 전해령 역(2017). 암의 스위치를 꺼라. 레이먼드 프랜시스 저. 에디터.
전홍준, 박영일 역(2017). 원조생채식. 고오다 미쓰오 저. 정신세계사.
정수정 역(2008). 세포들의 반란. 만프레트 라이츠 저. 프로네시스.
정진근 역(2015). 의사들도 모르는 기적의 간 청소. 안드레아스 모리츠 저. 에디터.
정진근 역(2020). 건강과 치유의 비밀. 안드레아스 모리츠 저. 에디터.
정진근 역(2021). 암은 병이 아니다. 안드레아스 모리츠 저. 에디터.
제효영 역(2017). 암의 진실. 타이 볼링거 저. 토트.
조연호 역(2019). 팔레오 심장 전문의. 잭 울프슨 저. 북스타.
조종관, 후쿠다 카즈노리(2005). 암의 휴면요법. 다정북스.
조진경 역(2010). 클린-씻어내고 새롭게 태어나는 내 몸 혁명. 알레한드로 융거 저. 쌤앤파커스.
조한경(2017). 환자 혁명. 에디터.
최성현 역(1988). 생명의 농업(The natural way of farming). 후쿠오카 마사노부 저. 정신세계사.

최성현 역(2011). 짚 한오라기의 혁명. 후쿠오카 마사노부 저. 녹색평론사.
최성현 역(2018). 자연농법. 후쿠오카 마사노부 저. 정신세계사.
한유나 역(2018). 니시의학 건강원리. 니시 가츠조. 아트하우스.
한재복 역(2017). 퀄린 박사의 암을 이기는 영양요법의 힘. 패트릭 퀄린 저. 중앙생활사.
홍서연 역(2004). 브리야 사바랭의 미식예찬. 장 앙텔므 브리야 사바랭 저. 르네상스.
황금용, 황정민 역(1992). 식물의 정신세계. 피터 톰킨스, 크리스토퍼 버드 저. 정신세계사.
Weil, A.(1996). Spontaneous Healing. Gardners Books.
http://truthpills.wordpress.com/health/maple-syrupbaking-soda-trojan-horse/
BRICBio. https://www.ibric.org/myboard/read.php?Board=news&id=127801